神经性厌食治疗手册
——基于家庭的疗法

Treatment Manual for Anorexia Nervosa
A Family-Based Approach

（第 2 版）

U0197351

免责声明

作者核查了信息来源，以努力提供可靠、完整并与出版时要求的实践标准相符合的信息。然而，鉴于可能存在纰漏或行为、心理健康或医学科学方面的变化，无论是作者、编辑和出版商，还是参与编写或出版本著作的任何其他一方，均不保证本文所含信息在各方面都是准确或完整的，他们对任何错误、遗漏或因使用该资料而获得的结果概不负责。鼓励读者从其他来源确认本书所含信息。

神经性厌食治疗手册
——基于家庭的疗法

Treatment Manual for Anorexia Nervosa
A Family-Based Approach

（第 2 版）

原　著　James Lock
　　　　Daniel Le Grange

主　译　李雪霓　陈　珏　孔庆梅　彭毅华

译　者　（按姓名汉语拼音排序）
　　　　陈　珏　韩　煦　孔庆梅　李雪霓
　　　　彭毅华　王光伟　杨　磊　张仙峰

北京大学医学出版社

SHENJINGXING YANSHI ZHILIAO SHOUCE——JIYU JIATING DE LIAOFA（DI 2 BAN）

图书在版编目（CIP）数据

神经性厌食治疗手册：基于家庭的疗法：第 2 版 /（美）詹姆斯·洛克（James Lock），（美）丹尼尔·勒格兰奇（Daniel Le Grange）原著；李雪霓等主译. —北京：北京大学医学出版社，2021. 8

书名原文：Treatment Manual for Anorexia Nervosa：A Family-Based Approach (second edition)

ISBN 978-7-5659-2425-5

Ⅰ．①神… Ⅱ．①詹… ②丹… ③李… Ⅲ．①神经性厌食症 - 治疗 - 手册 Ⅳ．① R749.920.5-62

中国版本图书馆 CIP 数据核字（2021）第 102476 号

北京市版权局著作权合同登记号：图字：**01-2020-3548**

神经性厌食治疗手册——基于家庭的疗法（第 2 版）

主　　译：李雪霓　陈　珏　孔庆梅　彭毅华
出版发行：北京大学医学出版社
地　　址：（100191）北京市海淀区学院路 38 号　北京大学医学部院内
电　　话：发行部 010-82802230；图书邮购 010-82802495
网　　址：http://www.pumpress.com.cn
E - m a i l：booksale@bjmu.edu.cn
印　　刷：中煤（北京）印务有限公司
经　　销：新华书店
策划编辑：药　蓉
责任编辑：陈　然　娄新琳　　责任校对：靳新强　　责任印制：李　啸
开　　本：880 mm×1230 mm　1/32　印张：10.25　字数：310 千字
版　　次：2021 年 8 月第 1 版　2021 年 8 月第 1 次印刷
书　　号：ISBN 978-7-5659-2425-5
定　　价：65.00 元

版权所有，违者必究
（凡属质量问题请与本社发行部联系退换）

原著作者简介

James Lock，医学博士，是儿童精神科医生，斯坦福大学精神病学与行为科学系儿童发展和儿童和青少年精神病学科的儿童精神病学和儿科学教授。他在斯坦福大学 Lucile Salter Packard 儿童医院的儿童和青少年进食障碍住院项目"综合照料计划"中担任精神病学主任，在儿童和青少年精神病学科进食障碍项目中任主任。Lock 博士还是众多关于青少年进食障碍的科普读物的作者。他曾获得由美国国家进食障碍协会颁发的普莱斯家庭基金会的优秀研究奖，以及美国国家心理健康研究所颁发的职业生涯早期和中期发展奖。

Daniel Le Grange，博士，是加利福尼亚大学旧金山分校贝尼奥夫儿童医院精神病学和儿科学系的教授，是学校进食障碍项目的联合主任。他也是芝加哥大学精神病学和行为神经科学系的名誉教授。Le Grange 博士曾在伦敦大学精神病学院受训，是伦敦 Maudsley 医院团队中的一员，而这个团队发展了用于神经性厌食的基于家庭的治疗。Le Grange 博士曾出版众多研究出版物，是进食障碍学会研究领导奖的获得者，目前是几项青少年进食障碍治疗研究的主要研究者。

在我看来，毫无疑问在（这个疾病的）心理方面，忽视或曲解患者的心理环境同样令人遗憾。我总是很自然地把患者歇斯底里的病态和家人的过度关注放在一起考虑。

E.-C. LASÈGUE (1873)

致　　谢

　　我们要感谢在本治疗手册开发过程中做出杰出贡献的人员：感谢伦敦 Maudsley 医院的临床医生和研究人员们，他们所做的开创性工作是本手册中治疗方法初步发展与检测的基础；感谢 Ivan Eisler 和他的团队在青少年进食障碍的家庭治疗方面富有开创性和持续的工作；感谢 Christopher Dare 和 Stewart Agras 对本书第 1 版出版的指导；感谢斯坦福大学精神病学与行为科学系，以及芝加哥大学精神病学与行为神经科学系的许多同事，感谢他们对这种程序化治疗的具体发展的研究、试验和不断完善。此外，我们的工作还得到了美国国家心理健康研究所的大力支持。

　　我们也想对患者、家庭成员、学生、研究人员和从业人员表示感谢，感谢他们帮助我们学会如何使用更好的方式来描述基于家庭的治疗中干预措施的这部分内容，并特别感谢那些允许我们从其治疗经历中选取内容的家庭。

　　最后，我们要感谢我们的家人（Elena，Sawyer 和 Brian—JL；Babs，Tom 和 Zandre—DLG）对我们项目的支持。

中译本序

大约 2 年前，我应邀为一组来自中国各地的临床医生提供一种针对神经性厌食青少年的家庭治疗培训——基于家庭的治疗（family-based treatment，FBT）。此外，我还应邀到宁波，参加正在那里举行的中华医学会心身医学分会年会。这是一次令人兴奋的旅行，主办方给予了非常热情的礼遇。

在培训和会议活动之后，我有机会参观了北京大学第六医院和上海市精神卫生中心的进食障碍项目。参观包括这两个著名机构的住院服务。我对在那里看到的情况并不感到惊讶，都是些我非常熟悉的患有进食障碍的年轻人。尽管我不会一句普通话或任何其他中国方言，但我真的不需要通过语言来观察这些年轻人——他们瘦得惊人，有些人带着鼻饲管，尽管他们的体重很低，但有些人还在努力运动，还有许多人在与医生和护士争论必须吃饭这件事。我还看到焦虑不安的父母在他们的床边为他们着急和担忧。正如我所说的，我对这一点并不感到惊讶。我去过世界各地类似的医院病房——日本、新加坡、澳大利亚、新西兰、苏格兰、瑞典、加拿大，等等。全世界的孩子和家庭都是一样的。神经性厌食没有种族或文化界限。当它来袭时，它会以同样可怕和难以理解的力量到处袭击。

30 年来，作为一名儿童和青少年进食障碍领域的临床研究人员，我在职业生涯的大部分时间里都在努力寻找帮助这些年轻人及其家庭的方法。20世纪90年代末，我开始系统研究FBT治疗神经性厌食。当时，已经进行了一项小规模的初步研究，但缺乏可重复的有效治疗研究。对一种治疗方法进行系统研究的第一步是将该方法编成一本手册，让临床医生在一段时间内以相同的方式对不同的患者进行治疗。这就是你现在手里拿着的手册。这本手册现在已经被用于许多大规模的研究，是培训全世界临床医生的基础。它已经被翻译成多种语言，现在还被翻译成中文。这是中国神经性厌食年轻患者未来治疗的一个令人兴奋的进展。

FBT的核心观点是，家庭本身就是帮助孩子的最佳资源。当然，他们通常需要支持、教育、鼓励和指导，而这正是FBT的临床医生所提供的。家长们对神经性厌食特征性的极端观念和行为感到困惑和沮丧是可以理解的。他们的孩子似乎在很多方面都变了，但在其他方面又没变。治疗师使用FBT的方法帮助家庭管理他们的恐惧和焦虑，鼓励他们完成困难的工作，帮助他们的孩子吃饭和停止过度运动，并坚持和富有同情心地这样做。本手册详细介绍了FBT如何实现这一点。

我真诚而深切地希望中国的临床医生能用这本手册来帮到患者的父母，进而帮到他们的孩子。使用这种方法，大部分神经性厌食的孩子都可以得到改善，其中很多能被治愈。

James Lock 著

李雪霓 译

2021 年 5 月 7 日

中译本前言

随着经济文化的迅猛发展，进食障碍近些年已经成为我国青少年精神卫生不容忽视的问题，这与该领域专业治疗力量的不足形成了鲜明的对比。其中的神经性厌食在儿童青少年期高发，其致死风险、慢性化倾向和高致残率严重威胁到这个群体的健康，急需有效的治疗干预。

我国针对该病的治疗发展较晚，目前主要有住院治疗和门诊治疗两种形式，能提供系统的从门诊到住院治疗的专业机构至今也只有少数几家。国际上神经性厌食的住院治疗仅适用于急性期、在进食障碍的思维影响下已经出现严重行为失控、营养不良和并发症的情况。其他情况，包括轻、中度的神经性厌食和通过住院已经解除急性危险的重度神经性厌食，鼓励尽量门诊治疗。这是因为该病的治疗周期较长，长期滞留医院会妨碍患者的正常发展，尤其是儿童青少年。而出院后如果不能在家庭内有效应对疾病的影响，反复住院的几率又是极高的，不能从根本上解决问题。同时，住院治疗需要一个包括医生、护士、营养师、心理治疗师等专业人员在内的专科团队，这样的团队建设需要一个较长的周期，对资源的需求很高。目前这一建设也是我国专科治疗发展的瓶颈。所以，在有限的资源下，发展有效的门诊治疗是满足国内神经性厌食治疗需求的一条可能的路径，而需要的则是在门诊行之有效的干预手段。

迄今，神经性厌食尚缺乏有效的药物治疗手段。通过阅读学习

2015 年出版的《中国进食障碍防治指南》，专业人员可以明确营养重建的重要性，也知道需要心理行为干预来保证营养治疗的实施。住院的情况下，护士将负责执行营养治疗的医嘱，看护和确保患者摄入足够的营养。门诊的情况下则需要家人承担类似护士的角色，辅助患者完成营养治疗。那么如何做到？家人通常一筹莫展，而医生会干着急或再收入院，心理治疗/咨询师则常常根据家庭治疗的一些理论要求家长"放手"，结果营养状况越来越差。有没有可能帮助家人胜任护士的角色，跟医生或专科治疗师来合作完成家庭内的治疗呢？答案是肯定的。一种针对神经性厌食的家庭疗法——基于家庭的治疗，已经被推荐为青少年神经性厌食的一线治疗方法。这种疗法就是把家庭作为资源纳入治疗团队，它始于早期英国 Maudsley 医院的实践，经过多年的探索、试验、改良，成为今天我们翻译出版的这本治疗手册。

这本手册的第 1 版出版后，作者以及一些其他研究者积极设计实施了大量随机对照试验，对该疗法的效果和扩展应用进行了进一步的验证和探索，获得了充足的证据。第 2 版的出版正是基于这些新的证据和经验而来的。同时，作者也通过基于手册的培训验证了手册的实用性，发现有进食障碍诊疗经验的专业人员在学习手册的基础上，接受一次为期 2 天的集中培训就可以有效地运用这个疗法进行治疗干预。上海精神卫生中心的陈珏教授在 2019 年特别邀请本书作者 Lock 教授来国内组织了一次为期 2 天的培训，虽然本书当时还未翻译出版，但 40 多位学员均一致反映了对本疗法深入学习运用的兴趣和期待。这也成为了我们努力翻译出版本书的动力来源和契机。

2016 年以来，北京大学第六医院和上海精神卫生中心先后依循本疗法的原则开展针对进食障碍家庭的治疗干预，包括父母的培训、多家庭合作干预和一对一的家庭干预等，积累了很多成功经验，也越发希望进一步推广本疗法。这本译著的出版是两家专科医院专业人员共同努力的结果。后续两家医院也将继续合作，为本疗法的推广和提高我国专业人员的实践能力做更多的工作。译者们期待跟每一位读者一起探索和发展进食障碍的诊疗技术！

李雪霓

2021 年 4 月 16 日

第2版原著序

神经性厌食的治疗自本书第1版在2001年出版以来发生了巨大变化。尽管在这方面取得的进展比人们所希望看到的要少，但是人们对家庭治疗本身和其疗效，以及传统治疗方法的变化范围有了更多的了解。在第1版的前言中我们回顾了这个主题，其中Salvador Minuchin，Mara Selvini Palazzoli和Christopher Dare被认为是家庭治疗方面的先驱。

Dare的方法是在伦敦的Maudsley医院发展起来的。在那里他首次对这种形式的家庭治疗进行了随机临床试验（randomized clinical trial，RCT）（Russell，Szmukler，Dare，& Eisler，1987）。在这项试验中他发现这种家庭治疗对病程相对较短的青少年患者尤其有用。然而统计纯粹主义者随后表示怀疑，他们注意到这组患者在患者总人数中占比相对较小，只占最初参加试验的患者的1/4。在第2版中，James Lock和Daniel Le Grange解答并消除了这些早期的疑虑。

尽管本手册的内容基本不涉及研究，但是研究的结果和这种特殊治疗方法的应用是分不开的。在第1版中，作者描述了一种鼓励青少年的父母一起为孩子的康复而努力的方法技术，这种技术在早期的Maudsley医院中被证明是有用的。作者因此为这种家庭治疗的形式特意创造了"莫兹利法（the Maudsley method）"一词，这也是对他们早期工作地点——Maudsley医院的一种毫不吝啬的赞美。

作者的巨大成就在于巩固支持这种治疗方法有效的证据上，这些证据是通过一系列随机临床试验完成的。这些试验的样本量相当大，对病程相对较短的青少年患者进行了具有里程碑意义的研究（Lock et al., 2010）。家庭治疗和与之对照的以青少年为中心的治疗都给患者带来了显著的改善，但是在治疗结束后 1 年的随访中，家庭治疗的方法完全康复率更高。作者专攻于治疗的实践以及研究结果的分析，这极大地增加了他们在该领域的知识和专长。

基于家庭的治疗（family-based treatment，FBT）的基本原则保持不变。为父母免除责任——之前父母因一些被错误地认为造成了厌食症的行为而遭受指责。当然，治疗师会倾向于用不可知论来解释神经性厌食产生的原因。此外，在理解治疗的理论机制方面，鼓励个人谦虚，因为它们大多未经证实。然而，仍然有必要观察父母和患病孩子之间互动的性质和强度，以确定家庭是如何试图适应神经性厌食的危机的，因为错误的互动可能会干扰父母恢复孩子健康的潜在效力。对于恢复体重和恢复身体健康这一高度专注的目标来讲，持续的观察是必要的，在体重恢复初期相当长的时间里都要保持。

在作者看来，FBT 允许有相当大的灵活性。它可能包括来自其他方法的元素，特别是在针对青少年的发展需求做出调整后。治疗包括了对父母如何帮助他们青春期的孩子完成发展任务的指导，但是这种指导被推迟到进食障碍的行为解决之后。FBT 的另一个改进是识别了治疗效果的中介因素，包括可能会影响疗效的来自患者或家庭的特征。例如，具有高度强迫特征的患者或来自分居、离异或单亲家庭的患者可能需要更长的治疗时间。

自第 1 版出版以来，基于家庭的治疗手册化的应用已产生几个好处。该手册确保了治疗程序的最佳顺序，充分覆盖了其中的重要组成部分。治疗的核心是强调恢复健康的体重，这有助于治疗师和患者都能不跑偏。已知手册中描述的程序是经过 RCT 验证的，治疗师可获得对治疗有效性的信心。该疗法要求治疗师很长一段时间都聚焦于进食障碍本身，这体现在治疗第一阶段的持续时间和治疗频次上。当家庭紧张关系处于最小状态且可能获得体重增长的时候进入第二阶段的治疗。这个阶段会回顾进食障碍之外的家庭问题。在治疗的第三阶段会考察青少年议题，包括健康亲子关系的建立。

早期关于基于手册实施治疗可能会导致治疗的机械化的任何怀疑现在都已被作者们平息。该手册最好由有资质的、临床经验丰富、专攻青少年进食障碍治疗的治疗师使用。对于正在接受培训的治疗师来说，只要他们在有经验的临床医生的指导下，这本手册也会很有用。但它仍然是一个治疗指南，使用者需要向其他专业人员、医生、营养学家和儿童精神病学家进行适当的咨询。它并不是一本自助手册。

手册的发展也反映了作者丰富的经验和广阔的视野。作者证明了他们的治疗方法和经过多年研究获得的临床经验之间的密切关系。在本书的最后，作者描述了在两个版本的间隔期发生的变化。例如，对神经性厌食的治疗重心已经在很大程度上从住院转移到门诊，但读者被提醒要注意保护患者免受营养不良带来的危险的重要性，以及患者何时需要住院治疗。神经性厌食青少年发展问题的重要性也被适当强调。作者预见了 FBT 的新发展，旨在扩大基于家庭的疗法的优势。他们特别指出的是相对较新的多家庭团体疗法。这种方法鼓励家庭间的相互支持。他们还着眼于进一步的研究，包括寻找 FBT 的特定有效成分（如果确实存在的话）。他们提到了其他正在进行的研究，这些研究提供了增加 FBT 益处的诱人前景。

我想对 Lock 和 Le Grange 表达我的钦佩之情，他们通过勤奋的研究来验证 FBT 的效果，进一步完善了 FBT 的方法，增进了人们对神经性厌食的认识。

GERALD RUSSELL，MD

参考文献

Lock, J., Le Grange, D., Agras, W. S., Moye, A, Brison, W., & Jo, B. (2010). Randomized clinical trial comparing family-based treatment with adolescent focused individual therapy for adolescents with anorexia nervosa. *Archives of General Psychiatry, 67,* 1025–1032.

Russell, G. F., Szmukler, G. I., Dare, C., & Eisler, I. (1987). An evaluation of family therapy in anorexia nervosa and bulimia nervosa. *Archives of General Psychiatry, 44*(12), 1047–1056.

第1版原著序

刚接触神经性厌食的人可能会惊讶于在《神经性厌食治疗手册——基于家庭的疗法》中介绍的家庭治疗，构成了对这种疾病的传统治疗方法的彻底突破。这种形式的家庭治疗的基本前提是，父母应该被视为治疗青少年神经性厌食最有用的资源。这种观点与我们的医学前辈所持的观点相反。William Gull 在 1874 年描述了神经性厌食并给它起了这个名字。作为一名医生，他明白纠正患者营养不良的必要性，但他对患者的家人很严厉：

> 患者应该被定期喂食，并由能在道德上控制他们的人陪在身边。亲戚和朋友通常是最糟糕的人选。

几年之后（1882—1885），巴黎妇女救济院的医生 Jean-Martin Charcot 阐述了他对神经性厌食的道德（心理）治疗方法。他强调"隔离是有治疗作用的"，这意味着暂停所有亲戚或朋友的探视。特别是他相信父母在场能"有效检验所有治疗的效果"（Silverman，1997）。在法国，把患者与父母分开（不是隔离）仍然是大多数住院治疗项目的组成部分。在英国和美国，这种严厉的做法需要准法律介入。但是即使到今天，把患者的疾病归咎于家人的这种习惯仍然很普遍。

神经性厌食的家庭治疗可以追溯到 20 世纪 70 年代。先驱者是

Salvador Minuchin 和 Mara Selvini Palazzoli，但他们也描述了家庭内部的异常互动，暗示了因果关系，尽管是以一种非批评性的方式。所以对于 Christopher Dare 来说，他仍需发展一种新的家庭治疗方式，这在本手册中有所阐述。Lock 和他的同事们毫不迟疑地承认了来自伦敦 Maudsley 医院的基础性工作，那里的基础性研究从 20 世纪 80 年代就开始了，证明了家庭治疗为青少年神经性厌食带来持久的收益。Maudsley 医院也是 Dare 创立这一特定家庭疗法的摇篮。

这本手册巧妙地描述了支撑 Dare 家庭治疗形式的原则。父母被认为是实现患者康复最好的治疗资源。他们被鼓励去控制他们生病的女儿的食物摄入量，而治疗师也承认这项任务是非常困难的。治疗师的关注点在于需要让患者的体重恢复正常，至少在最初艰难的治疗阶段是这样的。该疗法的设计考虑了青少年的发展过程，但只有在患者达到稳定的体重后，治疗师才会去着手处理关键的发展性问题。Dare 家庭治疗的核心是免除父母对疾病的责任：治疗师对他们早年的育儿技巧表达赞赏和认可，并鼓励他们去探索现在如何再次最好地喂养神经性厌食的孩子。因此，治疗的一个基本原则是对疾病的原因持不可知论的观点，认为家庭是无罪的，并将其作为康复的最佳手段。该疗法的另一个关键特点是提高父母的焦虑水平，以便让他们充分参与治疗过程。治疗师会通过传达他们女儿病情的严重性，包括死亡的风险来做到这一点。

本手册以主要原则为基础，就如何最好地实现所述目标提供了丰富的实用建议。患者自身的依从性通常很难靠自己获得，毕竟她需要增加体重，而这与她的意愿正好相反。要注意避免直接批评她。其中一种比较有价值的技巧是治疗师、家人和患者同时使用一种善意的解离，在患者本人和她的疾病之间进行人为区分。作为一个成长中的青少年，她将得到全力的支持，但同时也会被告知，她的神经性厌食是要被打击和战胜的。

这本手册包含了治疗实践的精华，在这里只能简述一二。为了促进早期参与，患者家属会接到接诊治疗师的初始电话。接下来会有一封确认信，强调病情的严重性以及所有家庭成员必须参加第一次面谈，并在第一次预约前一晚通过电话提醒。让父母首先与孩子分开接受访谈的设置是很好的，这有利于最大限度地获取信息。手册里提到了常见的困难。例如，父母在去着手让孩子恢复吃饭的任务之前，会执着于要求找出疾病的"潜在原因"。手册还就如何最好地解决离婚和再婚所造成的复杂的家庭结构提出了建议。

本手册的设计是系统性的，由三个治疗阶段组成。每个阶段由一系列目标组成，文中描述了为何设置这样的目标以及实现它们的方法。该手册的设计是，每一个包含给治疗师建议的章节都搭配了一章会谈实战章节。实战章节逐字记录家庭成员、患者和治疗师之间的交流。这些记录下来的交流覆盖了所有这种家庭疗法的有效成分，以此帮助治疗师有效地理解和学习。这种设计使会话更加生动，更加引人注目。

本手册将被证明是家庭治疗的受训者在学习中不可缺少的，就算是执业治疗师也将从中学到很多。Christopher Dare，Ivan Eisler 及其同事发表他们的神经性厌食的家庭治疗方法（Dare，Eisler，Russell，& Szmukler，1990）时，可能遗留了一些不甚清晰的环节。这些环节在本手册中被作者积极地串联起来，这将被认为是对该项工作重要的贡献。

GERALD RUSSELL，MD

参考文献

Dare, C., Eisler, I., Russell, G. F. M., & Szmukler, G. I. (1990). The clinical and theoretical impact of a controlled trial of family therapy in anorexia nervosa. *Journal of Marital and Family Therapy, 16*, 39–57.

Gull, W. W. (1874). Anorexia nervosa (apepsia hysterica, anorexia hysterica). *Transactions of the Clinical Society of London, 7*, 22–28.

Silverman, J. A. (1997). Charcot's comments on the therapeutic role of isolation in the treatment of anorexia nervosa. *International Journal of Eating Disorders, 21*, 295–298.

原著前言

　　这本书是供治疗神经性厌食青少年的临床工作者使用的。本手册的基础来自伦敦 Maudsley 医院的 Christopher Dare 和 Ivan Eisler 最初创立的一种家庭治疗。他们创造性地将多种家庭治疗方法结合起来，发展出一种适用于青少年神经性厌食的有针对性、聚焦的疗法。此外，20 多年以来，来自不同研究小组（包括我们自己的研究小组）的研究数据一致证明了基于家庭的治疗 (FBT) 对这一患者群体的有效性。随着这本手册 10 余载的不断发展，这种治疗方法已经被世界各地的许多临床医生所接受。

　　我们职业生涯中的大部分时间都花在了临床和研究工作上，致力于帮助患者和家人应对这种破坏力巨大的疾病，因此，我们意识到这种疾病呈现出的复杂性和不确定性。 这些因素可能导致开发手册化的治疗成为一项巨大的挑战，而神经性厌食又恰恰特别需要治疗手册这类的工具来指导治疗，以确保临床工作者能稳定执行。这本书提供了治疗的总体结构，为具体的问题制定目标，确定策略，呈现一个时间进程，并给予临床工作者一个方法来评估整个治疗的进展和结果。治疗方法并不是一成不变的，在这里只给予专业人员一个框架，需要他们根据自己特定的治疗方式和环境背景来取得成功。此外，这种治疗方法的成功与否就像其他治疗方法一样，取决于基本的心理治疗技巧，如共情、治疗联盟、传递理解、支持患者及其家人。我们进一步开发这种治疗方法，并使其以手册化的形式普及实施的主要原因是，希望让更多患有神经性厌食的青少年能更快地从疾病中康复，这样他们就能恢复正常的生活轨迹。

在本书中，我们决定在大多数情况下使用女性代词，因为进食障碍在女孩和妇女中更为常见。

目　　录

第 1 章　引言和背景：神经性厌食相关信息………………………　**1**

本手册的目的 ………………………………………………………… 1

青少年神经性厌食概述 ……………………………………………… 3

神经性厌食患者的结局 ………………………………………… 11

总结 ………………………………………………………………… 12

第 2 章　神经性厌食基于家庭的治疗………………………… **14**

家庭治疗的文献回顾 …………………………………………… 14

基于家庭的治疗和本手册的发展演变 ……………………… 17

基于家庭的治疗简介 …………………………………………… 23

治疗适用对象 …………………………………………………… 26

使用本手册需要的资质条件 ………………………………… 28

治疗团队 ………………………………………………………… 29

总结 ……………………………………………………………… 31

第 3 章　第一阶段：初始评估，开始治疗………………… **35**

评估患神经性厌食的青少年 ………………………………… 35

开始治疗 ………………………………………………………… 45

总结 ……………………………………………………………… 49

第4章　第1次治疗会谈：首次会面························· **50**

为患者称重 ·· 52

以真诚而严肃的态度和家庭成员打招呼 ················ 54

收集病史时让每位家庭成员都参与发言 ··············· 55

将疾病与患者区分开 ···································· 57

强调疾病的严重性和康复的困难 ··············· 60

将体重恢复的任务交给父母 ················· 62

为下一次会谈——家庭用餐做准备，并结束本次会谈 ········ 64

治疗会谈的回顾 ···································· 65

第1次治疗会谈的常见问题 ················· 65

第5章　第1次治疗会谈：实战·························· **69**

临床背景 ··· 70

为患者称重 ·· 70

以真诚而严肃的态度和家庭成员打招呼 ··············· 70

收集病史时让每个家庭成员都参与发言 ············· 72

将疾病与患者区分开 ································· 78

强调疾病的严重性和康复的困难（同时继续将疾病与患者区

分开） ································· 81

将体重恢复的任务交给父母 ················· 83

为下一次治疗会谈——家庭用餐做准备，并结束本次治疗会谈

···································· 86

第6章　第2次治疗会谈：家庭用餐·················· **88**

为患者称重 ···································· 89

了解既往并观察当下在准备食物、用餐、家庭讨论与吃有关的
　　话题，特别是涉及患者时的家庭模式 ·················· 89
帮助父母说服孩子吃得比她计划的更多一些，或者帮助父母
　　"上道儿"，为如何更好地促进女儿正常进食和增加体重想
　　办法 ··· 91
让患者与她的同胞结盟，以便在用餐以外的时间得到支持 ··· 94
结束本次治疗会谈 ··· 95
治疗会谈的回顾 ··· 96
第 2 次治疗会谈中的常见问题 ································· 96

第 7 章　第 2 次治疗会谈：实战 ····················· **100**
临床背景 ··· 101
为患者称重 ··· 101
了解既往并观察当下在准备食物、用餐、家庭讨论与吃有关
　　的话题，特别是涉及患者时的家庭模式 ·············· 101
帮助父母说服孩子吃得比她计划的更多一些，或者帮助父母
　　"上道儿"，为如何更好地促进女儿增加体重想办法 ········ 115
支持儿童的自主性和青少年成长 ······························· 123
结束治疗会谈 ··· 126

第 8 章　第一阶段的后续部分（第 3 ～ 10 次治疗会谈）····· **127**
每次治疗会谈开始时都为患者称重 ····························· 128
定向、再定向，将治疗讨论聚焦于食物、进食以及他们的应
　　对上，直到针对食物、进食和体重的行为及关注得到缓解
　　··· 130

讨论、支持和帮助父母二人组在促进体重恢复上的努力 …… 133

讨论、支持和帮助家庭评估同胞在支持患者方面的努力 …… 134

持续修正父母及同胞的批评性态度 ……………………………… 136

持续将青少年患者及其利益与厌食症的区分开 ………………… 138

与治疗团队回顾进展 ………………………………………………… 139

第 3 ~ 10 次治疗会谈中常见的问题 …………………………………… 141

第 9 章　第 8 次治疗会谈：实战…………………………………… **154**

临床背景 ………………………………………………………………… 155

每次治疗会谈开始时都为患者称重 ……………………………… 155

讨论、支持和帮助父母二人组在促进恢复体重上的努力 …… 157

定向、再定向，将治疗讨论聚焦于食物、进食以及他们的应
　对上，直到针对食物、进食和体重的行为及关注得到缓解

　……………………………………………………………………… 160

持续修正父母及同胞的批评性态度 ……………………………… 165

持续将青少年患者及其利益与厌食症的区分开 ………………… 168

讨论、支持和帮助家庭评估同胞在支持患者方面的努力 …… 174

回顾进展，结束治疗会谈 …………………………………………… 184

第 10 章　开始第二阶段：帮助青少年独立进食（第 11 ~ 16 次
　　治疗会谈） ………………………………………………… **185**

第二阶段概述 ………………………………………………………… 185

治疗师如何评估家庭是否准备好进入第二阶段了 …………… 187

治疗团队在第二阶段如何改变 …………………………………… 187

为患者称重 …………………………………………………………… 189

持续支持和协助父母管理进食障碍症状，直到青少年能自己
好好吃饭 ……………………………………………… 190

协助父母和青少年协商，将对进食障碍症状的控制交回给
青少年 ……………………………………………… 191

鼓励家庭就青少年议题和厌食症的发展之间的关系进行探讨
…………………………………………………… 192

持续纠正父母和同胞对患者的批评态度，尤其是在归还进食
控制权方面 ………………………………………… 194

持续帮助同胞为患者提供支持 ……………………… 195

持续强调患者自己的想法、需求和厌食症的想法、需求之间
的区别 ……………………………………………… 195

以积极、支持的态度结束治疗会谈 ………………… 196

治疗会谈的回顾 ……………………………………… 197

第二阶段的常见问题 ………………………………… 197

第二阶段的结论 ……………………………………… 200

第 11 章 第二阶段：实战 ……………………………… **201**

临床背景 ……………………………………………… 201

为患者称重 …………………………………………… 202

持续支持和协助父母管理进食障碍症状，直到青少年能自己
好好吃饭 …………………………………………… 203

协助父母和青少年协商，将对进食障碍症状的控制交回给
青少年 ……………………………………………… 205

持续强调患者自己的想法、需求和厌食症的想法、需求之间
的区别 ……………………………………………… 209

鼓励家庭就青少年议题和厌食症的发展之间的关系进行
　探讨 ……………………………………………………… 213
以积极、支持的态度结束治疗会谈 ……………………… 217

第 12 章　开始第三阶段：青少年议题（第 17 ～ 20 次治疗会谈）
……………………………………………………………… **218**

为第三阶段做准备 ………………………………………… 219
青春期发育与神经性厌食关系的初步研究 ……………… 221
第三阶段的团队合作 ……………………………………… 223
与家庭一起回顾青少年议题，并展示此类问题的解决过程 … 223
让家庭都来参与对这些议题的回顾 ……………………… 225
描绘和探索青少年主题 …………………………………… 226
检查父母在多大程度上是作为夫妻在生活的 …………… 227
为将来的问题做好规划 …………………………………… 228
结束治疗 …………………………………………………… 228
第三阶段的常见问题 ……………………………………… 230

第 13 章　第三阶段：实战 ………………………………… **231**

临床背景 …………………………………………………… 231
与家庭一起回顾青少年议题，并展示此类问题的解决过程 … 234
让家庭都来参与对这些议题的回顾 ……………………… 238
描绘和探索青少年主题 …………………………………… 241
检查父母在多大程度上是作为夫妻在生活的 …………… 247
为将来的问题做好规划 …………………………………… 250
总结治疗会谈内容 ………………………………………… 252

第 14 章 完整案例的总结 ·················· **253**

案例说明 ·························· 253

临床问题与总结 ···················· 266

第 15 章 未来的工作：培训、传播、临床实践和研究 ······ **267**

培训 ···························· 267

在临床环境中传播和实施 FBT ············ 270

FBT 的下一步研究 ·················· 275

FBT 和支持 ······················ 277

参考文献························ **279**

第1章

引言和背景：神经性厌食相关信息

本手册的目的

本手册包含了一些背景信息，这些信息对于理解青少年神经性厌食（以下简称厌食症，AN）和基于家庭的治疗（FBT）非常重要。它提出了一种采用 FBT 的治疗方案，包括具体环节和阶段的治疗，研究已经证明其有效性。手册源于一些厌食症家庭治疗的对照试验，这些试验最初是在伦敦的 Maudsley 医院进行的，进行后续研究的单位包括：斯坦福大学精神病学和行为科学系、儿童和青少年精神病学科，Lucile Salter Packard 儿童医院（Eisler et al.，1997；Le Grange，1993；Le Grange，Eisler，Dare，& Russell，1992；Russell，Szmukler，Dare，& Eisler，1987）以及芝加哥大学精神病学和行为神经科学系的进食障碍项目。本手册适用于有经验评估和治疗青少年进食障碍的合格治疗师。正在接受培训的治疗师也可以在有经验的临床医生指导下使用。这不是一本自助手册。治疗应在儿科学、营养学和儿童精神病学专家的恰当咨询和参与下进行。在未与作者商讨的情况下，本手册不应用于研究目的。本手册不保证干预措施的临床疗效。

这种治疗方法在总体观念上将家庭看成治疗青少年厌食症患者的资源。调动父母和家庭成员作为一种资源是最重要的理论立场，也是这种方法与其他家庭和个体治疗方法的不同之处。父母的重要作用贯穿在这个治疗的三个阶段：第一阶段的治疗尝试重振父母在家庭系统中的角色，特别是当他们与患者的饮食行为有关时。这被认为是这个阶段家庭治疗关键的治疗策略。治疗几乎完全聚焦于进食障碍及其症状，并包括一次治疗性家庭进餐。治疗师在这一阶段的目标首先是建立一个强大的父母联盟，其次是使患者与同辈或同胞子系统结盟。鼓励父母自己找到最好的途径，以促进他们厌食症的孩子增加体重、正常饮食。当患者能接受父母的要求，增加食物摄入量，并开始稳步增重时开始第二阶段。此时，家庭治疗关注的是其他的家庭问题以及这些问题对父母支持患者稳定增重的任务产生的影响。第三阶段开始时，患者已达到相对稳定的体重，并且自我饥饿行为已经减弱。中心议题是在青少年与父母之间建立一个健康的关系。在这个关系中，厌食症不再是互动的基础。这就意味着努力提高青少年的个人自主性、与年龄相符的家庭边界，以及随着青少年变得更加独立，父母需要重新组织他们的生活。

本手册共有 15 章。第 1 章对青少年厌食症进行了介绍和概述。第 2 章具体介绍了厌食症的家庭治疗，并对接下来的章节中涉及的治疗方法进行了更为详细的介绍。第 3～13 章详细说明如何进行厌食症的 FBT。特别要强调的是开始几次会面的重要性，因为这几次会面确定的基调和治疗风格，将贯穿于整个治疗过程的始终。在这些章节中，描述了治疗师将采取什么样的治疗方法以及为什么采取，并为每种方法提供了例证。此外，还举例展示了如何在一次会谈中将一系列策略进行整合。第 14 章提供了一个完整的案例展示。本手册还增加了一个总结性的章节，讨论 FBT 相关研究、培训和宣传的未来预期发展方向。

本章作为介绍性章节，重点主要是与厌食症相关的一般背景资料。还讨论了相关的研究文献、疾病在青少年中的表现方式，以及疾病的治疗选择和预后。

青少年神经性厌食概述

厌食症是一种严重的精神疾病，在年龄为 15 ~ 19 岁的女孩中，患病率估计为 0.48%；据估计女孩的患病率是男孩的 9 ~ 10 倍（Lucas，Beard，O'Fallon，& Kurland，1991；Hoek & van Hoeken，2003；Hoek et al.，2005；Keski-Rahkonen et al.，2007；van Son et al.，2006）。厌食症患者同时存在关注食物和体重的病态思维和行为，以及关于外表、进食和食物的病态情感。这些思维、感情和行为导致身体成分和功能的变化，这是饥饿的直接结果。厌食症的治疗是复杂的，需要注意这个疾病在精神病学、内科学和营养学等多个方面的问题（美国精神病学协会，2000；Steiner & Lock，1998）。在青少年中，这种疾病严重影响身体、情绪和社会功能的发展（Fisher et al.，1995；Le Grange，Eisler，Dare，& Russell，1992；Lucas et al.，1991；Yates，1990）。不幸的是，许多患者的厌食症成为慢性疾病。对许多患者来说，多次住院和迁延日久的治疗是很常见的。（Kreipe & Uphoff，1992；Kreipe et al.，1995；Steiner，Mazer，& Litt，1990；Yager et al.，1993）。

流行病学和共病

Lucas 等（1991）在明尼苏达州的罗切斯特进行了一项跨度 50 年（1935—1984）的人群发病率的研究。女性的发病率从 1935—1939 年的 16.6/10 万人年，下降为 1950—1954 年的 7/10 万人年，然后又增加到 1980—1984 年的 26.3/10 万人年。女性总体的发病率超过 20 年保持不变，但 15 ~ 24 岁女性的发病率则显著增加。整体年龄调整发病率为女性 14.6/10 万人年，男性 1.8/10 万人年。最近的流行病学研究继续支持这些早期的发现（Hoek & van Hoeken，2003；Keski-Rahkonen et al.，2007；van Son etal.，2006）。

大量证据表明，厌食症常伴有其他精神疾病。抑郁症是一个常见的共病诊断，在一些研究中其终身患病率高达63%（Herzog，Keller，Sacks，Yeh，& Lavori，1992）。此外，Smith，Nasserbakht，Feldman 和 Steiner（1993）发现持续的厌食症和焦虑障碍的高发病率共存。特别是 Rastam（1992）发现厌食症患者中有35%共病强迫症。更新的研究持续关注青少年厌食症患者的高共病率问题（Bulik，Sullivan，Fear，& Joyce，1997；Godart，Flament，Perdereau，& Jeammet，2002；W. Kaye，Bulik. Thornton，Barbarich，& Masters，2004；Keel，Klump，Miller，McGue，& Iacono，2005）。成人患者中的回避型人格障碍和厌食症有中等程度的重叠（Herzog，Keller，& Lavori，1992），但是对于青少年和儿童来说这种重叠是否存在还不清楚。

病因学和发病风险

厌食症的病因未明。但多数临床医生和研究者同意厌食症有多种决定因素（Garfinkel & Garner，1982；Garner，1993；Hsu，1990；Lask & Bryant-Waugh，1992），这些因素在发育过程中依序出现（Steiner & Lock，1998；Steiner，Sanders，& Ryst，1995）。发病通常在青少年期，平均发病年龄17岁（Hsu，1990）。大多数关于进食障碍的解释都强调了个体对青春期发展要求适应的困难。近来的研究关注于这种障碍的预测风险。有研究（Steiner & Lock，1998；Sharpe，Ryst，Hinshaw，& Steiner，1998；Stice，Agras，& Hammer 1999）发现了病前的经历可能是预测风险因素。例如，在一项短期前瞻性研究中，Attie 和 Brooks-Gunn（1989）检验了他们的假说：进食问题的发展是一种适应青春期的调整。他们对一组7～10年级的学生进行了2年随访。发现进食问题的出现是对青春期改变，尤其是脂肪积累的一种反应。依据最初的进食问题得分，对自己身体在青春期的变化不满意的女孩发展出进食问题的风险最高。

　　还可能有一些环境相关的厌食症发病风险因素：来自同伴的嘲笑（Fabian & Thompson，1989）、和父母讨论问题的不适（Larson，1991）、母亲专注于限制性食物摄取（Hill，Weaver，& Blundell，1990），以及移民对西方价值观的文化适应（Pumariega，1986；Steinhausen，1995）。此外，还有多种相关风险因素被发现。已经确认女性、梨形身材、肥胖所致的高体重指数被发现是构成性风险（constituting risk）（Radke-Sharpe，Whitney-Saltiel，& Rodin，1990）。在一些研究中，被诊断为进食障碍的女性患者报告了较高的性虐待发生率（Palmer，Oppenheimer，Dignon，Chalonor，& Howells，1990；Rorty，Yager，& Rossotto，1994）。虽然一些进食障碍家庭研究通过自我报告和观察的方法都发现了独特的特征（Steiger，Leung，& Houle，1992），但这些观察在系统的风险研究中并没有得到验证。基于这些研究，厌食症患者的家庭表现出更多的控制、有序的特点，而贪食症患者的家庭更混乱、冲突和严苛。

　　对于厌食症生物学基础的理解仍处于起步阶段。确认遗传基因在精神障碍中影响的研究已经取得了进展（Berrettini，2000；Hudziak & Faraone，2010）。我们对于基因在进食障碍发展中所起作用的理解还很有限（Gorwood，Kipman，& Foulon，2003；Kaye et al.，2008；Klump & Gobrogge，2005），但已经进行了厌食症相关的家系研究、双生子研究、分子遗传（全基因组候选基因关联研究）以及全基因组关联分析研究（GWAS）。家系研究发现厌食症家族性聚集现象在很大程度上是由遗传因素引起的（Lilenfeld et al.，1998；Strober，Freeman，Lampert，Diamond，& Kaye，2000）。研究表明，受遗传影响的家庭进食障碍发生的风险是没有受遗传影响家庭的 5 倍（Tozzi et al.，2005）。遗传因素可能在进食障碍的发病风险中贡献了超过 50% 的可能性（Bulik，2004；Lilenfeld et al.，1998）。双生子研究发现遗传因素对厌食症的预测率在 30%～75%（Bulik，Slof-Op't Landt，van Furth，& Sullivan，2007；Bulik et al.，2006；Bulik，

Sullivan，Wade，& Kendler，2000；Bulik，Sullivan，& Kendler，1998）。此外，Klump，McGue 和 Iacono（2000）发现遗传和环境因素对进食障碍的思维和行为的影响在不同年龄是不同的，遗传可能性仅仅在青少年起病组是一个影响因素（Klump et al.，2000；Klump，Burt，McGue，& Iacono，2007）。

在分子遗传领域，关于厌食症的连锁分析研究很少。Grice 等（2002）对一组纯限制型厌食症样本进行研究，在 1 号染色体上发现一个易感位点，而 Devlin 等（2002）在 2 号和 13 号染色体上发现了额外的位点。还有其他的关联报告发现 1 号染色体与进食行为和饱腹感相关，其结果有统计显著性，但这些研究都没有得到重复。一个有希望的基因研究领域是血清素通路。一些研究已经发现血清素（5- 羟色胺，5-HT）失调可能参与了进食障碍的发生（Ferguson，La Via，Crossan，& Kaye，1999；Frank et al.，2002；Kaye，Gwirtsman，George，& Ebert，1991）。

另一种快速发展的理解厌食症生物学基础的途径是用功能磁共振成像（fMRI）来探索厌食症的脑功能改变。Gordon，Dougherty 和 Fischman（2001）通过食物相关范式研究发现，低体重厌食症患者的颞叶激活水平升高；Kurosaki，Shirao，Yamashita，Okamoto 和 Yamawaki（2006）发现，不管是低体重的还是康复的厌食症患者，其内侧前额皮质（PFC）和前扣带回皮质（ACC）激活均升高。研究证据表明，厌食症对奖赏的敏感性增加（Jappe et al.，2010）。Kurosaki 等（2006）对用蔗糖进行味觉测试的参与者进行了脑部扫描，结果发现，与对照组相比，在蔗糖品尝过程中，体重恢复的厌食症患者脑岛和纹状体的激活相对降低。此外，Wagner 和他的同事（2007）使用赌博游戏对奖赏过程进行研究。他们发现，与对照组相比，患有厌食症的受试者的背外侧 PFC 激活增加。最近的神经影像学研究检验了在厌食症中认知控制如何通过额叶 - 纹状体脑回路发挥作用（Marsh et al.，2009；Zastrow et al.，2009）。Zastrow 等（2009）

发现 ACC 和纹状体的激活降低与厌食症患者认知 - 行为灵活性受损有关。此外，Oberndorfer，Kaye，Simmons，Strigo 和 Matthews（2011）使用停止信号（go/no-go）任务证明，患有厌食症的患者在这些区域显示出相对较低的激活水平，这表明他们和健康对照组相比，在抑制反应中需要更少的认知资源。

此外，临床医生和研究人员还发现，患者的动机状态在厌食症的成因中发挥了重要作用。Crisp 及其同事的心理生物学观点（Crisp，1997；Crisp et al.，1980）表明，饥饿和消瘦的症状代表着试图通过退行到早期发展水平以应对青春期的需求。Bruch（1973）的心理动力学概念化认为患者被无效、空虚以及随之而来的无力感知自己的思想、感受和信念的感觉所压倒。他们体验到自己缺乏"核心人格"（Bruch，1995，p. 10），认为青春期的需求是压倒性的，并退行到对食物和饮食的刻板专注。这些理论没有经过实证检验，但它们被用来支持旨在促进青少年自主性的厌食症干预措施。

同时，也有人努力在对进食障碍的心理动力学理解的框架内调和生物性缺陷和发展因素。有患进食障碍风险的儿童可能由于饥饱感失调而存在易感性（Steiner，Smith，Rosenkrantz，& Litt，1991；Stice et al.，1999）。此外，气质特征也很重要。例如，Strober（1991）强调，患者通常表现出避免伤害、对追求新鲜感的需求低和高奖赏依赖性的特征——这些特征受到遗传因素的显著影响（Cloninger，1986，1987，1988）。这些特征与青春期需要冒险和独立的发展任务相矛盾。没有这些能力的青少年可能会因为对这些发展要求没有做好准备而退缩。除了这些气质因素，我们在患有厌食症的人当中注意到，人格差异也可能在进食障碍的发病当中起到作用。厌食症患者通常是焦虑、压抑和过度控制的（例如 Casper，Hedeker，& McClough，1992；Leon，Fulkerson，Perry，& Cudeck，1992）。

治疗

厌食症一个主要的复杂性是通常与疾病同时发生的严重医学问题。青少年厌食症的短期和长期医学并发症是众所周知的（Fisher et al., 1995）。生长激素改变、下丘脑性腺功能减退、骨髓抑制、脑结构异常、心功能不全、胃肠功能失调都很常见。最近的研究不断证实，青少年与成年人不同的、最重要的医学问题是有可能造成显著的生长发育迟缓、青春期延迟或中断、峰值骨量减少。厌食症由于并发症导致的死亡风险估计为6%～15%（Steinhausen，Rauss-Mason，& Seidel，1991，1993），自杀占死亡数的一半（Arcelus，Mitchell，Wales，& Nielsen，2011；Crow et al.，2009；Keel et al.，2003）。

厌食症的治疗通常需要多学科的方法。厌食症的精神和内科治疗指南已经发布（美国精神病学协会，2000；Kreipe et al.，1995；英国国家精神卫生合作中心，2004）。总的来说，所有治疗形式的结果都是低到中度的显效（Kreipe & Uphoff，1992）。

住院治疗

在过去的20年里，住院治疗的作用发生了巨大的变化，至少在美国是这样。目前，美国的住院治疗仅限于短暂的急性期体重恢复和再喂养。各种较早的报告似乎证明了住院治疗对厌食症急性期治疗体重增加的有效性。例如，Bossert，Schmeolz，Wieland，Junker和Krieg（1988）发现，16名女性患者经过平均3个月采用行为学方法的住院治疗，总体临床症状有所改善。而Jenkins（1987）在6个月的治疗期内采用严格的再喂养方案，发现70%患者在3年的随访中显示出持续的改善。然而，以住院为基础的治疗远期疗效还不清楚。根据McKenzie（1992）的报告，约40%的厌食症住院患者至少会再入院一次。此外，这些患者每次入院的住院时间比任何其他非器质性疾病患者都要长。有两项随机临床试验（RCTs）表明，门诊治疗和住院治疗对厌食症的总体疗效相当。其中第一项于 1991 年发表的研究发现，尽管所有接受治疗的患者预后都比未接受治疗的患者好，但被随机分配接受门诊治疗与住院治疗的患者相比，预后没有差异（Crisp et al.，1991）。最近的一项研究专门研究了患有厌食症的青少年。共有 167 名患有厌食症的青少年被随机分配到标准门诊治疗、专业的认知行为治疗（CBT）或 16 周专业住院治疗项目（Gowers et al.，2007）。在治疗结束及随访时，各组之间的结果没有差异，尽管专业的 CBT 治疗性价比最高（Byford et al.，2007）。

有越来越大的压力要求减少成本高昂的住院治疗和对青少年日常生活的中断。同时有证据表明门诊治疗也同样有效。这些加在一起支持将关注点放在厌食症的门诊治疗上。FBT 的目标之一是通过帮助家庭在门诊设置下促进孩子体重增加，预防或减少住院治疗的需要。如果这些努力失败，住院治疗仍然是一个重要的治疗选择。

门诊心理治疗

门诊治疗厌食症的方法也正在探索之中，包括个人、家庭和团体治疗。20 世纪 70—80 年代进行了一些初步的厌食症对照和非对照治疗试验。Minuchin 等（1978）报告了 80% 使用结构性家庭治疗的患者效果良好。此外，Stierlin 和 Weber（1989）发表了一项研究，对 42 个没有对照组的家庭进行家庭治疗。在随访中，大约 2/3 得到了改善。这些结果来自非常短程的治疗，多数持续约 6 个月。只有 25% 的患者接受了持续 1 年以上的治疗。平均每个家庭只有六次治疗（Stierlin & Weber，1989）。因此，这些早期的不设对照的研究表明，使用低强度的家庭疗法可以在相对较短的时间内完成对厌食症的有效治疗。

考虑到厌食症在医学文献中出现的时间以及与之相关的医学和心理问题的严重性，只有这么少的 RCT 研究，这太令人惊讶了（Le Grange & Lock，2005）。最近对成人厌食症研究的综述发现，没有系统的证据能证明任何治疗的有效性（Bulik，Berkman et al.，2007）。被研究的治疗方法包括了 CBT（Pike，Walsh，Vitousek，Wilson，& Bauer，2003；Treasure et al.，1995）。在大多数情况下，这些对成人厌食症患者的研究的主要发现是，患者不会持续接受没有证据表明有获益的治疗，任何特定的治疗方式都是这样（见表 1.1）。相比之下，现在有 6 个治疗青少年厌食症的 RCT 研究证明了 FBT 的有效性（Eisler et al.，2000；Le Grange，Eisler，Dare，& Russell，1992；Lock，Agras，Bryson，& Kraemer，2005；Lock et al.，2010；Robin et al.，1999；Russell et al.，1987）。有一些原因让患厌食症的青少年可能比成年人对治疗反应更好，包括疾病持续时间较短、父母坚持治疗以及父母参与治疗。我们将在第 2 章详细回顾这些青少年研究。

表1.1 已发表的成人厌食症RCT中的退出率

研究	被试数	退出率
Russell，Szmukler，Dare，& Eisler（1987）	36	31%（11/36）
Channon，de Silva，Hemsley，& Perkins（1989）	24	13%（3/24）
Treasure et al.（1995）	30	33%（10/30）
Serfaty，Turkington，Ledsham，& Jolley（1999）	35	34%（12/35）
Dare，Eisler，Russell，Treasure，& Dodge（2001）	84	64%（54/84）
Pike，Walsh，Vitousek，Wilson，& Bauer（2003）	33	46%（15/33）
Mcintosh et al.（2005）	56	38%（21/56）
Halmi et al.（2005）	122	63%（77/122）
Walsh et al.（2006）	93	57%（53/93）
合计	513	50%（256/513）

药物治疗

有一些关于厌食症药物治疗的研究，尽管大多数都是专门针对成年人样本的（Garfinkel & Garner，1987；Couturier & Lock，2007）。在急性医学损害期，精神药物的使用是受限的。最常用的药物包括抗抑郁药和低剂量抗精神病药。低剂量抗精神病药据称是用于解决严重的强迫思维、焦虑和精神病样思维。然而，很少有证据表明它们有助于改善与体型和体重相关的症状或行为。许多较早的小规模研究表明，很少有患者的显著改善是得益于精神药物干预（Agras & Kraemer，1983）。早期有研究发现 5- 羟色胺再摄取抑制剂治疗厌食症有预防复发的作用，但最近的系统研究表明，它们不能预防复发（Gwirtzman，Guze，& Yager，1990；Kaye et al.，2001；Walsh et al.，2006）。尽管病例报告和病例研究表明新的抗精神病药（即非典型抗精神病药）有助于体重增加和改善激越，但最近公布的一项探索性 RCT 并未发现利培酮治疗青少年厌食症有效（Hagman et al.，2011）。因此，尽管药物在某些情况下似乎是有用的，但它们何时和对谁有益尚不清楚。尽管如此，使用精神药物治疗共病障碍，如抑郁和焦虑，看起来是有指征的（Couturier & Lock，2007）。本手册中建议的治疗方法允许在共病情况下使用这些药物。

神经性厌食患者的结局

一系列的厌食症研究都着眼于治疗后患者的短期、中期和长期结局。这些研究大多是针对成年人群的，尽管这些研究中的许多患者可能从十几岁的时候开始患厌食症。这些研究总体表明，大约一半的人结局良好，1/4 的人结局中等，1/4 的人结局差（Herzog et al.，1999；Ratnasuriya，Eisler，& Szmukler，1991；Smith et al.，1993；Steinhausen et al.，1991，1993；van der Ham，Van Strien，& van Engeland，1994；Walford & McCune，1991；Steinhausen & Weber，2009）。其中只有不到 5% 的患者死亡（Yager et al.，1993），但处在慢性状态的成年厌食症患者，死亡率则高达 20%（Ratnasuriya et al.，

1991）。在这些研究中，对康复的评估通常局限于体重和营养康复情况的指标，但一些研究表明，疾病的其他精神和社会方面影响仍然存在。Herzog 等（1996）报告说，厌食症暴食亚型的患者短期恢复率高于限制型厌食症患者。治疗依从性和人格变量可能是改善治疗结局的重要中介因素（Steiner et al.，1990）。总体精神病理水平越高，治疗效果差的风险越大，而抑郁本身对青少年样本没有预测价值（Herpertz-Dalmann，Wewetzer，Schulz，& Remschmidt，1996）。应该注意的是，对厌食症痊愈标准的定义是有争议的（Couturier & Lock，2006a，2006b）。事实上，采用不同的衡量标准会在相当大程度上影响结果。一项研究发现，在同一人群中使用不同的定义，痊愈率可在 3%～95% 变化（Couturier & Lock，2006a）。由于有证据表明，青少年若长时间不处于疾病状态，是可以达到心理和体重上的全面康复的，因此这一年龄组的痊愈门槛应该定得高一些（Lock et al.，2010）。

总　结

　　本章回顾了厌食症的病因、临床表现、治疗和预后，以提供一般背景资料。它强调了厌食症及其治疗的几个重要方面，尤其与本手册所使用的方法有关。其中第一点是，厌食症是一种主要始于青春期的障碍，似乎与青少年发展的困难有关。因此，考虑到青春期相关发展问题的方法最有可能成功。在疾病早期接受治疗的患者痊愈得最好，支持了这样一种观点，即青少年干预对于预防疾病发展成更慢性、更持久的形态至关重要。此外，虽然治疗方法还没有得到很好的研究，我们注意到，对于青少年来说，FBT 似乎优于个别治疗。对于一些临床医生来说，这似乎有悖常理，他们强调青少年需要的是自主和自我控制，这也确实是青少年发展的预期方向。而FBT 强调的是，没有父母的帮助已无法管理饮食和体重的青少年厌食症患者必须"重回正轨"，在没有了厌食症状的情况下重启青少年个体化的常规发展任务。因此，家庭似乎是青少年从厌食症中痊愈的重要资源。以下章节中描述的 FBT 手册化版本考虑到了这些视角。也就是说，它针对性地解决那些饮食行为已失控，需要父母来掌控恢复体重的情况，且旨在支持在家庭环境下青少年的发展。

　　总而言之，以下所述的 FBT 是一种有实证支持的治疗，它允许快速且相对短程的门诊治疗计划，完全符合公认的厌食症治疗框架。这种治疗在一些重要方面也与许多其他治疗不同。其中包括利用父母的帮助在家里促进体重增加，最初注重饮食正常化直到体重恢复，以及推迟一般青少年和家庭问题直到饮食紊乱的行为得到很好的控制。第 2 章对这种方法的优点进行了更深入的讨论。

第2章
神经性厌食基于家庭的治疗

家庭治疗的文献回顾

 神经性厌食作为家庭治疗师的工作领域已经有很多年的历史了（Dare & Eisler，1997；Minuchin et al.，1975；Selvini Palazzoli，1974；Wynne，1980）。此外，长期以来，家庭问题被认为是进食障碍表现的一部分（Bliss & Branch，1960；Bruch，1973；Gull，1874；Morgan & Russell，1975）。事实上，在 Dare 和 Eisler（1997）看来，厌食症可以算是家庭治疗的经典适应证，就像癔症之于精神分析和恐怖症之于行为治疗一样。费城儿童指导诊所的 Minuchin 和他的同事（1975）还有米兰中心的 Selvini Palazzoli（1974）都观察到了这些家庭特定的特征，他们都强调这类患者的家庭关系过于亲密、代际界限模糊，以及具有回避公开冲突的倾向。

 这里仅对家庭治疗的一系列方法进行简要回顾。我们做这些回顾是为了说明手册版 FBT 的产生背景，希望展示 FBT 是如何将其他方法的元素融入到一种新的综合疗法中的，这种综合疗法是专门为治疗青少年厌食症而设计的。希望对这里谈到的其他方法深入了解的读者可以参考本章引用的参考文献。

 在家庭治疗的传统模型中，患者的问题被视为对各种外部因素（如遗传、生理、家庭、社会文化）的反应。在这种模型下，治疗的理念都是要帮助个体来消除这些外部致病因素产生的作用。依循这个模型的家庭干预则是试图修正家庭内部的问题，或者在必要时将孩子带离家庭（Harper，1983）。一般来说，家庭治疗方法都是将问题或症状理解为整个家庭的问题，而干预也是针对整个家庭系统的。

结构式家庭治疗从治疗心身疾病家庭的角度发展了一种治疗厌食症的方法（Liebman，Minuchin，& Baker，1974；Minuchin et al.，1975）。这种方法将这样一个家庭中的孩子视为在生理上是脆弱的，其家庭的互动特征包括关系缠结、过度保护、刻板僵化和回避冲突。此外，儿童被视为在家庭回避冲突方面发挥着关键作用，这对症状是一个有力的强化。结构式干预旨在通过挑战破坏父母效力的亲子联盟来改变家庭的组织结构。这是通过鼓励发展更强大的同胞子系统和促进家庭内部以及在更大社会背景下更开放的交流来实现的。当在有进食问题的家庭中使用这种方法时，Minuchin 增加了一次治疗性的家庭用餐时段，鼓励父母来控制用餐过程。这样做可以减少女儿对父母的情感卷入，同时，父母这种同舟共济的努力也强化了父母联盟的有效性。这些要素是家庭用餐被用于 FBT 治疗青少年厌食症的基础（Dare，1985；Dare，Eisler，Russell，& Szmukler，1990）。

策略式家庭治疗也为 FBT 中一些方法的发展做了贡献。特别是其关于心理疾病病因的"不可知论"观点是一个重要的共同出发点。Haley（1973）和 Madanes（1981）表示，他们对疾病的肇因不感兴趣。因此，他们提出的干预措施的范围更多限定在如何减少症状对患者和家庭的影响上。FBT 中会使用的策略式方法包括悖论干预（例如，要求孩子抵抗父母要她吃饭的努力，以防止其对父母权威不成熟的依从），或鼓励患者采取挑战症状的行为（例如，建议患者吃饱了再去跟父母斗）。同样，FBT 结合了一些看似矛盾的指令，一方面支持家长在帮助孩子体重恢复方面的努力，同时也承认青少年有抵制这些努力的需要。

米兰系统式治疗吸纳了策略式和结构式方法，然而，其最重要的区别在于将家庭定义为一种严格组织的、抵抗外界变化的稳态机制（例如 Selvini Palazzoli，1974）。治疗师在这个模型中要保持中立，以避免激发维持家庭系统的强大的稳态机制。因此，治疗师不是直接干预，而是通过访谈整个家庭，鼓励家庭成为自身过程的观察者和挑战者。在会谈结尾处的回顾被用来重新构建观察到的模式，以一个积极的视角对家庭过程进行赋义。这两种技术都被纳入 FBT 手册中了。具体来说，正如我们将看到的，我们鼓励家庭找到适合他们的解决方案，而不是依赖治疗师的外部权威。此外，治疗师在整个治疗过程中始终努力以一个积极、非批评的态度保持整个家庭和他们的努力。

女权主义理论为一些强调治疗师与患者和家庭的层级关系的结构式和策略式家庭治疗方法增加了一个批判性的视角。女权主义治疗师强调的是需要合作和共同控制治疗过程（例如 Madanes，1981）。尽管本手册中使用的方法与 Dare 和 Eisler 的工作（1997）一致，坚持需要父母在治疗早期控制孩子的饮食，但也明确要求与青少年成长过程中的健康部分建立伙伴关系，即使这个部分是对抗父母意愿的。治疗师的目标是跟父母及青少年在他们各自的任务中建立真诚的伙伴关系。

这些关于家庭治疗的思想流派对所使用的干预措施的特定类型和风格都有贡献。本书每章的"为什么"部分都提供了详细的说明，说明了干预与各种家庭治疗流派之间的理论联系。同时，尽管如此，只有 FBT 是做过对照试验的（见下节；另见，例如，Eisler et al.，1997，2000；Le Grange，Eisler，Dare，& Russell，1992；Russell et al.，1987；Gowen，Hayward，Killen，Robinson，& Taylor，1999；Lock et al.，2005；Lock et al.，2010）。最后必须指出的是，这些疗法的理论机制，包括 FBT 本身，都是未经证实的。同时，Eisler 还提出，与厌食症相关的家庭问题可以被视为对疾病症状的适应，家庭的运作方式因此而改变了。与 Steinglass（1998）所描述的家庭为患有躯体疾病的孩子提供的迁就形式类似，家庭通过收回、缩窄关注范围和丧失规划未来的能力来适应厌食症发展中的症状。此外，他们用以照顾其他家庭成员之需要的资源也减少了。厌食症带来的危机与严重的躯体疾病带来的危机是类似的。因此，人们认为家庭正在努力适应厌食症带来的危机，只有危机得到缓解，一个家庭发展的建设性过程才能恢复。

基于家庭的治疗和本手册的发展演变

表 2.1 和表 2.2 列出的研究文献记录了目前治疗青少年进食障碍的循证基础。表 2.1 专门回顾了支持 FBT 用于青少年 AN 的研究。这些开创性的研究（见表 2.1）由伦敦 Maudsley 医院精神病学研究所的 Dare、Eisler 及其同事进行（Russell et al.，1987）。该课题组的首个随机对照试验是在门诊对成人 AN、青少年 AN、成人神经性贪食（BN）进行了家庭治疗和支持性个体治疗的疗效比较研究。在随机分组之前，所有体重不足的患者都通过住院治疗将体重恢复到了预期身高体重的 90% 以上。总的来说，研究发现，与年龄较大的患者和病程较长（大于 3 年）的青少年患者相比，病程较短的青少年 AN 患者使用类似本手册中所述的家庭治疗方法显示出更大的改善。对于成人 AN 或 BN 和病程较长的青少年 AN，未见到两种疗法的疗效差异。5 年随访证实，接受家庭治疗的年轻患者的疗效得以维持（Eisler et al.，1997）。

表2.1 青少年进食障碍不同疗法的治疗试验比较

研究	患者诊断	治疗类型 [a]	数量	年龄（均值）	结局 [b]
Russell 等（1987）	AN	FBT vs. 支持疗法	21	15.3	FBT=90%；支持治疗 = 18%；$P < 0.02$
Robin 等（1999）	AN	家庭治疗 vs. 个体治疗（EOIT）	37	13.9	家庭治疗 = 94%；EOIT = 65%；$P < 0.05$
Gowers 等（2007）	AN	TAU，CBT，住院治疗	167	14.1	住院治疗 = 18%；CBT = 22%；TAU = 31%；NS
Lock 等（2010）	AN	FBT vs. 个体治疗（AFT）	121	14.4	FBT = 89%；AFT = 67%；$P = 0.023$
Schmidt 等（2007）	BN	FBT vs. 指导下的自助 CBT	85	16.1	FBT = 36%；CBT = 42%；NS
Le Grange 等（2007）	BN	FBT vs. SIT	80	17.9	FBT = 40%；SIT = 19%；$P = 0.049$

[a]FBT，基于家庭的治疗；EOIT，自我取向的个体治疗；TAU，常规治疗；CBT，认知行为治疗；AFT，聚焦于青少年的治疗；SIT，支持性个体治疗
[b] 在治疗结束时比较 AN 患者超过 85%的理想体重的患者比例和 BN 患者的戒除率

    另外两项研究比较了类似于 FBT 的家庭疗法和个体治疗的效果。第一项研究由 Robin 和他的同事进行（1994，1999），比较了行为家庭系统疗法（behavioral family system therapy，BFST）和自我取向的个体治疗（ego-oriented individual therapy，EOIT）。BFST 促进父母对患者体重恢复的控制，同时还纳入了认知 - 行为元素。EOIT 是一种积极的、聚焦于个体发展的个体治疗，旨在促进自我效能感

和发展适当的自主性，治疗会通过让父母旁听的方式参与支持这个过程，同时还加入了营养师的营养咨询（Robin，2003；Robin et al.，1999）。治疗持续了大约 16 个月，37 名随机分组的女性青少年大多数表现良好。然而，在治疗结束和 1 年随访时，接受 BFST 的患者比接受 EOIT 的患者体重增加更多，月经恢复率也更高。在任何心理或家庭变量上的结果没有差异。

最新的一项研究使用多中心的设计，比较了手册化的 FBT 和手册化的聚焦于青少年的治疗（adolesent-focused therapy，AFT）两种疗法。共入组了 121 名青少年患者，均符合除闭经外所有 AN 标准（Lock et al.，2010）。AFT 在设计上与 EOIT 相似，但在本研究中不包括营养师的咨询（Fitzpatrick，Moye，Hoste，Lock，& Le Grange，2010）。治疗持续 1 年，治疗时间总计 24 小时。治疗结束时，FBT 在体重变化 [体重指数（BMI）百分位] 和进食相关的精神病理 [进食障碍检查（Eating Disorder Examination，EDE）总分] 方面优于 AFT。痊愈率（定义为体重大于 95% 的平均体重，EDE 评分在常模的一个标准差内）在治疗结束时没有达到统计学差异（FBT = 42%；AFT = 19%），但在随访时 FBT 更优（FBT = 50% vs. AFT = 20%）。FBT 患者体重增长快，住院率低，痊愈的维持率高。至此，有三项研究表明，在形式和内容上与 FBT 相似的家庭治疗优于个体治疗。

表2.2　儿童青少年AN和BN门诊治疗的循证研究总结

治疗类型 [a]	患者诊断	研究 [b]	证据等级 [c]	推荐
FBT（Eisler et al.，2000；Le Grange et al.，1992a，1992b；Lock et al.，2005，2012；Robin et al.，1999；Russell et al.，1987）	AN	5项RCT	+++	优选的一线治疗
	BN	2项RCT，病例串研究	++	合理的治疗选择
其他家庭治疗（Minuchin et al.，1975）	AN	病例串研究	+	可能的治疗选择
	BN	无	0	疗效未知
AFT（Lock et al.，2012；Robin et al.，1999）	AN	2项RCT	++	合理的治疗选择
	BN	无	0	疗效未知
CBT（Gowers et al.，2007；Lock，2005；Schapman & Lock，2006；Schmidt et al.，2007）	AN	1项RCT	+	可能的治疗选择
	BN	1项RCT，病例串研究	+	可能的治疗选择
抗抑郁药（Kotler et al.，2003）	AN	无RCT	0	疗效未知
	BN	无RCT，1项病例串研究	+	可能的治疗选择
非典型抗精神病药（Broachie et al.，2003；Hagman et al.，2011）	AN	1项RCT，病例串研究	++	证据提示无受益
	BN	无	0	疗效未知
营养咨询（Hall & Crisp，1987；Pike et al.，2003）	AN	成人中有2项RCT，青少年没有	+	有限的证据提示少有特定的收益
	BN	无	0	疗效未知

[a] FBT，基于家庭的治疗；AFT，聚焦于青少年的治疗；CBT，认知行为治疗
[b] RCT，随机临床试验
[c] +++，至少2项RCT显示与另一种治疗或安慰剂相比疗效存在差异；++，至少1项RCT显示与另一种治疗或安慰剂相比疗效存在差异；+，病例串研究数据；0，无研究数据

　　已经有更多的研究探索了如何最好地实施 FBT。有两项研究调查了不同结构的家庭治疗对门诊病程短的青少年 AN 的效果。第一项研究是一个小型的试验性随机对照试验，入组了 18 名青少年女性，仅提供 6 个月大约 10 次的门诊 FBT（随机分组前无住院恢复体重的过程）（Le Grange，Eisler，Dare，& Russell，1992）。患者被随机分组，给予整个家庭参加的家庭治疗或父母咨询联合支持性个体治疗（父母和孩子分开的家庭治疗）。这两种治疗方式在结果上没有差异，但有提示显示出批评性较高的家庭在分开的家庭治疗中表现更好（Le Grange，Eisler，Dare，& Hodes，1992a）。一项更大规模的研究证实了这些发现，其中包括 40 名被随机分到这两种形式 FBT 的青少年女性（Eisler et al.，2000）。

　　另一项研究比较了 6 个月 10 次治疗和 12 个月 20 次治疗的两个版本 FBT 的效果（Lock et al.，2005）。在这项研究中，86 名不考虑闭经标准的青少年 AN 患者被随机分入两组。在治疗结束和 1 年随访时，两组在体重增加和进食相关精神病理变化方面都未见差异。总体而言，患者表现良好，约 60% 达到完全康复（体重超过了预期值的 95% 和 EDE 评分正常），超过 90% 不再符合 DSM-Ⅳ 建议的 AN 的体重标准（与身高对应的预期体重的 85%）。这也是第一次使用本书所述的手册化 FBT 的研究。

　　除了这些疗效研究外，还有研究探讨了青少年 AN 对 FBT 治疗反应的调节因素。调节因素包括患者或家庭的基线特征，这些特征可能决定特定治疗的不同疗效。在一项比较不同疗程频次的 FBT 的研究中，找到了两个结局的调节因素（Lock，Couturier，& Agras，2006；Lock，Couturier，Bryson，& Agras，2006）。进食相关的强迫特征较严重的患者和来自不完整家庭（离婚或单亲家庭）的患者在接受为期 12 个月共 20 次的治疗时效果更好。在 FBT 与 AFT 比较的研究中也发现了调节因素。那些进食相关的精神病理更严重、有强迫特征和贪食症状的患者 FBT 的效果优于 AFT。此外，最近的一项研究表明，对 FBT 的早期应答是提示更长期康复的重要指征。在 FBT 进行到第 4 周时体重增加约 4 磅（约 1.81 千克），对治疗结束时能达到正常体重的预测准确率为 90%（Doyle，Le Grange，Loeb，Celio Doyle，& Crosby，2010）。最后，有三个已发表的长期研究，提供了 FBT 治疗后 4 ～ 5 年时其进步能够维持下来的证据。Eisler 等（1997）发表了一项长期随访研究，对象是 Russell 等（1987）的开创性研究中的原始队列。在 5 年的随访中，所有患者无论其当初的随机分组如何，都有持续的改善，但家庭治疗组的患者其改善一直都更为明显。对那项比较分开的和整体家庭治疗疗效研究中患者的 5 年随访研究发现，这些患者治疗期间取得的进步能够保持或有进一步改善（Eisler，Simic，Russell，& Dare，2007）。类似地，比较不同疗程频次的 FBT 的研究发现，无论随机分组如何，患者在 4 年随访时仍然表现良好，在结果上没有差异（Lock，Couturier，& Agras，2006）。

还值得注意的是，自本手册初版以来，FBT 已被用于 BN 青少年的治疗（Dodge，Hodes，Eisler，& Dare，1995）。最初的研究是一个由 Maudsley 研究小组的系列病例报告（case series），结果表明家庭治疗是青少年 BN 可接受的、具有可行性的治疗。此后又有两项家庭治疗的 RCT 研究（Le Grange，Crosby，Rathouz，& Leventhal，2007；Schmidt et al.，2007）。其中第一个比较了英国青少年和成年早期 BN 患者（平均年龄 17.8 岁）接受类似 FBT 的家庭治疗或自助式 CBT 的效果（Schmidt et al.，2007）。两组在临床结局方面没有差异，但自助式 CBT 更具性价比。一项 RCT 将 80 名符合 DSM-IV BN 和阈下 BN 诊断的青少年女性随机分入 FBT（手册版）或支持性心理治疗组进行了比较（Le Grange et al.，2007）。FBT 在治疗结束和 1 年随访时均显示出优势，总体康复率（EDE 评分显示评估前 4 周内没有暴食和清除）更高。

综合来看，这些研究的数据为使用 FBT 治疗青少年进食障碍提供了坚实的实证支持基础。

为什么要用手册

对照研究表明，FBT 治疗青少年 AN 是有效的。基于手册来实施治疗对治疗师和患者都有好处。首先，尽管有一定弹性，这种结构确保了治疗以最佳方式有序推进，并且充分覆盖到所有治疗成分。其次，依循手册可以让治疗师和患者都保持在正确的轨道上。如果没有手册的帮助，相当多的治疗时间可能很容易被花在非青少年厌食症的核心问题上。从这个意义上说，这本手册阐述了一个高度聚焦的治疗，旨在恢复体重和恢复身体健康。再次，本手册中描述的治疗程序已经在对照性的疗效研究中得到了验证，因此，患者和治疗师都可以对治疗抱有信心。

基于家庭的治疗简介

FBT 的理论理解或总体理念是：青少年是家庭的一员，父母参与治疗对治疗的最终成功至关重要。在厌食症的治疗中，青少年被认为因疾病带来的扭曲体验而无法在进食及相关行为方面作出正确的决定。因此，父母应参与子女的治疗，同时尊重青少年的观点和体验。这种治疗方法关注青少年的发展，旨在指导父母最终帮助他们的孩子完成发展任务。要想达成这个目标，家庭应该推迟处理其他家庭冲突或分歧，直到进食障碍的行为问题得到解决。正常的青少年发展被认为因厌食症的出现而被阻滞了。父母暂时负责帮助减少这种疾病对青少年生活的影响。一旦成功完成这项任务，父母将把控制权归还给青少年，并酌情协助青少年处理可预见的青少年发展任务。

FBT 在几个关键方面与其他青少年治疗方法不同。第一，如前所述，FBT 认为青少年已不能控制自己进食相关的行为，而是被进食障碍控制了。因此，青少年只是在这个方面的功能被视为不在青少年的水平，而是在一个需要父母大量帮助的更小孩子的水平。第二，FBT 通过增进父母对青少年进食的控制来矫正这种状况。而父母常常是丧失了这种控制的，因为父母可能觉得他们是进食障碍的罪魁祸首，或者因为症状已经吓坏了他们，以至于不敢果断行动。第三，FBT 力主治疗师把注意力主要聚焦在体重恢复上，特别是在治疗的早期阶段。与 Minuchin 的结构式治疗相反，FBT 治疗师会倾向于花更长的时间"跟进食障碍待在一起"，也就是说，治疗师会小心地避免偏离中心治疗任务，即让父母聚焦在孩子的体重恢复上，从而摆脱进食障碍的控制。

青少年 AN 的 FBT 通常包括三个明确的阶段。第一阶段通常持续 3 ~ 5 个月，治疗会谈间隔应根据患者的临床进展而定，一般每周一次。在第二阶段，治疗会谈可每 2 ~ 3 周一次，而结束治疗（第三阶段）的治疗会谈建议每月一次。每次会谈持续 50 ~ 60 分钟，但家庭用餐的那次除外，治疗师可允许最多 90 分钟。在本手册中，我们首先描述每个阶段的总体目标，然后是实现这些目标应遵循的具体步骤。值得注意的是，对于许多家庭来说，FBT 可以用更短的时间完成，例如缩短到 6 个月 10 次治疗会谈。但具有强迫特征和来自不完整家庭的患者除外，对他们来说，更长的治疗可能是有益的。

第一阶段：体重恢复

在第一阶段，治疗几乎完全聚焦在进食障碍上，包括一次家庭用餐的会谈。这个过程为治疗师提供了一个在吃饭时直接观察家庭互动模式的机会。对于年龄较小的患者，治疗师会谨慎但坚持地要求父母采取针对进食的统一行动，因为进食是本阶段治疗关注的首要问题。使用这个方法的治疗师会否认父母造成了进食问题的说法，并且反过来会对父母的困境表示同情。此外，治疗师指导讨论的方式是，在父母努力促进子女体重恢复的过程中，一方面建立并加强父母之间的牢固联盟，另一方面促进患者与兄弟姐妹的子系统结盟。
这一阶段很特别的特点是尝试解除父母应对疾病的发生担责的认知，
并尽可能称赞父母对子女养育的积极方面。治疗师的态度应该反映
如下观点：

> "您已经成功地把孩子养育到现在，并且在您的个人和职
> 业生活中也是成功的。我们希望能鼓励您应用之前在取得这些
> 成就的过程中获得的技能，帮助您解决当前女儿的进食问题。"

鼓励家庭自己找出如何最好地帮助孩子增重和正常进食的方法
（Eisler et al.，1997；Le Grange，1993），同时治疗师在任何时候都会
为他们的努力提供持续的支持。

第二阶段：将对进食的控制权逐渐交还给青少年

患者服从了父母对增加食物摄入量的要求（证据是体重稳步增
长），同时家庭气氛改变了（即在进食障碍得到控制后的解脱感），
标志着治疗的第二阶段开始。治疗师建议家长们接受这个阶段的主
要任务是要让孩子恢复身体的健康。尽管症状仍然是讨论的中心议
题，但鼓励在促进体重增加上尽量减少冲突。此外，在此之前家庭
暂时搁置的与进食有关的所有其他问题现在都可以进行讨论了。但
讨论仅限于去看这些问题如何影响到父母确保孩子稳定增重的任务。
随着这一阶段的进展，父母会努力把对饮食和运动的控制权逐渐交
还给青少年，这个过程还是要由父母监督的。

第三阶段：青少年议题和结束治疗

当患者达到了接近其正常体重水平的稳态体重，不再自我饥饿，
运动强度也在医疗安全范围时，第三阶段开始。本阶段的中心议题
是建立一个健康的青少年或年轻人与父母的关系，进食问题不再是
互动的基础。这涉及努力提高青少年个体的自主性，建立更适当的家

庭界限，以及父母在子女未来离家后重新安排生活的需要（Eisler et al.，1997；Le Grange，1993；Le Grange，Eisler，Dove，& Russell，1992b；Russell et al.，1987）。

治疗适用对象

FBT 最适合的人群是 18 岁以下的青少年 AN 患者，他们大部分应该是与家人住在一起的青少年。因为本疗法假定一家人是在一起吃饭的，并且同住一个屋檐下，彼此有着日常的联系。而治疗要求父母在帮助饥饿中的孩子恢复体重的过程中起主导作用，所以有必要常规一起吃饭。

对于家庭构成的理解差异是很大的。出于实用目的，我们将家庭定义为与患者住在同一个家里的人。这可能意味着，家庭会谈将纳入住在同一个家中的无血缘关系的成员或祖父母，而可能不纳入不参与对 AN 患儿进行日常护理的父母。在很大程度上，我们允许家庭自行定义其成员。

本手册所述的 FBT 要纳入整个家庭。这就需要父母和兄弟姐妹对参加治疗会谈作出承诺。它可能要求兄弟姐妹缺课或放弃其他活动，以确保能够出席。这种疗法还需要家长们付出极大的努力采取必要的行动来帮助他们饥饿的孩子。这可能包括请假、搁置其他紧迫问题和放弃一段时间的预期活动。适用这种治疗的家庭必须准备好做出这些牺牲。

可能的修订

本手册的一般观点适用于完整的家庭。但是，本治疗手册可根据不完整家庭的状况（如重组或单亲家庭）或监护安排的具体情况进行修订使用。例如，单亲父母可能不得不独自承担帮助孩子恢复体重的任务，或者他们可能希望寻求朋友或其他亲属的帮助。这些可能性中的一部分将在后面详细讨论。

依从性不好的家庭

患者和家属并不会完美地依从推荐的治疗方法。这种现象在所有的医学问题上都可能发生，但在有 AN 孩子的家庭中尤其如此。许多因素导致家庭认为没有问题，或者认为即使有问题，他们也无能为力。因此，我们并不期待完美的依从。然而，不依从的程度可能很重要。毕竟，如果家庭不能出席，就不可能进行 FBT。如果家庭基本上不能按时参加会谈，这个方法就不大可能起作用了。在任何情况下，我们都应以支持性的态度对待家庭，并且应该仔细评估患者是否可能失去一个重要的资源（在这种情况下是家庭）。不要过早放弃，因为家庭通常是患者康复的最佳资源。

体重已经恢复的患者

这种疗法是为那些需要帮助恢复体重的患者设计的。如果恢复体重已不是问题，即使患者可能仍然有与 AN 相关的严重扭曲的想法，也很难用得上本手册第一阶段中讨论到的恢复体重的策略。然而事实上，体重已恢复的患者可能仍然需要父母对他们的饮食模式进行管理，以防止再次发生体重下降。部分体重已恢复的患者可能仍然没有月经，因此仍然需要额外的体重增加或持续的体重维持，或两者兼而有之，才能继续恢复。这些患者整体而言也是本手册治疗的合适人选，但治疗焦点会很快推进到第二和第三阶段的干预。这种情况要求治疗师至少先做完第一阶段的前两次治疗，然后可能很快就讨论继续增重或正常饮食的需要，以及由家长监督把饮食的责任还给青少年去把握的需要。

在强化治疗设置中的应用

有时会遇上这样的问题：在住院、日间治疗或日间住院的设置下如何应用这种疗法。整体来讲，这种疗法在大多数的强化治疗环境中都很难应用，因为在这种环境中，专业人员是主要负责做临床决策的人。这不一定是不希望父母参与的结果，而只是反映了这样一个现实：在这种情况下，用餐时间父母并不在场，也不由他们决定什么时候吃饭以及吃什么。然而，在我们看来，治疗师可以利用住院或其他类型的强化治疗设置的使用作为危机来增强父母有效的关注。如果能够使用第一次会谈中的技术有效地引导这种关注，就可以让父母准备好，在孩子再次回到他们的照管下时能够采取行动和承担责任。因此，治疗师可以在住院环境下开始第 1 次治疗会谈，或者在患者再次住院时重复使用第 1 次治疗会谈的策略，以便使家庭可以快速投入到治疗过程中来。Crisp 等（1991）及其他人都指出，住院危机本身确实会给一些家庭带来行动的动力。我们相信，这份动力与第 1 次治疗会谈里的干预措施结合起来是可以派上用场的。此外，通过多种形式，例如让父母参与到治疗项目中来，培训他们帮助孩子的能力，尽可能纠正"是他们导致了 AN"的观念，在强化治疗的设置下也是能增强父母的能力感的。在可能的情况下，让父母在用餐时间实际参与也是很有帮助的，例如一些治疗项目会提供机会让患病的孩子在晚上和周末回家吃饭，从而让父母承担真正的照料责任。

使用本手册需要的资质条件

本手册是为在青少年进食障碍评估和治疗方面有经验的治疗师设计的。正在接受训练的治疗师在有经验的临床医生指导下也可以使用。它不是一本自助手册。所描述的治疗应在有儿科、营养科和儿童精神科专业人员的适当咨询和参与下进行。

治疗团队

治疗师所需的来自合作者（如治疗团队）和技术（如治疗过程做视频记录）方面支持的程度取决于他跟青少年、家庭，尤其是进食障碍患者工作的经验。当然，这类支持也有赖于临床医生的工作环境设置。不管怎样，很少有治疗师能够在没有任何支持结构的情况下做这项工作，因为这是一项复杂的治疗任务，而且在严重营养不良期间，患者的医学风险是很高的。我们建议实施治疗的团队成员要包括主治疗师或团队领导（例如，儿童青少年精神科医生、心理学家或社会工作者）和协同治疗师，而咨询团队可以由儿科医生、护士和营养学家组成。

如果可能的话，治疗团队的成员都应集中在一个机构里。将治疗"分割"给主治疗师不能直接联系上的不同的临床医生，可能会带来困难。例如，患者可能会与自己的儿科医生讨论治疗的某个特定方面，例如体重增加速度，儿科医生可能不太熟悉主治疗师的治疗理念，就可能会无意中向患者提供相互矛盾的信息。这些信息可能会令患者或其父母困惑，进而对治疗过程产生负面影响。然而，一个治疗团队能在多大程度上集中在一个机构内而不需将某些检查或评估"分割"出去，当然还有赖于主治疗师工作环境的性质。

FBT 治疗师并不一定是能做体格检查或有专业营养知识的人。因此，可能会有其他不直接参与实施 FBT 的人作为治疗师的顾问。FBT 治疗师应建设一个临床支持系统，可以即时获得这些其他临床医生收集的信息。换言之，所有团队成员必须"协同一致"。实现这一点的一个方法是，FBT 治疗师设计一个简单的清单，包括以下内容，应在每次会谈结束时完成，并发送给所有其他团队成员：

- 患者最近一次的体重是多少？

- 注意到了哪些新问题?
- 你有什么建议?

咨询团队的作用

这些人通常不扮演FBT治疗师的角色，如儿科医生或营养师。这些成员是二线的，他们向患者、家长和治疗师提供临床数据。FBT治疗师应负责组织与这些临床医生定期联系，可以通过每周面对面的会议、每周电话会议或每周电子邮件或传真的形式。FBT治疗师显然是这个临床小组的领导者，这一点至关重要。此外，FBT治疗师应帮助确保其他临床团队成员支持家长赋权和干预的FBT模式。重要的是，其他临床医生应支持父母承担起打断孩子饥饿和相关行为的责任，并给父母提供相关的临床信息，让他们了解孩子的临床进展情况。

在治疗师第一次与家庭会谈之前，应该已经安排好对患者进行体检。体检结果和体重表将在与家庭会谈前提供给治疗师。治疗师将在随后的会谈中对患者进行称重，如果预期患者还应有身高的增长，则也要经常测量。应提供监测体重、身高、血液、心脏和内分泌指标的设施，或安排进行常规体检和相关实验室检查。这可以通过多种方式实现，主要取决于患者的躯体状况。例如，建议定期进行立卧位血压测量，如果怀疑有频繁的清除，则应进行电解质检查。

如果治疗师没有坚实的团队支持怎么办

- 结治疗对子。对治疗师来说，在实施FBT时请一个同事和自己一起工作会有益处。结治疗对子有利于提高相互的治疗洞察力和支持。此外，家庭动力可能具有诱惑性，可能导致治疗师与父母或疾病串通，从而降低治疗效果。
- 跟其他临床医生（如儿科医生）建立联系。为了防止主治疗师和其他临床医生之间关于治疗程序的沟通误差，最好只与

1 ～ 2 名儿科医生建立合作关系，确保他们熟悉这种疗法，可以将所有患者都转介给他们进行医学监测。建议定期开会，特别是当 FBT 治疗师与临床医生共有好几个患者的时候。对于美国的临床医生来说，这种安排可能会因保险公司 - 患者 - 治疗师购买协议而变得复杂，因为这些协议通常不允许合作。

- 安排每周与一位同事进行咨询或督导。如果同事无法加入治疗师的治疗工作，则应每周与一位同辈进行督导或咨询，请对方回顾这些治疗案例，为治疗师提供所需的支持和见解（这些在前面的建议中也提到了）。另一种选择是，在患者允许的情况下录制治疗会谈的视频或音频，与同事进行回顾讨论。

- 安排每周的团队会议或电话会议。FBT 治疗师应负责组织安排团队会议或每周电话会议。此外，FBT 治疗师应确保参与家庭治疗的每个人共享所有相关的患者图表。

总　结

已发表的使用 FBT 进行家庭治疗的短期和长期随访报告均表明，它对青少年病程尚短的 AN 是有效的。作为一种特定的治疗方法，它植根于丰富的家庭治疗传统，并将这些方法中的许多内容综合起来，用来服务于受 AN 那使人虚弱和威胁生命的行为影响的发展中的青少年。一个手册化的策略有助于临床医生做好充分的准备，能够聚焦于进食障碍行为在抑制、复杂化和干扰青春期正常发育过程中的作用。

这本手册描述了用于青少年 AN 的 FBT 方法，该方法既有实验也有临床数据的支持。通过治疗方法的手册化，我们希望采用本方法的专业人员能发现更恰当的临床应用。我们知道，没有哪一种治疗方法适用于所有情况、所有患者或家庭。因此，我们认为与需要遵循严格方案的研究不同，（在实践中）临床医生个人应结合他们自己的判断。在这一点上，FBT 与其他任何方法都是一样的。因此，尽管我们在前面的讨论中致力于尽可能的精确和具体，我们也认识到并希望临床医生在治疗的某些方面做出调整，以适用于他们自己的工作环境。同时，我们相信，在任何情况下有些治疗原则都是要坚守的。这些原则包括：①从治疗的角度对导致疾病的原因持不可知论的观点，以使家庭免于负罪感；②为父母赋能，帮他们感到自己在确保饥饿的孩子增加体重方面有胜任力；③认为整个家庭是康复的重要资源；④承认青少年在体重以外的领域对控制和自主的需要须得到尊重。我们还认为，治疗的节奏须遵循治疗各阶段的总体指导方针。这就是说，治疗初期的重点必须是在父母的控制下恢复体重和正常饮食。在这些问题得到解决之前，不建议进行针对一般家庭动力问题或青少年问题的探讨。

我们按治疗阶段总结了一份治疗干预的提纲，以帮助治疗师了解整个治疗模式，也可以用来让自己的个案保持在治疗轨道上（见表 2.3）。我们希望这将有助于使用手册的治疗师了解自己在治疗过程的哪个点上，并遵循那个点的步骤。

表2.3　治疗目标和干预的提纲

第一阶段：恢复体重

第 1 次治疗会谈有三个主要目标：

- 让整个家庭参与到治疗中
- 获取 AN 如何影响家庭的病史信息
- 了解家庭功能的最基本信息（即结盟、权力结构、冲突）

为了达成上述主要目标，治疗师采取以下治疗干预措施：

1. 为患者称重
2. 以真诚而严肃的态度和家庭成员打招呼
3. 收集病史时让每个家庭成员都参与发言
4. 将疾病与患者区分开
5. 强调疾病的严重性和康复的困难
6. 将体重恢复的任务交给父母
7. 为下一次治疗会谈——家庭用餐做准备，并结束本次治疗会谈第 2 次治疗会谈有三个主要目标：

- 继续评估家庭结构及其对父母成功帮助子女增加体重和正常进食能力的影响
- 为父母提供一个在帮助孩子正常进食方面体验到成功的机会
- 针对性地评估家庭在用餐时有力量的部分和不足的部分

为了达成上述主要目标，治疗师采取以下治疗干预措施：

1. 为患者称重
2. 了解既往并观察当下在准备食物、用餐、家庭讨论与吃有关的话题，特别是涉及患者时的家庭模式
3. 帮助父母说服孩子吃得比她计划的更多一些，或者帮助父母"上道儿"，为如何更好地促进女儿正常进食和增加体重想办法
4. 让患者与她的同胞（如果有同胞）结盟，以便在用餐以外的时间得到支持
5. 结束本次治疗会谈

第 3 ~ 10 次治疗会谈有三个主要目标：

- 让家庭持续聚焦在进食障碍上
- 帮助父母管理患儿的饮食
- 动员同胞给患者提供支持

为了达成上述主要目标，治疗师在第一阶段剩下的治疗会谈中均采取以下治疗干预措施：

1. 每次治疗会谈开始时都为患者称重
2. 定向、再定向，将治疗讨论聚焦于食物、进食以及他们的应对上，直到针对食物、进食和体重的行为及关注得到缓解
3. 讨论、支持和帮助父母二人组在促进恢复体重上的努力
4. 讨论、支持和帮助家庭评估同胞在支持患者方面的努力
5. 持续修正父母和同胞的批评性态度
6. 持续将青少年患者及其利益与 AN 的区分开
7. 跟家庭一起回顾进展

在第 3 ~ 10 次治疗会谈中，以上干预措施可以以任何顺序加以应用。在不同时刻的可用性和适当性是由家庭对初始治疗（第 1 ~ 2 次治疗会谈）的反应决定的。为了显得清晰，我们把每个目标分别列出，尽管实际上它们都是在一定程度上相互重叠的。患者完成第一阶段治疗所需的治疗会谈次数不等，可能少至 2 ~ 3 次，也可能需要 10 次甚至更多

第二阶段：将进食的控制权转移回青少年手中

第二阶段治疗会谈的主要目标是：

- 保持父母对进食障碍症状的管理，直到患者证明她能够独立地好好吃饭和增加体重
- 将对食物和体重的控制交还给青少年
- 探讨青少年发展问题与 AN 之间的关系

为了达成上述主要目标，治疗师采取以下治疗干预措施：

1. 为患者称重
2. 持续支持和协助父母管理进食障碍症状，直到青少年能自己好好吃饭
3. 协助父母和青少年协商，将对进食障碍症状的控制交回给青少年
4. 鼓励家庭就青少年议题和厌食症的发展之间的关系进行探讨
5. 持续纠正父母和同胞对患者的批评态度，尤其是在归还进食控制权方面
6. 持续帮助同胞为患者提供支持
7. 持续强调青少年自己的想法、需求和 AN 的想法、需求之间的区别
8. 以积极、支持的态度结束治疗会谈

尽管治疗目标在第二阶段所有治疗会谈中都是一样的，但是在向阶段治疗终点推进的过程中，每次治疗会谈的侧重点都会有所改变。例如，治疗开始时可能与第一阶段非常相似，主要目标是体重增加，但当将进食的控制权移交给患者后，重点将转向体重的维持。最后，当治疗师从第二阶段过渡到第三阶段时，他将开始更多地关注青少年议题

第三阶段：青少年议题和结束治疗

第三阶段治疗会谈的主要目标是：

- 建立不再需要厌食症症状作为交流方式的亲子关系
- 与家庭回顾青少年议题，并展示针对这些议题的问题解决过程
- 结束治疗

为了达成上述主要目标，治疗师采取以下治疗干预措施：

1. 与家庭一起回顾青少年议题，并展示此类问题的解决过程
2. 让家庭都来参与对这些议题的回顾
3. 检查父母在多大程度上是作为夫妻在生活的
4. 描绘和探索青少年主题
5. 为将来的问题做好规划
6. 总结本次治疗会谈
7. 结束治疗

第 3 章

第一阶段：初始评估，开始治疗

在这一章，我们首先回顾对青少年 AN 患者的评估过程，这不是 FBT 用于 AN 的标准化部分，但是我们相信，这有助于临床医生区分哪些患者可以进行门诊治疗。初始评估通常包括对青少年的访谈、对家长的单独访谈、医学评估，以及可能会用到标准化评估工具。接下来描述面对面治疗性会谈之前的过程，它是 FBT 中的一个关键部分，因为这一部分考虑到 AN 患者和她的家庭所面对的困境，强调即时与专业人员沟通的需要。这包括成立治疗团队，和家人进行电话和书面的沟通，详述（进食障碍的）高度严重性和（对于家庭的）高度相关性，以及采取行动帮助青少年康复的必要性。

评估患神经性厌食的青少年

一般情况下，患 AN 的青少年是通过关注到问题的儿科医生转诊到精神卫生专业人员这里来的。家人通常否认孩子有情绪问题，因为她成长过程中一直很"完美"。有时，家庭也主动尝试去忽视情感，尤其是冲突。这种不情愿（承认问题的态度）使患者更不容易被转诊给精神卫生专业人员。

因为节食和对于体重的关注是西方文化的一部分，尤其是在青少年女性当中，（故而）重要的是要把这种典型的和常见的关注与那些严重到需要干预的关注区分开来。DSM-Ⅳ中描述了诊断 AN 的标准。临床医生应该特别注意实际上有两种不同的标准。对于临床医生最容易判断的方法是体重标准。患者体重低于预期体重的 85%，或者不能达到预期的体重增长即满足了诊断的体重标准（对于青少年进食障碍患者体重计算的指导，可以在 Le Grange，Doyle，et al.，2012 中找到）。直到最近，DSM- Ⅳ仍将女性初潮后停经 3 个月作为诊断标准，而在即将出版的 DSM-5 里将不会包括这一条目。这些生理健康的标准结合在一起是用以确保被诊断为 AN 的患者确实有显著的体重减轻和营养不良。DSM 中包括的另一类标准涉及 AN 特殊的精神病理。这包括即便在低体重的情况下仍对体重增加有强烈的恐惧，以及对当前体重的过高估计——通常被称作体象障碍。所以，诊断为 AN 的青少年必须具备显著的营养不良、对于增重的恐惧、认为当前瘦弱的身体是肥胖的。注意：并不是所有的青少年，尤其是年龄小一些的儿童和男性进食障碍患者，都一定会出现所有特定的 AN 的精神病理表现（Bravender et al.，2010）。AN 同样有可能因为暴食行为或清除行为而显得复杂。

临床医生需要明白，大多数有 AN 的青少年倾向于对他们的症状轻描淡写。这可能部分源于对于现实的扭曲认知，但也可能是有意识地努力使临床医生不了解他们的行为，以便他们可以继续这些行为。因此，临床医生会见其他可能提供重要信息的人是必不可少的。我们需要单独约谈家长，这样他们更有可能讲出在孩子面前难以吐露的信息。

与青少年会谈

在对于 AN 青少年的评估访谈中，传达支持和温暖是很重要的，同时要避免过于亲近。访谈大体上以关于患者的家庭、学业、兴趣和活动等开放式问题开始，逐渐地更加聚焦在进食行为和问题上。治疗师应该寻找问题最初的触发因素，这可能有很多不同的类型。通常包括其他人对于青少年体重的评论（对于超重的评论，或者是看上去更瘦的评论），月经初潮，节食，家庭冲突，学业成就的压力，或与朋辈更多的竞争。

　　而且，治疗师应该仔细询问造成体重降低的方式。方法包括限制热量、脂肪、肉和蛋白质以及食物总量的摄入。通常情况下，一个详细的疾病史可以揭示出一连串逐步加剧的限制行为：一开始限制饮食中的脂肪和糖，接着限制蛋白质和肉，最终限制食物总量。治疗师还应该询问其他体重减轻的方法，包括运动、使用泻药、呕吐和使用利尿剂。治疗师应该询问暴食行为，并谨慎区分真实的、客观的暴食（短时间内吃的量显著超过一般人进食量）和主观的暴食（对于厌食症患者而言，这可能就是两块咸饼干和一杯果汁）。对于治疗师，询问闭经也是很重要的。AN 经常因共病抑郁、强迫障碍、焦虑障碍以及其他障碍而变得复杂，访谈也应该排查这些障碍。治疗师在整个访谈中应该直接询问和清晰表达他感兴趣和关注的点。更多关于 AN 青少年临床评估的信息可以在美国精神病学协会（2000）《进食障碍治疗实践指南》和青少年医学协会的《青少年进食障碍：青少年医学协会意见书》（Golden et al.，2003）中找到。

与家长会谈

　　在对家长的评估访谈中，最好的方法是家长都能同时参加，尤其是在家长共同负担照料青少年的情况下。这一步不仅在早期使家长（共同）参与孩子的健康管理，而且提供了关于患者和家庭的重要信息，否则可能错失一些信息。有时，其中一个家长可能会更多地和孩子在一起，而没有相对离得远的家长看得清楚。另一方面，如果其中一个家长离得过远，讨论也是一种让他加入进来着手解决进食障碍或者其他问题的方法。治疗师也需要询问他们是如何看待AN 的发生和发展的。他们什么时候第一次意识到问题？他们做了什么尝试去帮助患者？他们意识到其他方面的问题了吗？比如抑郁、焦虑或者其他行为上的改变。询问他们对孩子现在饮食模式的认知是很重要的。一般情况下，治疗师会发现家长描述的进食模式比孩子描绘的更混乱。家长也应该提供孩子情绪的和身体发展的大体描述，以作为了解气质的线索。治疗师也需要识别家庭的问题和家庭对体重和体型的态度。

初始评估的其他方面

除了对患者和家庭的访谈，还必须进行医学和营养的评估。这有助于确认诊断，同时，治疗师需要知道患者的营养状况有多糟糕，如果持续恶化会出现什么医学问题。如果治疗师对于患者基础的营养状况和其对健康的影响没有足够的了解，咨询擅长进食障碍工作的营养师或者儿科医生可能会有帮助。这些训练有素的专业人员可以帮助临床医生去确定患者当前达到期望体重的百分比。

对于大多数 AN 患者，一个初始的目标是恢复身体健康。可以为每一位患者计算出一系列的体重目标。这最好由有评估进食障碍患者经验的营养师来做。体重指数的方法可能是评估健康体重目标最精确的方法（参见 Le Grange，Doyle，et al.，2012）。虽然我们相信对于住院患者评估一系列体重目标是必要的，这样更清晰，但在门诊治疗中，我们聚焦于身体对于营养的反应而不是体重本身。对于女性患者，营养恢复的标志是正常月经而不是某个特定的体重。在这本手册描述的治疗方法中，我们假定治疗师可以获得这些信息，以及这些青少年患者得到参加过进食障碍培训、了解严重营养不良表现的儿科医生的评估。

医学评估和治疗

一个治疗师应该仔细确保所有 AN 患者得到了合适的医学治疗和监测。一般来说，治疗师不应承担这方面的评估或治疗责任。但是，治疗师应该清楚儿科医生或青少年医学专家通常可能实施的评估。最典型的，对青少年 AN 患者的基本医学检查包括全面的体格检查，以发现营养不良的体征（例如脱水、牙齿腐蚀、毳毛），也包括对于心、肝、肾、甲状腺功能和骨密度的检查。这些检查有助于评估疾病的程度和慢性化特征。同时要排除其他可能导致体重减轻的器质性问题，包括糖尿病、甲状腺疾病或者癌症（参见表3.1）。

表3.1　医疗评估

全面的体格检查
检查以下体征：

- 脱水
- 直立性低血压
- 心动过缓
- 体温过低
- 严重的营养不良体征（皮肤变化、毳毛）
- 食管撕裂
- 牙齿腐蚀
- 体重和身高

实验室检查

- 全血细胞计数
- 心电图，电解质
- 血尿素氮
- 肌酐
- 甲状腺相关检查
- 尿比重

有时，临床医生实施评估时可能会对青少年当时的身体健康状况产生担忧。事实上，在评估或治疗的任何时候，都可能会有紧急入院治疗的需要。青少年医学协会发布的医学治疗指南提供了 AN 青少年患者紧急住院的统一模式（Golden et al., 2003）。本手册使用的为确保患者安全而住院的医学参数基于如下指南（表 3.2）。

表3.2　AN青少年急性住院治疗的入院标准

- 尿比重＞ 1.030 或＜ 1.010
- 脉率＜ 50 次／分
- 直立时的血压脉搏变化：收缩压＞ 10 mmHg 或脉搏变化＞ 35 次／分
- 心律不齐，QTc＞ 0.43 s
- 晕厥
- 体温＜ 36.3 ℃
- 电解质紊乱
- 体格检查提示脱水
- ＜ 75% 理想体重（女性）
- 评估为低体重（男性）
- 发育停滞
- 青春期延迟

注：基于青少年医学协会提供的指南（2003）

标准化的工具

除了常规的临床访谈外，一些标准化访谈和调查问卷也被用于对患有进食障碍的儿童进行评估。可以使用成人和儿童版本特定的结构化访谈，也有家长或儿童版的筛查工具和临床的自评量表。例如 EDE，是一项结构化访谈，最初是为成人进食障碍患者开发的（Cooper & Fairburn，1987），但其儿童版本也适用于更年轻的人群（ChEDE；Bryant-Waugh，Cooper，Taylor & Lask，1996）。在筛查工具方面，进食障碍问卷（Eating Disorder Inventroy，EDI）有 14 岁及以上的常模数据（Shore & Porter，1990）。进食态度测试（Eating Attitudes Test，EAT）有一个适用于学龄儿童的版本（Maloney，McGuire & Daniels，1998），而儿童进食障碍调查问卷（Kids Eating Disorder Survey）适用于中学学生（Childress，Brewerton，Hodge，& Jarrell，1993）。其中一些工具可与临床访谈结合使用，作为一种评估治疗效果的方法。对于儿童和青少年进食障碍评估的完整综述，见 Loeb，Brown 和 Goldstein 的文章（2011）。

个案概念化

在评估的结论中，治疗师知道患者有厌食症的诊断并且了解了家庭的结构，同时将在治疗进程中进一步评估。尽管使用手册并不能为特定家庭提供所有的解决方案，但它确实能提供一个适用于所有投入这种治疗的家庭的干预计划。当然，在实施治疗方案的过程中，治疗师需要去理解和思考每个家庭存在的独特的挑战。在接下来的例子中，我们希望展示一些治疗师可能会遇到的具有共性的家庭结构和问题，以及在每一种情况中如何使用手册中描述的治疗策略。但这里仍无法列出所有可能的家庭结构。

独生子女家庭

在这样的家庭中应用这种疗法的问题是：因为没有同胞联盟，患者会感到得不到支持。正如前文提到的，青少年有同伴的支持是很有帮助的，但他们经常缺乏这种支持，并且非亲缘性的同伴通常不会被纳入家庭会谈。此时治疗师需要承担一个相比有同胞的情况更具支持性的角色。这很有挑战，尤其是在治疗开始的时候，因为此时治疗的重点是让父母参与到积极的体重恢复中。另一方面，由于家庭规模很小，治疗师有更多的时间关注青少年。因此，在小家庭中，重要的是治疗师要在父母和孩子之间找到适当的平衡，以确保所有人都能得到支持。

单亲家庭

这和独生子女家庭的情况类似，因为在这些家庭中，治疗师对于一个没有伴侣、独自面对这种可怕疾病的家长来说，可能是一个特别重要的资源。在这些个案中，治疗师必须小心不要承担伴侣的角色，但应该承认单亲家长得不到像双亲家长在协商和照料一个生病的孩子时那样的资源。另外，除了建议家长另外找一个成年盟友

[比如（外）祖父母、阿姨或叔叔]，作为另一个合适的成年人，治疗师应该准备好去面对这一现实，即他会比通常与双亲家庭工作时更加被需要。

为单亲家长赋权是很复杂的。在整个体重恢复过程中，治疗师应该付出很大的努力确保患者的同胞不要承担家长的角色。同胞应该提供对于患者不加评判的支持和同情。这是一个困难的过程，这也是同胞参与治疗会被强烈鼓励的一个原因。另一方面，单亲家庭的一个好处是，家长不需要因为与伴侣不一致而商议或斗争。

家庭中有一位家长不参与

与单亲家庭所描述的情况不同，治疗师（在这样的家庭中）面对的与其说是资源匮乏不如说是难以获取资源。一位家长不参与的原因可能有很多，最常见的是对患者和疾病的愤怒、专注于自我或事业、自己的状态混乱、夫妻关系的挑战、文化原因或感到没有能力帮助患者。通常不参与的家长是父亲，把家庭"授权"给母亲。治疗师理解这些家长不参与的原因，并对他们为何将自己游离于家庭之外形成一些假设是重要的。在这种情况下核心的治疗策略是不变的，即促使父母结对参与，采取联合行动。但治疗师如何做到这些可能有所不同。如果家长非常生气，治疗师需要去寻找方法帮助这位家长不要指责孩子，哪怕他正因为这些感受而痛苦。当面对专注于其他事情或自身状态混乱的家长，必须强调疾病的严重性和采取行动的必要性。应对不胜任感的最好的方法是用评估中得到的良好养育的证据去面质。

同胞扮演家长的角色

有时，当父母一方不承担照料厌食症孩子的挑战时，某个同胞可能参与进来，扮演这个角色。正如我们从一开始就提出的，父母结对合作对战疾病，同时同胞为他们患病的同胞提供支持是非常重要的。一个孩子接替家长的角色是有问题的，因为这潜在地减轻了家长积极参与治疗的责任。同时这也让生病的孩子失去了一个支持性的资源。这当然会严重削弱了父母战队（或使之失能）。因此，当治疗师看到这样的结构，重要的是努力引导同胞向其他更合适的角色转变。例如，一个女孩监视她妹妹的热量摄入并报告给她的妈妈。治疗师表明这份工作对于她来说太困难了，并且可能会导致她和她妹妹之间的冲突——这确实是可能发生的。在协助下，这个女孩儿找到了其他更有支持性的方法来帮助她的妹妹，包括与她妹妹讨论吃以外的话题或和她一起看她们喜欢的电影。

患者在家长的位置上

有时在一些家庭中患者承担了主导性的角色，她可以被视为拥有了和家长一样的权力。通常，在一些家庭结构中，这是由于 AN 的可怕而有力的影响。在这样的案例中，家长可能尝试去避免直面进食障碍，担心他们可能使事情变得更糟。当然，这通常只会通过削弱父母的权力增加疾病对家庭的影响。可以说在这样的案例中 AN "控制了家庭"。本手册提供的治疗方法对这样的案例是相当有针对性的。然而，当不满、回避、无所作为的模式已经持续了很长时间，治疗师有可能需要花费更大的努力来督促家长行动。

家长角色缺位

在一些家庭里，可能会出现没有人愿意或有能力承担家长的权威角色。随着 AN 的发生，对于家长承担这种角色的需要是巨大的，但对于一直扮演"朋友"或"合作者"而不是权威角色的家长，这样的任务看起来非常困难。在这些个案中，AN 青少年通常有假性独立行为的历史，即从童年早期就开始独立处理绝大多数事务，而家长则专注于他们自己的事业或感情生活。这些家庭尤其具有挑战性，因为治疗师几乎找不到任何父母可以参照的展现养育能力的过往。为了应用手册中提到的这些策略，治疗师需要先帮助家长"发展"他们的养育能力，这可能确实是一个非常困难的任务。与其他家庭结构相比，治疗师在这样的个案中需要提供更多的指导。

人格障碍或人格障碍的特质如何影响治疗

虽然不能对儿童和青少年做出人格障碍的诊断，但清晰且有可能持续下去的模式可能在 18 岁前就已经形成了。这些人格变量被视为预测康复的指标（Casper et al., 1992；Le Grange，Hoste，Lock，& Bryson，2011）。人格障碍的处理本身可能再一次超出了手册的范围。尽管如此，治疗师毋庸置疑需要去面对被治疗的青少年患者多样化的人格类型：一些可能是回避型和焦虑型；另外一些可能是更加偏向表演型和边缘型的；一些甚至可能存在反社会型的人格特质。治疗师需要去调整自己的工作，以一种支持和指导的方式回应不同的人格特质。下面列出的是关于不同人格特质会如何影响治疗的一些思考。

回避型和焦虑型的患者

这可能是"纯"AN 的患者中最普遍的人格特质类型。治疗师与这些患者工作的难点在于，找到方法防止焦虑和回避的倾向使患者游离于家庭治疗之外。治疗师可能需要更积极的支持而不显得有侵入性，同时也需要探索其他家庭中有帮助的资源。危险是患者可能尝试让自己保持游离于治疗之外，因此不会获益。

表演型和边缘型患者

这些人格特质通常与 BN 有关，但有些青少年 AN 患者，尤其是那些具有暴食 - 清除倾向的患者，也有这样的特质。尽管这些患者也很焦虑，他们尝试通过自我毁灭和情感上的不稳定、不断地测试治疗的边界来处理他们的焦虑。即便没有进食问题，这些类型的行为也是很难应对的。但是随着 AN 方面医学和心理问题的增加，这些类型人格的人会变得更加危险。治疗这类患者，治疗师必须特别注意患者试图拉拢治疗师的尝试。换句话说，患者可能会尝试将家庭治疗变成个体治疗。患者也可能尝试分裂治疗团队。对治疗师来说，当自伤行为似乎很紧迫或其他问题更重要时，保持专注于进食障碍的问题可能会更困难。治疗师必须对所有这些可能性保持警醒，准备好在回到主要问题，也就是自我饥饿之前解决它们。这些患者的家庭常常缺乏条理，难以为患者提供帮助，这可能使家庭治疗更加困难。

开始治疗

特别提到初始的电话联系似乎不常见。然而，这种手册化的治疗是有时间限制的，治疗的成功在很大程度上取决于治疗师与家庭建立有效初始联结的能力。面对这个即将到来的艰难任务，早期的电话联系对于治疗的成功是至关重要的。因此，治疗师必须在收到转介后，自己联系家庭安排第一次面对面会谈。从治疗开始——事实上始于初始的电话联系，治疗师应该采用一种严肃和关切的语调，以向家庭传达疾病的严重性。即便在这样一开始的时候，对于治疗师来说，能够认识到家长士气低落并怀疑自己是否有能力照顾孩子，这一点是有用的。治疗师应该鼓励并坚持整个家庭出席家庭治疗，并且应该强调这是他们可以用来改变他们无助感受的第一步。

当安排初始家庭会谈时，治疗师应该通过电话联系实现两个目标：

● 建立家庭危机意识，开始确立和加强父母权威的过程以处理这场危机。
● 解释治疗的背景，也就是治疗团队和医学监测。

治疗师的第一个目标是让每个家庭成员都参加会谈。从理论上理解，让所有家庭成员参与有助于治疗师对家庭的评估，同时让家庭得到帮助的机会最大化；家庭在维持和解决进食障碍上都发挥了作用（Eisler et al.，1997；Le Grange，1993；Le Grange，Eisler，Dove，Russell，et al.，1992b；Minuchin et al.，1975；Russell et al.，1987；Selvini Palazzoli，1974）。如果家庭中并非每个人都参加治疗，那么治疗师就有可能失去一些治疗的权威和（或）信息。治疗师的第一步是开始加强家长权威，即便是在这么早的治疗阶段。目的是加强家长确保所有家庭成员参加治疗会谈的决心，并开始为恢复孩子的体重做好自身的准备。加强家长权威的过程是与 Minuchin 关于界定和澄清（家庭的）层级结构的建议相一致的。从结构式治疗师的角度看，加强家长权威同时使患者和同胞子系统结盟会加强层级的界限，建立健康的代际边界。这种对于家长权威和代际边界更清晰的界定，使家长更有能力着手（患者）体重恢复的任务。这些概念源于 Minuchin 和他的团队在费城儿童指导诊所的工作（Minuchin et al.，1975）。在这项治疗中，治疗师沟通的语气和特质则是根据 Haley（1973）和 Madanes（1981）工作的建议，且有其特殊的原因。治疗师以一种温暖和担忧的语气向家庭传达他们女儿的疾病的严重性，同时带着两个目标：提高他们的焦虑感和使他们参与到治疗中。

治疗师如何实现这些目标

考虑到治疗的背景，治疗师必须在初始会谈前决定要见谁。治疗师通常会利用第一次电话联系强调家庭中存在危机（但并不是某一个家庭成员制造的），那就是，他们的青少年子女正在遭受饥饿，他们作为一个家庭需要应对这个危机，在这方面治疗师想要得到和患者住在一起的所有家庭成员的帮助。虽然许多情况下这是一个简单的安排，但很多（时候）也需要坚定的态度和变通的方法。

因此，治疗师在（治疗）开始时提出一个有说服力的要求：所有住在一起的家庭成员都应该参加。治疗师可以这样说：

"你们是给予你们的女儿最多的爱和承诺的人，所以你们
也是最可能在这个问题上帮助她最多的人。"

尽管家庭成员会提出替代性的建议，治疗师应该坚持全家来咨
询是解决这个重大的家庭困境的唯一方式。治疗师应该持续地强调
他正在邀请这个家庭，因为他们是解决方案的一部分，而不是问题
的一部分。许多家庭都太习惯于感觉被指责，常常将治疗师想跟家
庭工作的尝试视为"纠正他们的问题"的托词。总之，这个会谈将会
包含家长和他们的孩子，甚至成年的已经投入全职工作的孩子。而且，
任何扩展的家庭成员，例如（外）祖父母、叔叔、阿姨，那些可能生
活在同一个家庭中的人应该包含在这个会谈里。如果（外）祖父母不
和患者及她的家庭住在一起，但是患者花了大量的时间和他们在一起
[例如，患者每天在放学后都会花几小时和（外）祖父母在一起，直
到父母下班]，这时，治疗师可能需要将这些亲人也纳入治疗中。

分居、离婚或单亲家庭可能需要特殊的安排。起初必须见到有
监护权的家长和他的家庭，然而，如果患者有相当多的时间和另一
位生物学上的家长在一起，这位家长和他的家庭（次级家庭）将会
在之后的治疗阶段加入进来。非血缘家长／伴侣不应把这样的安排认
为是前一段婚姻的复合，而是把它当作发展合作养育能力的尝试。

这样安排可能是令人困惑的，但推进的一种方法是治疗师决定
在初始访谈后哪一个家庭对体重恢复负主要责任，尤其是在父母双
方共同行使监护权或患者和父母在一起的时间相当的情况下。治疗
师应该带着高度的敏感做出这样的决定，并煞费苦心地跟家庭沟通，
这个决定是基于家庭的时间和资源，而不是对于他们能力的评判。

开始治疗的常见困难

如果家长说每一个人都参加是不可能的该怎么办？

治疗师应该加强适当的家长权威，以保证支持家长说服家庭中

的每一个人参加。治疗师可以这样说：

> "在我的经验当中，面对这样的困难，最好是见一见所有
> 的家庭成员，问问他们是怎么看待这个困难的。重要的是你得
> 坚持要求每个人都参加。"

换而言之，治疗师应该让家长产生这样的印象，即他们正面对一个可怕的危机，而见一见跟患者生活在一起的每一个人，并从每一个人那里获得他们对女儿或亲人患病的看法是至关重要和特别有价值的。让家长坚信他们可以说服他们的孩子和其他家庭成员，他们的姐妹或亲人正患有严重的疾病，他们的观点对于制订治疗计划是有价值并且非常有帮助的。治疗师可以这样说：

> "虽然其他家庭成员来参与家庭会谈多有不便，但是你的
> 其他孩子是会有兴趣把他们的姐妹从厌食症中救出来的。"

当继父母或患者的次级家庭不愿意参与到治疗当中该怎么办？

这跟说服家长全家参与有助于帮助治疗师来理解患者的困境差不多。治疗师应该首先强调，这并不是尝试使患者的亲生父母修复之前的关系。治疗师也应该让所有当事人知道，他们的参与会对他们患 AN 孩子的快速康复有帮助。

如果家长问起导致 AN 的"潜在的心理问题"怎么办？

必须强调处在饥饿阶段，患 AN 的青少年并不处在探索或处理这类问题的阶段。因此家庭必须等待，直到体重和营养恢复出现合理的进展，之后治疗师会帮助他们着手这样的讨论。这类问题可以并且将会在治疗的第二或者第三阶段讨论。

如果患者表现出其他的精神障碍（例如焦虑、抑郁、强迫障碍）该怎么办？

虽然治疗师应该注意处理任何患者由于共病可能承受的痛苦，例如抑郁或焦虑，尤其这些症状让患者感到衰弱时，但这不应该成为这个治疗阶段主要的关注点。其中的许多症状都可能是进食障碍相关的问题，而对于一些患者而言，这些问题可能是先于进食障碍的诊断。治疗师应该注意，帮助家长掌控恢复孩子体重的任务同时也为他们提供了权威和能力去解决或容纳患者一些伴随的精神病理问题（即饥饿的副作用）。如果患者在一开始表现出严重的共病情况，或者这样的症状在治疗中持续，治疗师将需要在治疗团队中加入擅长药物治疗的成员。如果家庭治疗师有处方权，那么他可以承担这个任务。无论使用哪种方式，治疗师可以专注于手头的主要任务，即体重恢复，而由另一个团队成员来为患者及其家庭处理共病情况提供支持。团队成员应该每周见一次面，参考各自的会谈记录，以便在这些个案工作中互相协作。

总　结

如果这些初始的准备进展顺利，第一次会谈进展顺利的可能性也随之大大增加。这也是采取这些规定步骤的主要原因。而且，就像在第 2 章中讨论的那样，建立治疗团队是为了支持治疗师的行动。为了获取治疗的成功，治疗师需要感到患者即便对治疗缺少反应，也有充分的医疗支持。在面对艰难开启治疗的现实时，治疗师也会从另一位临床医生的支持中获得帮助。

第4章

第1次治疗会谈：首次会面

与家庭的第一次会面是至关重要的，因为它奠定了治疗的整个第一阶段的基调。而且它也提供了一个机会：强调立即开始朝着体重增长的目标工作的重要性。鉴于眼下的医疗危机，早期的体重增长并不是最重要的，但是显著的体重增加（治疗的第一个月增加约1.5 kg）是和良好结局的可能性相关联的（Doyle et al.，2010）。

治疗师通过初始的电话和书面联系让家庭做好准备，旨在沟通每个人出席的重要性，获得家庭准备参与治疗的承诺。

第1次治疗会谈有三个主要目标：

- 让整个家庭参与到治疗中。
- 获取 AN 如何影响家庭的病史信息。
- 了解家庭功能的最基本信息（即结盟、权力结构、冲突）以及这可能如何推进或阻碍体重恢复。

为了达成以上主要的目标，治疗师须实施如下治疗干预：

1. 为患者称重。
2. 以真诚而严肃的态度和家庭成员打招呼。
3. 收集病史时让每个家庭成员都参与发言。
4. 将疾病与患者区分开。
5. 强调疾病的严重性（"营造一种紧张的气氛"）和康复的困难。
6. 将体重恢复的任务交给父母。

7．为下一次会谈——家庭用餐做准备，并结束本次会谈。

主要的策略是让家庭对患者情况的严重性产生关注，以一种相当复杂的态度，可能用兼具同情、严肃、忧虑和温暖来描述是最恰当的。目标是调校家长的焦虑和担忧（当焦虑值较低时提高焦虑，当焦虑值较高时涵容焦虑），以使家长可以采取合适的行动。同时，当家长觉得他们在一定程度上造成了孩子的进食障碍，（需要）降低家长的自责。事实上，治疗师应该明确反对家庭造成 AN 的观点。以一种具有同情心的方式让患者参与治疗也是至关重要的，因为她对于即将被父母要求经历体重恢复的过程感到害怕。同样重要的是治疗师要理解患者身处的困境。治疗师让家庭参与治疗的风格很复杂，一方面治疗师带来了坏消息（例如，"您的女儿病得很重，为了挽救她的生命，您必须要有一些强有力的行动"），同时他也是善良而关心的照顾者，以温暖和关怀的语调和准备帮助家人的方式传达他的关心（例如，"您一定因这种可怕的灾难而感到崩溃和耗竭，并且不知道该采用哪种方式使女儿的情况变得更好，这件事一直在您的脑海中挥之不去"）。

这种复杂的风格，或者说是治疗性的联结，被认为是让家庭参与治疗的关键所在。在这次会谈中，治疗师将试图通过建立一个治疗性的联结以将家庭纳入到治疗中来。这种治疗性的联结一方面是来自治疗师对父母和疾病的权威站位（即负责，对疾病很了解，知道应该做些什么来扭转病情），另一方面则来自他对家庭的温暖和接纳（即对患者的状况表示难过，以及表达这对每个人来说有多么困难）。治疗师应该能成功调动起或在合适的时候降低父母的焦虑，因为知道父母急切地想为他们女儿的体重做些什么，但想到要自己去做又感到焦虑。家长对这项任务感到忧虑是很正常的。然而，治疗师的善良和关于如何走出困境的知识激励他们坚持下去，继续手头的工作。就是这种风格上的二分法，或者说是治疗性的联结，帮助家庭与治疗师合作参与治疗。换句话说，治疗师的目标是使家庭"混乱"，提高他们的焦虑，同时保持善意和包容。这种"混乱"使他们摆脱通常的模式，并允许他们在治疗师的引导下尝试新的行为模式。

为患者称重[1]

每次家庭会谈之前，治疗师必须给患者称体重。

为什么

给患者称体重不只是为了测量，这也是通过帮助患者经历一个潜在的有压力的过程加强治疗师和患者的关系。治疗师始终如一地沟通他对于这个困难过程以及疾病带来的许多困境的理解，以此来加强和患者之间的关系。治疗师因此可以在家庭治疗中使用患者的体重和这个过程中呈现的关系进行工作。

怎么做

治疗师应随时准备观察和处理患者对于任何体重变化的反应。家庭治疗必须每周称一次体重。治疗师应该跟患者打招呼，将患者与家庭分开，让她跟治疗师走。在他们走向称体重地方的过程中，治疗师应该询问患者是否有其他特殊的担心或者在即将到来的会谈中需要讨论的问题。在之后的治疗中，这一过程被不断重复并成为一个常规的、可预期的机会，让患者和治疗师能有几分钟的时间跟整个家庭分开，允许青少年去沟通一些在没有治疗师的支持下难以沟通的议题。

---

[1] 治疗师在每次治疗会谈开始时给患者称的体重为治疗体重，"真实"体重（穿检查服称重）则由监控患者身体健康的儿科医生获得。在确认治疗体重和医生称的体重变化趋势相同的情况下，每周一次跟家庭一起分享。

　　治疗师应该在体重记录表上记录患者的体重（脱鞋，穿轻便居家服装），这个信息应该传递给家庭。我们建议在家人面前绘制体重图表（图 4.1）。以这样的方式，患者每周的体重首先确定了每次治疗的基调。如果她的体重增加，治疗师将会使用这个信息祝贺家长的努力，并鼓励他们将成功继续下去。如果患者的体重停留在低水平或下降，治疗师应该使用这个信息重新鼓舞家长为推动孩子体重恢复作出努力。而且，如果必要的话，可以在每一次治疗时提供给家庭一份体重图表的副本。这应该成为另一个显示他们女儿随着时间恢复体重（或者缺乏进步）的可视化提醒工具。因为许多 AN 患者，某些情况下是她们的家长，会过分执着于具体的体重或数字，而在治疗中过度关注具体的体重目标是没有帮助的。相反，应该强调的是体重增加或降低的方向，以及青年女性的月经恢复。

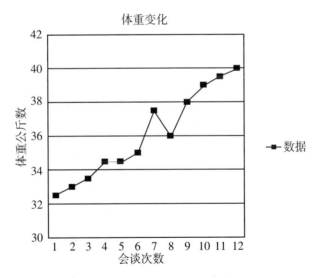

图 4.1　治疗会谈中使用的体重图表的样例

以真诚而严肃的态度和家庭成员打招呼

为什么

使进食障碍的患者及其家庭参与到治疗中经常会成为一个大的挑战，治疗的结果会受到治疗师在这一任务上获取多大程度成功的影响。为了强调疾病的严重性，治疗师以一种强烈的、共情的、温暖的、真诚的同时担忧的方式进行第一次问候是最重要的。治疗师必须确保他见了每一位家庭成员并且至少明确知道每个人在做什么，在工作或在学校，确保每一个家庭成员知道为什么这个家庭来参加治疗。治疗师应该以相同的尊重程度对待每一位家庭成员，应该付出专门的努力使每一个人感到自己在会谈中的出现是有价值的。

成功的实施治疗完全取决于治疗师。如果治疗师没有充分接纳家庭或者表现出对家庭所经历的困苦的充分理解，那他可能会在任务中失败。这种失败的原因可能是潜意识中不喜欢这个家庭，或者可能因家庭没有全员出席而感到挫败。对家庭的负面反应的其他原因可能包括相信确实是家庭造成了疾病，或者相信患者或家庭骨子里就是操控的、有攻击性的和控制的。治疗师可能感到被患者或她的家庭威胁。为了与这些可能的挑战对抗，治疗师应该小心地和同事或联合治疗师处理这些问题。为了成功实施治疗，治疗师必须能够有效地对家庭和他们所处的困境给予充分的温暖和关心。

怎么做

治疗师邀请家庭进入房间，并通过握手或清晰的眼神交流问候每一位家庭成员。治疗师是严肃的，通过面部表情、声音的语调和冷静的举止传递这种态度。要求每一位家庭成员选择自己的座位。有时充分地关注每一位家庭成员对于治疗师来说是困难的。（治疗师）可能会和家长谈话更多，而忽视患者和其他孩子。出现这个问题，部分是因为治疗师清楚在治疗中从始至终推动家长行动非常重要，他因此在为之做准备。然而，没有充分地关注到每一位家庭成员可能是一个错误，因为在治疗开始时就要让整个家庭参与进来，每个人都需要在患者的康复过程中提供帮助。治疗师在治疗一开始就提醒家庭他要与每一位家庭成员交谈，这可能会有帮助。如此，当治疗师不得不打断他们中的某一位以确保其他的观点可以被听到时，家庭就会有准备。同时也应该记得，还可以在后续的治疗中从每一位家庭成员中获得补充信息。所以如果在回顾治疗时，治疗师发现提供的观点存在不平衡，他可以在接下来的治疗中处理该问题。

收集病史时让每位家庭成员都参与发言

为什么

　　治疗师现在开始简要探索每位家庭成员如何看待女儿的进食问题。治疗师应该从每位家庭成员，包括患者那里，获得他们如何感觉到 AN 患者的健康状态出了问题的详细描述。治疗师必须在这个任务上获得成功，这样，他就可以强调疾病的危害，为营造关于患者疾病的紧张氛围做好准备。治疗师使用一种循环提问的方式，以便让整个家庭都参与进来，并帮助防止某个家庭成员或某几个成员主导了讨论。记录这段病史的目的不仅是收集更多的信息，而且也是让家人自己了解这种疾病是如何影响他们的。从这个意义上讲，与其说是谈过去，不如说是谈这个家庭目前所发生的事情，换句话说，它是如何在过去几个月甚至几年里影响或改变每个家庭成员的生活的。这一信息对治疗师来说是至关重要的，因为他正在为本次会谈的其他干预措施做准备，这些干预措施取决于对厌食症给家庭带来的影响的认识。

在询问这段病史的过程中，治疗师很可能会发现父母或兄弟姐妹怀有内疚和自责的心理。有时这是因为他们读了关于 AN 的书，相信家庭"导致"了疾病。有时，他们可能试图说服患者吃东西，结果却感到无效和愤怒。这种挫折感可能表现为对患者的愤怒和敌意。本家庭疗法的观点是家庭不是疾病的原因，或者更确切地说，AN 的原因是未知的。然而，更重要的是，因为家庭被视为帮助青少年康复的主要资源，因此，实现这一目标的任何障碍都需要加以解决，而内疚可能是一个主要障碍。我们认为焦虑会促使父母采取行动，而与之不同的是，内疚往往会导致犹豫不决、自我怀疑和效率低下。因此，我们在第一次治疗中或者在之后这个问题再次出现时，要花时间直接处理内疚的问题，以减少它对父母采取行动、为恢复女儿的体重负责的影响。

怎么做

通常循环式的提问对于了解每一位家庭成员如何体验疾病是非常有帮助的，即不同于询问父亲或者母亲他们有多担心他们女儿不吃（东西），治疗师可以询问母亲她认为她的伴侣对女儿不吃（东西）有多焦虑，或者询问患者或其他同胞这个问题。举个例子，治疗师可以询问一位同胞："你是如何知道妈妈在焦虑呢？"以及"你是如何分辨出爸爸在焦虑呢？"同样地，他可以询问妈妈："当你的女儿在和吃斗争时，你的丈夫在做什么？"或者询问爸爸："你的妻子鼓励女儿多吃点的典型方式是什么？"家庭成员们描述这个问题的方式会影响治疗师对这个家庭的回应。治疗师要对家庭成员的讨论进行反馈，反馈的方式要着重放大问题的严重性，放大家庭那种已经尽其所能却没有多大成效的感觉。治疗师可以这样总结：

> "所以，我听到你和你的家庭中的许多人都尝试帮助你的女儿从这种致死性疾病中康复，但仍无能为力。事实上，这种

疾病已经主宰了你们女儿的整个生活。她正在走向死亡，除非我们可以成功地给她营养，让她恢复健康。"

　　虽然治疗师的谈话内容需要聚焦在这种致死性疾病的恐怖上，但对于家庭的语气仍应该尽可能温暖、友好和积极。

　　花些时间直接讨论"谁应该为 AN 负责"也很重要。这种干预的目的是消除和反驳现有的信念，比如"这是她自己造成的"，或者"我们（父母）一定做错了什么或说错了什么"。治疗师专门花时间与患者交流也非常重要，尤其是承认她当前的技能和力量，以及她已经获得的成就。再次强调，这种策略的成功与否取决于治疗师能否从家庭中获得足够详细的病史。

将疾病与患者区分开

为什么

　　通过强调患者本人无法控制自己的疾病，治疗师尝试使家长采取强有力的行动去对抗疾病而不是对抗他们的女儿。因为通常情况下，父母可能会在迫使这样一个看起来很虚弱的青少年吃东西这件事上有所保留。因此，重要的是，治疗师要示范其对被这种疾病"控制"的患者的支持。关于这种疾病有多严重以及父母必须努力克服其影响的信息可能会让患者感到不安，她可能认为治疗师夸大了这个问题。她也可能担心自己不被理解，而治疗师，至少在患者看来，即将解除家人的"束缚"来对付她。这对治疗师来说是一个重要的挑战，他必须向患者表明，虽然她的困境是被理解的，但同时她需要增加体重，这与她的愿望完全相反。事实上，她的父母必须负责这一过程。通过强调进食障碍并非患者本身，治疗师可以强调对发育中的青少年的支持，同时将患者作为一个人与疾病区分开来。

这一策略是保持和青少年的连接的同时启动对 AN 治疗的关键。如果不能实现将青少年和疾病区分开来，可能会加剧患者的抵抗，削弱父母处理孩子糟糕的营养状况的能力。

在将疾病与患者区分开的过程中，治疗师可能会发现，家庭成员会对患者关于食物和体重的一些评论作出批评性的反应。治疗师从一开始就要向家庭示范对患者采取不批判的态度，这一点很重要，而讨论将疾病与患者分开就是第一个绝好的机会。

示范对患者不批判和接受是治疗师的一项基本治疗任务，他必须成功地将疾病外化，即拒绝将患者与疾病等同。对情感发泄的研究表明，父母对患者的批评使得患者更早地在治疗中脱落 (Le Grange，Eisler，Dare & Hodes，1992)。此外，父母对患者的高度批评和敌意会加剧进食障碍症状，并对治疗结果产生负面影响，而父母的温暖可能是良好治疗结局的预测因素 (Le Grange et al.，2011)。我们发现，许多有 AN 孩子的家庭非常不愿意表达对孩子的任何批评 (Le Grange et al.，2011)。在这种情况下，即使是低水平的批评（即在 1 个小时的治疗疗程中对患者进行 2 ~ 3 次批评）也会导致进食障碍症状的增加，进而加剧父母对患者的批评，结果导致糟糕的治疗进展。因此，通过展示对患者及其症状的不加批判的接受（即向父母表明大多数"疾病行为"不在患者的控制范围内），治疗师将促进对患者行为的理解，并减少父母对她任何形式的批评。有必要特别指出，在大多数家庭中，不批判的态度不是"正常"的，但在治疗上却是必不可少的："有时父母必须做一些不寻常的事情来挽救他们孩子的生命。"可以拿一些必须要做"不寻常的事"的父母来做类比，例如将器官移植给孩子或提供超大量的监护照顾工作（例如，对于患囊性纤维化的儿童）。

怎么做

针对父母的焦虑程度和对疾病的理解做出恰当的比喻，通常是将疾病与青少年分开的最好方法。当一个家庭高度焦虑时，治疗师可能会选择一种更"学术化"的方式来展示这种疾病与他们的孩子是分开的。例如，一个维恩图可以被想象成代表健康的青少年，而另一个位于"健康"维恩图前面的维恩图代表 AN。换句话说，健康的青少年常常完全被进食障碍遮蔽。许多父母比较容易理解癌症模型，AN 就像一个恶性肿瘤，控制了他们女儿的行为和思想。为了根除这种"肿瘤"，我们需要做出强有力而深思熟虑的努力。还可以使用许多其他比喻，这只是两个例子。治疗师面临的挑战是选择最能引起父母共鸣的一种，帮助他们把健康的孩子和疾病区分开来。

治疗师也可以请患者列出所有疾病给她的东西，以及从她身上拿走的东西。当听这个列表时，治疗师必须对患者表现出尽可能多的温暖，并对症状和后果表现出尽可能多的悲痛和恐惧。对此，治疗师可能会说：

> "我很难过，这种可怕的疾病已经如此影响你的生活，夺走了你的自由，使你无法控制自己的行为。"

在此过程中，治疗师不仅要对患者家属表示同情，还要对患者表示理解，这一点至关重要。治疗师必须示范对患者的症状表现出一种不加批判的态度，同时也必须既对患者表现出温暖而又对症状和它造成的结果表示痛苦和恐惧。治疗师可能会说：

> "我知道有时相比较死亡，你更害怕吃东西，死亡似乎遥遥无期，而食物就在眼前。"

治疗师必须立即关注并修改父母和同胞对患者的任何批评。治疗师可能会指出：

> "症状并不是你的女儿能掌控的；相反，正是这种可怕的疾病控制了她，几乎决定了她所有的活动。例如，是 AN 使她

藏匿食物或扔掉食物，使她以欺骗的方式行事。换言之，正是疾病让你的女儿做了这些让你感到如此难受的事情。你所认识的在被疾病接管前的女儿无法控制她的行为，而你的工作是再次加强你女儿的力量。"

因此，治疗师将向父母示范对患者的同情和理解，特别是对患者症状的完全非批判态度，以及理解到是疾病暂时阻碍了她的发展。为了支持这一观点，治疗师可能会说：

"我一刻也不想让你觉得你的精神崩塌了。我想帮助你的父母挽救你的生命，但不想让他们控制其他任何事情。"

强调疾病的严重性和康复的困难

为什么

接下来，治疗师希望通过强调疾病的严重性来小心调校父母的焦虑和担忧，这也被称为"营造紧张的氛围"。目的是通过增加他们的责任感以承担一项艰巨的任务。成功完成这项任务的人不多。从这个意义上说，焦虑是一种有用的动力，而内疚和责备则不是。通过增加体重成功地恢复女儿的健康取决于父母在体重恢复过程中的统一行动，就像一个有能力、有爱心的护士在患者住进进食障碍专科病房时采取的行动一样。治疗师一直在归纳他的发现，现在他准备亮出观点。那就是，治疗师应该在当前治疗的背景下，对过去治疗的失败表现出尊重和悲伤。尽管要谨慎地避免贬低之前恢复患者体重的尝试，治疗师仍要采取这一步骤以向父母展示他们确实是孩子最后的依靠。一种达到这个目的方法是帮助家庭探索在以前的治疗中无效的部分。成功地为过去的失败哀悼被认为会进一步动员父母采取强有力的行动来恢复体重。同时，这个"戏份"背后的理论是，如果治疗师能够成功地再次唤醒父母喂养孩子的能力和技巧，他们就会充满活力地采取行动，成功地让女儿恢复健康。对治疗师来说，重要的是支持父母克服自我安慰或否认的情绪，转而承认他们对疾病的愤怒和恐惧。换言之，治疗师是在"煽动家庭"以便动员他们的资源，因为对家庭来说，不承担这项任务是不可想象的。

怎么做

治疗师现在应该营造一个紧张的气氛：强调疾病的严重性，但不把患者当作替罪羊，不责怪父母，也不会免除同胞需要承担的责任。这个治疗步骤的重点应该是患者的体重，以前试图恢复体重的失败尝试，如果 AN 持续下去可能会出现的医学和情绪问题，以及家庭是拯救患者的最后依靠这一事实。例如，如果患者之前在住院，治疗师应该提醒患者家属，她可能会迅速地降低体重。如果在医院的体重增加不令人满意，治疗师应该对这个失败表示哀悼。过去医护人员的无效尝试应该被尊重对待，同时作为进一步的证据，证明这种疾病的强大，以及家庭所处的危险境地。不管每个患者和她家庭的具体情况如何，治疗师都应该让父母记住以下几点：

"大多数夫妻都有各种各样的方式来处理家庭中的日常问题和困境。作为一对夫妻，你们可能会在一些问题上有分歧，但没关系。然而，当涉及制订一个计划帮助她获得营养恢复健康，你们不能有任何分歧，你们必须一直在一起工作。在这方面，你俩之间最轻微的分歧都会让进食障碍更容易控制你女儿的生活，打败她。为了成功，你们必须表现得像一个人一样。"

在从患者家属那里收集到他们对疾病体验的信息后，治疗师会以一种放大（增强）病情严重性的方式告诉家庭他从家庭成员那里听到了什么（反馈）。治疗师以真诚的、有目的的方式表达来自家庭的恐惧、绝望、惊慌和丧失信心。治疗师可能会发现，紧扣疾病实际医学上的严重性、患者的僵尸般的外表以及疾病的恐怖来表现他的同理心是有帮助的。想想其他非进食障碍的濒死儿童的情况可能有助于治疗师进入状态。为了说明这种担忧，治疗师可能会说类似这样的话："你的孩子因为这个疾病正面临死亡。"此外，治疗师必须努力避免接受 AN "一切都很好"的表象。矛盾的是，这很可能是一个陷阱，即使对经验丰富的治疗师来说也是如此，他们可能因为对这个病已经习以为常而掉进陷阱。另一方面，缺乏经验的治疗师可能会被疾病的恐怖压倒，从而变得无法行动。治疗师必须努力提高家庭的动力，因为习惯、家庭结构和患者的抗拒都可能抑制父母负责女儿体重恢复的能力。

将体重恢复的任务交给父母

为什么

在治疗师总结了过去在帮助患者的努力上的困难和失败，以及不作为的后果之后，他接下来必须帮助患者的家人看到，不管短期内可能有什么其他的治疗方法，患者最终都会回到家庭中。这让家庭为治疗师接下来提出的任务做好准备，那就是他们需要去恢复他们女儿的体重。尽管有些家庭发现他们被期望去做他们一直认为应该做的事情——帮助他们的孩子正常饮食和增加体重时会感到宽慰，许多其他的家庭可能会对治疗师提出的他们应该帮助女儿恢复体重的建议感到恐惧、不满或愤怒。家庭是恢复体重的最佳资源的原因包括他们知道如何喂养孩子，他们最了解自己的女儿，他们对女儿的幸福和未来的健康投入最多，他们已经证明曾经是好父母，他们青春期的女儿仍然需要家庭。

怎么做

治疗师现在应该就家庭是他们女儿康复的主要资源给出充分的理由。治疗师应首先指出还有哪些替代性的治疗方法（如住院治疗、个体治疗、居住治疗），同时，即便短期内有效，他们的家庭可能很快就会陷入像以前一样的困境，即孩子的体重严重不足。尽管治疗师应该把如何完成体重恢复的大部分决定留给父母，但为他们提供一些初步的宽泛的想法供他们考虑可能是有帮助的。例如，安排吃饭时间，以便父母能够更有效地监督，确保正餐规律，中间有加餐，等等。他还应提醒父母不要被卷入对膳食的讨论，并强调他们应根据患者严重的营养不良状况，而不是根据 AN 的意愿为患者提供营养。这种疗法是用于那些医学评估稳定，除了进食的总热量摄入需要超过日常需求外，不需要特殊饮食建议的患者的。重要的是，治疗师能够支持父母的探索和尝试，而不是为他们提供指定的菜单，推荐的热量，或其他恢复的方法。然而同时，治疗师不能同意任何否认或回避厌食的青少年需要增加体重的现实，不能允许那些显然是在服务于 AN，让 AN 免于受挑战的措施。

治疗师应向家长施压，在治疗的前几周，患者可能需要向学校请假，并每天 24 小时处于家长的监督下。同样，治疗师可能会建议父母，为了完成恢复体重的任务，他们中的一个或两个可能需要请假在家。治疗师要为如此强有力的行动提出几方面充分的理由。例如，单纯说患者必须多吃可能是不够的，事实上，可能必须父母留在家里陪患者，这样他们才能完成现在交给他们的任务。如果父母表达对即将到来的艰巨任务感到慌乱，治疗师必须承认这种感受的力度。治疗师可以说：

　　　"我知道你可能会害怕，你想来找我帮你女儿，而我反过来又把球扔回给你。然而，从长远来看，我们真的没有任何其他办法可以确保你女儿的康复。当然，我们可以试着把她送回

医院（如果她曾住院的话），这甚至可能在短期内产生期望的效果。不过，大多数患者出院后体重都会下降，然后你又不得不面对同样的困境。如果你能自己做这项工作，我会作为顾问加入进来，那么你就可以给你女儿的完全康复提供最好的保证。"

为下一次会谈——家庭用餐做准备，并结束本次会谈

　　治疗师在结束治疗时应对当下表达强烈的同情和遗憾，同时也要对父母能够找到挽救女儿生命的方法持乐观的态度。与家人简要回顾会谈中讨论的内容通常是有帮助的。这样可以让每个人再次回到会谈的内容以及他们希望如何继续进行。治疗师也让家庭感觉到他们有责任来承担这个令人敬畏的任务，促进体重恢复。治疗师可能会说：

　　"我知道这可能是你做过的最艰难的事情，我也知道这可能是违背你直觉上认为正确的事情。这和你女儿病得这么重的事实对你来说一定都很沉重。然而，承担这项非常困难的任务是目前最佳的前进途径。"

　　治疗师将邀请家人在几天内返回，并要求父母带上一顿饭（午餐或晚餐，视预约时间而定），为患者和其他人提供足够的食物——不是根据患者的愿望，而是根据她的饥饿程度。换言之，父母应该在不征求女儿意见的情况下，决定什么是一顿对饥饿的孩子来讲合适的饭菜。

治疗会谈的回顾

每次治疗结束时都应进行这步，主治疗师应与治疗和咨询小组成员沟通，并回顾以下可能的问题。

第 1 次治疗会谈的常见问题

如果一些家庭成员没能参加第一次会谈怎么办？

治疗师的反应在一定程度上取决于他对家庭治疗的"纯粹主义"观点的坚持程度，也就是说，他只同意跟完整的家庭治疗，还是秉承家庭包含几个独立的子系统，在治疗中这些系统可以分别会谈的观点。一些治疗师会从一开始就向家庭明确表示，只有当所有成员都在场时，他们才会与家庭一起工作，甚至可能拒绝对"不完整"的家庭开展访谈。然而，我们主张采取更为宽容的立场。尽管有些家庭成员不在，但继续会谈的好处是，治疗师会表现出立即治疗这一疾病的紧迫性。鉴于疾病的严重性，很难让家人"空手而归"，治疗师可以选择访谈患者和所有出席第一次会谈的家庭成员。然后，治疗师可以使用第一次面对面的谈话来强调与患者家庭的每个成员会面的重要性，并鼓励他们劝说缺席的成员参加下一次家庭会议。继续与一个"不完整"的家庭会面的风险是双重的。第一，治疗师在某种程度上受到阻碍，因为他没有机会看到整个家庭，只能就到场和缺席成员之间的互动模式做出推论。这可能会妨碍治疗师让所有家庭成员参与解决患者进食障碍症状的努力。第二，在有人缺席的情况下开始治疗，可能会让到场的人和缺席的人强化这样的观念，那就是，没有那些缺席的成员，这种治疗也可以继续下去。

如果患者不希望家庭知道她的体重怎么办?

一些患者可能会拒绝让家人知道自己体重的主意。治疗师可能会感到纠结,一方面要尊重发展中的青少年的自主性,另一方面要做治疗工作。解决这种困境的一种方法是治疗师说:

> "虽然你的女儿在很多方面都是成年了,但在饮食和体重方面,她就像一个很小的孩子,进食障碍让她无法理性地思考与食物和体重有关的事情。因此,作为父母,直到她恢复体重前,在这方面帮助她是非常重要的。为此,我们必须监测她的体重,并在每次会谈中一起检查。"

治疗师可能会对患者说:

> "我知道这对你来讲很糟糕,你一定因为我们要你做的事对我们所有人都很烦。对此我感到非常抱歉。但是在你瘦得如此可怕时,对我来说听从厌食症的声音是危险的,因为这种疾病不会让你变得健康,我们不能让那种事发生。"

这种拟人化是一种将疾病具体化的方法,也就是说,将患者与疾病分开。

如果患者表达了不想称重的愿望怎么办?

与前相似,治疗师应该对患者不愿被称重表示理解。然而,由于体重的变化是治疗的关键,尤其是在第一阶段,治疗师采取坚定而温和的立场,即除非治疗师定期检查体重状况,不然治疗无法进行。如果这种观点是带着信念和同情而不带道歉地提出的,很少有患者会拒绝称体重。

如果家庭成员拒绝从工作中请假怎么办?

有些家庭最初可能会抗拒关于他们不得不从工作中请假来进行

这种治疗的想法。然而，非常重要的是，治疗师必须坚持强调，疾病严重的性质需要采取强有力的措施来纠正。治疗师必须确保提高父母成功完成这项困难任务的概率。在治疗过程中对青少年早期饮食的监督不足，可能会导致一种让患者有可能限制食物摄入的环境延续下去。因此，治疗师必须努力说服父母，在这种情况下，像请假在家这样强有力的措施是必要的。与此同时，治疗师应该让家长放心，这只是暂时的，我们有理由抱有希望。治疗师可以使用其他身体疾病作为类比，比如囊性纤维化或癌症，因为这些疾病需要父母从工作中抽出时间来照顾孩子。

如果患者拒绝支持怎么办？

对于患者来说，不允许拒绝父母或同胞的支持。家长们必须在家里建立一个饮食规则，这个规则要求很快地吃并且吃完——对这一点的要求是不容辩驳的。换言之，父母必须创造一种文化，在这种文化中，除了服从进食别无选择。这和在一个功能良好的进食障碍专科病房中的饮食规则是类似的。如果父母成功地堵住了厌食行为的所有漏洞，青少年就不可能拒绝支持。建立这样的治疗方案需要时间和耐心，治疗师必须每周努力回顾父母在建立规则方面做得怎么样。为了帮助患者理解和共情父母，治疗师可以这样说：

"如果你死于 AN，你的父母需要确保他们已经尽了一切可能来挽救你的生命。"

关于进一步的说明，见第 4 ～ 12 次会谈。

如果同胞拒绝帮助他们的姐妹怎么办？

大多数的同胞发现他们的姐妹病得很重时会被吓到，并愿意提供力所能及的帮助。事实上，许多同胞可能会告诉你他们以前在帮助姐妹上的失败。对于发病前同胞关系很好的兄弟姐妹尤其如此。

然而，一些同胞可能已经放弃了他们生病的姐妹，似乎不愿再帮助她。就像对父母做的那样，治疗师必须让同胞关心他们的姐妹，告诉他们，他们的帮助对恢复患者的健康有多重要。治疗师可能会说"随着年龄的增长，同胞变得越来越重要，失去一个是很难承受的"。坚持让他们参加每一次治疗是有帮助的，同时确保在治疗期间从每一个人那里收集信息，这将有助于让同胞感到，他们参加治疗和在家中提供帮助确实对他们姐妹的健康有益。同胞的主要工作是通过加入患者通常会参与的活动来支持她度过这段艰难时期，例如在网上看喜欢的电影或在社交媒体上发布家庭动态。同胞的任务不应包括任何帮助患者吃饭或促进体重恢复的努力，因为这是父母的任务。

第 5 章

第 1 次治疗会谈：实战

本章提供了第 1 次治疗的一个例子。以患者及其家人的简短背景介绍作为开始。这个例子是一个真实家庭在治疗中的第 1 次治疗会谈的编辑版本，按照每个干预点分为几个主要的部分。此外，随着治疗的展开，（我们会用）解释性的文本指导读者了解治疗师在脑海中的目标。

做个回顾，第 1 次治疗共有三个主要的目标：

- 让整个家庭参与到治疗中。
- 获取 AN 如何影响家庭的病史信息。
- 了解家庭功能的最基本信息（即联盟、权力结构、冲突）。

为了完成这些主要目标，治疗师需要执行以下的治疗干预措施：

1. 为患者称重。
2. 以真诚而严肃的态度和家庭成员打招呼。
3. 收集病史时让每个家庭成员都参与发言。
4. 将疾病与患者区分开。
5. 强调疾病的严重性和康复的困难。
6. 将体重恢复的任务交给父母。
7. 为下一次会谈——家庭用餐做准备，并结束本次会谈。

临床背景

Susan 是一名 17 岁的女性，在家庭治疗开始前约 6 个月被诊断为神经性厌食。在开始家庭治疗前约 6 周，她因严重的营养不良和医学风险已经住过 3 周的院了。尽管她的主要减肥策略是节食，但偶尔也有暴食和清除行为。她是家里的第三个孩子，是五个孩子中唯一的女儿。她的两个哥哥已离开家庭独立生活。她的两个弟弟（Dan，10 岁，Paul，12 岁）是母亲第二次婚姻时生的。Susan 是他们同母异父的姐姐。Susan 的母亲在她童年大部分时间都在全职工作。Susan 有时会为两个弟弟承担代理母亲的角色。Susan 和她的家人开始治疗是因为她出院后体重一直在减轻，家人担心她可能需要重新入院。

为患者称重

在开始会谈前，治疗师带 Susan 去称体重。在这个过程中，治疗师简略地问询了她对开始治疗的感受。她不置可否，只说会试试。在该治疗阶段，治疗师对患者关于康复的承诺期待值较低。

以真诚而严肃的态度和家庭成员打招呼

在家庭成员进入房间时，治疗师和每个家庭成员有目光接触，热情地握手。他的目的是要表现出认真和欢迎的态度。

治疗师：请随便坐。我想我们就从介绍自己开始吧，告诉我一些关于你们的事情。

（所有家庭成员都发出了紧张的笑声）

妈妈：嗨，一个一个介绍吧。（沉默）嗯，我是妈妈，这是我五个孩子中的三个，我还有两个年纪较大的男孩没有来。我现在在公司当经理，是一份全职工作。

治疗师：（温暖地）这是一个很好的开始。

爸爸：嗯，我是 Tom。我是这个家的新成员……我们刚刚在两年前的 2 月结婚。所以我是他们的继父，今年 52 岁。我是一个大工厂的经理，在那里工作已经有将近 30 年了。

治疗师：了解。

Susan：好吧，我是 Susan，我是大家都在这里的原因。（笑）既然你有我的病史，那你大概知道关于我的所有事情，所以……

治疗师：其实我并不太了解。

Susan：好吧，我今年 17 岁，我上周刚刚过完 17 岁生日……

治疗师：生日快乐！

Susan：哦，谢谢！就这些，这就是我的自我介绍。

Paul：我叫 Paul。我现在上 7 年级……（笑）我也不知道说什么。

治疗师：你喜欢什么？

Paul：我喜欢打棒球。

治疗师：还有其他的吗？

Paul：还有足球。

治疗师：嗯。

Dan：我叫 Dan，我今年 10 岁了，我是她的小弟弟。

治疗师：Dan，你今年上几年级了？

Dan：5 年级。

治疗师：谢谢。让我告诉你们为什么我在这里。我和许多患有进食障碍的年轻女士合作过，希望能帮到你们这个家庭。

治疗师此时的工作，就是让家庭成员通过自我介绍感到被接纳，并让每个家庭成员都能有机会说说他们自己。比如，他们是做什么工作的或有什么兴趣爱好。此外，治疗师介绍他的权威性和胜任力，以便为后面的"发号施令"奠定基础，因为这需要家庭承认这是"专家的意见"。

收集病史时让每个家庭成员都参与发言

治疗师继续保持温暖和共情的姿态，进一步尝试通过采集迄今为止 AN 对家庭影响的病史让家庭参与到治疗中来。再一次地，治疗师带着真诚的兴趣和关注开始工作，让每个家庭成员轮流参与进来。

治疗师：我想听你们每一位都多说一些，发生了什么，情况进展如何。我真的想听你们每一位说说在家应对进食障碍问题是一种什么感受。

爸爸：嗯，这是一种持续担心忧虑的状态。我们尝试着不让她感觉到我们在控制她，比如，强迫她吃东西。但出于同样的考虑，我们想确认她自己吃了她应该吃的量。我们尝试给她空间，让她自己去管理进食。但会有些困难，因为有些时候我们不能确定，她有没有做到她应该去做的事情。然后……嗯……她出院的那几天，我们觉得她做得相当不错。我们为她感到非常高兴。然后她就开始上学去了，从那个时候就开始走下坡路了。

治疗师：你说你处在一种不断担心的状态？

爸爸：嗯，是的。似乎她回到学校之后，就不能按照她应该吃的量去吃了。这就是我们的印象。就这样，变成了现在的这个样子。

治疗师：这是住院治疗后的事，那么更早之前呢？

爸爸：嗯，在这之前。在她住院之前我们对这些情况可能并没有多少意识。在这之前，你知道她是一个素食主义者，这就很难确保她能有一个健康平衡的饮食。但是，呃，就有点像，我不知道，非常突然地，她就基本不吃东西了。在她住院之前，我们已经带她看了好几次医生了。我想我们的生活方式——一段时间以来，我们基本上都是晚上才偶尔能打个照面。我们并没有去关照彼此。她妈妈经常加班工作。Susan 忙于运动、家庭作业和一些其他的事情。所以我想，我们除了会对彼此说句"嗨"外，很少陪伴在彼此身边。这事就这么悄悄地发生在我们身边了。

治疗师：（对妈妈说）你也经历了同样的担心和害怕吗？

妈妈：可能恐慌会更多一些。

治疗师：嗯。

妈妈：（哭起来）呃，这就像……人一辈子，会有爱的对象。因为爱所以你会照顾它。你知道你需要做什么来照顾它……不管它是什么，不管那是一个毛绒玩具，一只狗或猫，你都会关爱它。然后突然间你有了一个孩子，你也关心照顾她，你知道要做的一切，你知道怎么去改变她、爱她、照顾她。然后有些像这样的事情发生了，你却没有办法解决它。不管你有多么努力。很明显，我很努力地去尝试。但是你知道的，她并不要改变。我搞不定了，所以感觉非常挫败、无助、愤怒、内疚。

治疗师：这种内疚感从哪里来的呢？我们都知道父母并不是导致进食障碍的原因。你觉得本应该做一些不同的事情吗？

妈妈：我本应该做一些不同的事情？也许我应该多陪陪她。

治疗师：（对父母说）你们都尝试过做哪些事情？你们说你们试着做了一些不太勉为其难的事。

妈妈：嗯，让我想想。在她住院之前，我想我试着去支持和关心，但并没有奏效。然后我开始变得强势，强迫她吃东西，这也没有用。从她出院以来，我尝试来这里接受治疗，然后……

治疗师：她还活着，你做得很好。

妈妈：还不够。现在，我解决不了这个。我什么都做不了。当她感到不开心，伤害自己，或者去用泻药，或者在做这些事情的时候，我不能阻止她。因为我不能随时随地在她身边。我不知道如何才能帮到她。

治疗师：但她在这里。你做了正确的事。

治疗师在回应父母的讲述时，识别他们的主要情绪，并温和地重复以放大这个情绪基调。此外，治疗师希望在此减少自责和内疚，并将注意力集中在家庭取得的积极成就上。

治疗师：Paul，这件事对你有什么影响？

Paul：我可能只想能渡过这一关。

治疗师：你想要渡过这一关是有道理的，但这件事怎么影响了你呢？

Paul：我不知道，每个人都在担忧，伤心，心情很糟糕。

治疗师：你能说说这让你有什么感觉吗？

Paul：这让我感到难过和不开心。我的意思是，我不知道怎么说。

治疗师：我很明白你说的。Dan，你呢？

Dan：我觉得也是一样的。因为我想她能在家里，但我并不想她现在就回家，因为我不想她还病着。我不希望她不吃饭。所以我希望她回家但并不是马上就回来。我希望她治好了，健康地、好好地回家。

治疗师：所以你也很担心她，你觉得她住院会更安全？

Dan：嗯。

治疗师：Susan，你呢？你最后一个发言，并不代表你是不重要的。你的吃饭问题现在怎么样了？是什么让它维持下去的？

Susan：我认为我没事，但他们都不这么想。从周一开始，我都做得一天比一天好。从周一起我没有吐过。什么让我一直这样呢？我主要不想再住院了，那是我最不想去的地方。我想恢复一半正常的生活。

　　治疗师：那恢复完全正常的生活怎么样？这超出了你目前的期望吗？

　　Susan：嗯，当然。我不知道当想法总和食物联系在一起的时候，生活能正常到哪儿去。但随着时间的变化，对我而言会变得不那么担心。但我还想再打排球，为此我必须回到我正常的身体锻炼上来。

　　在前期的交流中，治疗师仔细探索进食障碍对每个家庭成员的影响。为了评估厌食症如何影响家庭，从每个成员那里获得各自的想法就显得非常重要。询问每个人，也会帮助每个家庭成员感觉到他们的意见是非常重要的。在这段摘录中，治疗师也许可以对家庭成员采用更多的"循环"提问，这样就可以有更深入的解读和（或）更细致的初始评价。

　　治疗师：嗯，作为家人，你们做了什么样的事来帮助 Susan 呢？具体都是哪些事？

　　妈妈：我们出去买了些杂货。当然，我们甚至没有买到我想要的那种，但是我们确实买了一些东西。

　　治疗师：你是说你们两个人去了？

　　妈妈：Susan 和我去的，是的。她只吃不含脂肪的东西。这让我很担心。我们并没有在这一点上达成一致。但是，她说如果我们买不含脂肪的食物，她就吃，如果我们买的食物含脂肪的话，她就不会吃。所以，还挺有趣。

　　治疗师：所以你尝试和 Susan 一起购物。但听起来你觉得那并不怎么顺利，因为你知道她的饮食中需要脂肪。还有其他事情吗？

　　爸爸：从医院回家以后，我看到过几件事，我以为 Susan 做得非常好。我认为这是很大的一步，我觉得也不都是消极的事儿。

　　治疗师：是的，肯定是这样的。

　　爸爸：在医院里她说"我不会在你面前吃饭"。但是在整个她回家的前 3 天里，实际上 4 天，大部分时间她都吃了，她把食物带到我们所在的地方，然后吃掉。她还没有和我们一起坐在餐桌上，但是昨天晚上已经很近了。实际上她从餐桌上拿了些食物，并吃掉它们，这是一个开始。她做了一些非常好的事情，我觉得很积极，因为她以前非常坚持不在我们身边吃饭。所以，我认为这是她做的一些好的事情，我很高兴。

治疗师：所以是有一些好事。

爸爸：当你看到这些，这当然会给你一个积极的感觉，因为你看到她吃饭，她似乎正在有意识地努力来做诸如满足她热量摄入之类的事。

治疗师：即使她的体重继续在减轻？

爸爸：她有几天很糟糕。主要是她开始回学校的时候。

治疗师：你觉得仅仅只有几天的糟糕日子？

妈妈：嗯，周三晚上她 8 点半到的家，那是不错的一天……周四就……

治疗师：是什么让它成了不错的一天？

妈妈：她离开医院回到家里，那天就成了一个不错的日子。回到家她感觉非常高兴。她看起来非常好，她非常兴奋。周四我们一起去购物，即使我们没有就将要买什么达成一致，我们仍然度过了不错的一天。我们一起做了很多事情。她在进食上有意识地努力。那天过得很好。对我来说，周五也很不错。从周六开始，她就不怎么好了。周日情况开始变糟。周一是回学校的第一天，她很担心。

Susan：我并没有你想象的那么担心，我真的没有。

妈妈：但她周一没上学。从周末的某一刻开始，事情变得不那么顺利。周二她去上学。但当周二晚上和她聊天的时候，她跟我说她已经摄入了她需要的热量。昨天她没上学，这让我有点担心。也是因为她一个人待着，并缺了很多课。但她来跟我们一起吃了午饭，所以她也不是一整天都一个人待着。

治疗师：她和你们一起吃的午餐？

妈妈：我们吃了一顿不错的午餐。

在上述交流中，治疗师试图保持平衡，需要支持父母的乐观和希望的感觉，同时不（与家庭）共谋否认或回避持续不断的进食问题。因此，治疗师注意到积极的成就，但也会温和地提醒家庭目前干预措施的有限效果。

治疗师：Dan，你说你担心你的姐姐，你都担心哪些事情呢？

Dan：哦，因为我不想她重新回到医院，因为她已经住了将近 2 个月了。

妈妈：不到 2 个月，大概 1 个月吧。感觉像 2 个月。感觉就像是 1 年。

Dan：我不想她回去，因为我们想她。这就是我担心的。

治疗师：我听起来像是你担心她可能不得不回去住院，因为她不能按照她需要的方式照顾自己。

Dan：不完全是。我并不认为她真的需要回去，我就是不想她生病或者其他什么的，因为她周一生病，周日也生病，整个礼拜都在生病。

治疗师：所以你担心她？为什么你会担心她生病？那个病是什么？你认为她会死吗？

Dan：并不是。（对 Susan 说）我能听到你的胃发出的声音。

Susan：那不是我的，是 Tom（继父）的。

治疗师：Paul 你有什么担心吗？

Paul：和去医院前相比，我觉得她做得挺好的。所以我希望一切都会很快好起来。

治疗师开始探索进食障碍对青少年和家庭的影响。他开始准备创造一个场景，去向每个人说明，这个疾病非常严重，患者可能会因为自我饥饿而真的死掉。

治疗师：当 Susan 住院时，你有和她讨论过这个吗？就是关于这个病究竟会有多严重？你们讨论过这些吗？

Paul：有一些。

治疗师：你还能记得些吗？

Paul：这个……因为当她第一次住院时，我曾经给她带去过彩虹糖。她真的是给我上了一课，她和我讨论过，由于她要保持健康所以不能吃这些东西。

治疗师已经收集了每个人关于疾病对他们影响的观点，这样做也凸显了疾病已经对患者产生的影响。治疗师现在的任务就是花时间去把 Susan 的愿望与厌食症的愿望区分开来。除了增加父母对疾病后果的担忧，治疗师还尝试给父母一个可以管理疾病的"把手"，这是通过把疾病与青少年区分开来而实现的。通过告诉父母"疾病并不是你女儿的一部分"，治疗师让父母更容易理解，他们看到的在女儿身上发生的变化是由疾病强加给他们的女儿的。这一理解会使得父母有能力去管理疾病，而不会在与子女互动时感觉管得太多或不民主。在本次治疗中，把疾病和患者区分开，是为需要采取行动而营造紧张气氛的一部分。而实际上在这次治疗中，这两个策略在相当程度上是整合在一起的。

将疾病与患者区分开

治疗师：我在想有多少医生告诉过你们神经性厌食有多严重？这是一种会致死的疾病。是死亡比率相对较高的精神疾病。实际上，神经性厌食是所有精神疾病当中死亡率最高的。即使没有死于疾病，也会因为饥饿而产生许多其他医学问题。

妈妈：不清楚他们是否告诉过我们这些……我们被告知，这与以后生活中无法生育孩子有关……

治疗师：没错，这可能发生，是一个非常严重的问题。

爸爸：肾脏损伤。

妈妈：心脏。

爸爸：心脏问题。

治疗师：的确是这样的。同时也会有情绪问题，比如抑郁。因为总是担心食物和体重，通常会没办法发挥潜力。我把这些说出来，是因为我想让每人都能明白，为什么作为家庭的一员，都要真的去正视这个问题。这是你们所有人都可以帮得上忙的，你们都要去帮助 Susan 渡过这一关。某种程度上，她和你们所期待的 17 岁的同龄人是不一样的，因为这个疾病损害了她照顾自己的能力。这是非常清楚的事实。（对 Susan 说）你也是会同意这点的吧？疾病影响了你照顾自己的方式。

Susan：（点头）

治疗师：（对 Susan 说）并且把你置于所有相关问题的风险之下。现在，我想做出澄清，我要把疾病跟 Susan 区分开。有的时候，它可能让你感觉到你就是厌食症。

Susan：就是一回事。

治疗师：有时你确实会有这样的感觉，对吗？

Susan：是的。

治疗师：你曾经把它们区分开过吗？能看到你有一些部分确实没有跟疾病联系在一起吗？比如有一部分的你想打排球。

Susan：有的。

治疗师：那个部分的你不希望像你的弟弟担心的那样会倒下，然后不得不回到医院。你知道自己有一些部分是跟疾病没有关系的。我的观点是疾病和你不是一体的。你的病真的有点像是逐渐侵入到你身上，开始掩盖你真实的样子的。看起来你能感觉到这种区别。如果你真的仔细想想，你可以发现——这些部分不是我的，如果我没有得这个疾病，我就不会做这些事情。你可以给我一些像这样的例子吗？

Susan：嗯，让我想想。天哪，如果没有生病，我不会在我的卧室里囤积食物，然后还不吃，这样折磨自己。我不会烘焙大量的食物就为了不去吃它。而且我会……噢，老天，我可以说出一百万件事情来。

治疗师：再给我一些例子，不需要一百万个，但我很高兴你有这个清单。那很棒。

Susan：我不会去想，诸如我吃的每一份食物中有多少热量。而我也不会想到要怎么样把它消耗掉。

治疗师：如你所说，你本可以想一些其他的东西是吗？

Susan：是的，我的生活会有点儿，呃……不以食物为中心。

治疗师：你可以想到其他事情吗？你健康的部分会让你想的。

Susan：是的，就好像，我打开电视机发现，我的天哪，新一轮总统选举正在进行而我一无所知，像是我错过了所有这些东西，而我真的不在乎。我打开电视机，就好像，竞选还在进行而我错过了它，但外面的世界仍在继续运转。而我在我自己小小的疾病的世界里。

治疗师：你的一部分能够发现这些区别，这很棒！

治疗师现在开始准备给家庭建议，他们需要帮助女儿吃得更多并增加体重。当做这些事的时候，他向患者展示他对她两难处境的理解，并为其他的家庭成员示范一种对患者的非批判的立场。治疗师的声调是温暖的，并且是实事求是的。治疗师接纳患者的体验，只是稍微提出一些质疑。如前所述，对治疗师来说这些治疗策略不一定是互相区分开的，在临床应用中可能会更多变或有重叠。

强调疾病的严重性和康复的困难
（同时继续将疾病与患者区分开）

治疗师：现在，我想回到你们所有人的感受。你们都用不同的方式描述了这种疾病对你们来说是多么的痛苦。你们一直都很恐慌，一直都很担心，并试图找出最好的办法来照顾 Susan。Susan 也感觉到好像被占据了，无法被触及。Paul 和 Dan 都很清楚地描述了他们对 Susan 和整个家庭的担忧。许多能量都消耗在这上面了。我重复这些的原因是因为我想要向前推进一些，首先给作为家长的你们一个很艰巨的任务。我想让你们仔细思考你们说的话。真的，你们真的需要帮忙找到一种方法让 Susan 克服这个问题。她可以回到医院，继续被喂养，然后再出院回家。她可以一遍又一遍地这样做。有一些患者就是这个样子。但如果你们真的想阻止这种反复，你们真的必须找到一种方法让她恢复到一个基本的、良好的营养状态。当她达到了这个良好的营养状态时，才可以去探究一些背后的问题。如果她身体足够健康，你们就能让她真的像个青春期的孩子一样，可以重新做年轻人的事情，想想政治、朋友，或者离开家做一些事情，而不用在常规的青少年问题之外还要担心她在做些什么，或者安不安全。但是现在这些事一件都做不了。你们已经被这种无时无刻的担心搞惨了。现在，我并不指望 Susan 会喜欢我所说的一切。我希望 Susan 会喜欢，但我知道进食障碍不会喜欢。你们能听出这之间的区别吗？

Susan：是的。

妈妈：异形。

治疗师：异形，你们是这样称呼它的吗？

Susan：这就是我妈妈用来指代它的词。

治疗师：这是个很好的比喻。你是说 Sigourney Weaver（译注：《异形》的导演）拍的电影吗？看起来有点像厌食症。想到要去处理这种非常狡猾的生物所需要的不可思议的策略和技巧，这是一个很好的比喻。现在记住，这不是 Susan。

妈妈：是的，我们知道哪个是 Susan。我们知道什么时候在和 Susan 说话。有时我们不是在和 Susan 说话，是在和异形说话。我们试图通过异形来告诉 Susan。

治疗师：Susan 有时会知道吗？

妈妈：不，她可能不会。好吧，我认为 Susan 知道，但我也认为异形是非常厉害的。

治疗师：你对此有何看法？有什么评论吗？

Susan：没有。

治疗师：（对 Paul 和 Dan 说）你俩怎么样？

（没有评论，咯咯笑）

爸爸：这很有趣，因为 Susan 去医院的那天，他们跟我们说医院要带她去除掉异形。

Dan：我说了吗？

妈妈：你说了的。

爸爸：Dan 不觉得好笑，但我以前总是假装带他们去医院把异形弄走，这是一个情节。

Paul：我甚至不知道我说了这些。

爸爸：虽然他不明白发生了什么事，但他还是很有预见性的。

治疗师：医院是怎么把异形清出去的？

Susan：我被养肥了，养肥了。

治疗师：医院能做的就是把你从死神的手上带走。但是异形仍然存在。我想让你们想象一下 Susan 患了癌症，死亡率是 15%。你们会怎么做？作为父母，你们会怎么做？

妈妈：实际上，那可能更容易处理，因为有些事情你可以做，有些事情你做不到。我的意思是，显然你会寻求治疗，你会和癌症这个疾病做斗争……你会做化疗，你会做所有你需要做的事情，你会祈祷。

治疗师：你也可以把你说的这些，用在这个疾病上。

妈妈：我不认为她会让我……我会去试一试。

将体重恢复的任务交给父母

治疗师：据我所知，这并不是一种癌症，尽管有时候将厌食症比作一种癌症是有用的。然而，重要的是，你们在寻求治疗。我知道你们来到这里是付出了很大努力的。在我看来，这是一个家庭的好迹象。你们为了来这里做出的奉献和做的事，不仅指来这儿，也包括来门诊，这是一个重要的部分。但是还有一些你们作为父母要去做的事情。以前她生病的时候，你们是知道如何喂养她的，我想你们现在也还是能想出一些办法的。

妈妈：我冒出的想法是用鼻饲管。

治疗师：冒出这个想法？你是说我会推荐这个吗？不。我想说的是，因为你是她妈妈，实际上你是有独门绝技的。你也在工作，所以你应该了解关于秩序和规则的东西，你可能需要这些东西。这不是关于 Susan 的，这是关于厌食症的。你会需要监督她，直到她体重正常，吃饭没有问题以及你可以相信她为止。以对抗厌食症的名义监督她。（对父母两个人说）我不会给你们一个怎么做的处方。你们是她的父母，你们了解她。在某种意义上说，你们要对她负责。你们爱她，没有其他人会像你们那样爱她。

治疗师向父母明确表示他们的任务是什么，但不会明确告诉他们应该如何帮助女儿的体重恢复。重要的是把这个任务交给父母，但是要让他们自己去想办法，基于家里的情况和治疗师的指导，怎样才能在这个困难的任务中取得最大的成功。

> Susan：我不认为用不让我去商场来惩罚我是一种很好的解决办法。
>
> 治疗师：我还没听有人提过这个建议。你认为这是可能的吗?
>
> Susan：嗯，她在门诊听说我病情不稳定（在这次会谈前他们去见了儿科医生）时说的。
>
> 妈妈：我说过你不能去购物中心，因为你病情不稳定，需要保存你身体的热量。这样你就不需要通过跑遍商场来锻炼身体。
>
> Susan：跑遍商场（笑）。
>
> 妈妈：嘿，不管怎样，那需要能量。
>
> 治疗师：所以我想强调的一点是，你们俩需要同心协力（把父母作为一对）。步调完全一致。在你们所做的每一件事情上。因为任何的错误都会给厌食症更多的机会来控制 Susan 的生活，并且会让你的努力失去作用。我也想让你弟弟们帮你，Susan。在我看来，Susan，你有很了不起的弟弟们。

在强化父母权威的同时，治疗师也向同胞寻求帮助。他们的任务是在这个严酷的考验中支持他们的姐姐。不是为了帮助他们的父母完成体重恢复的任务，而是为他们的姐姐提供安慰和理解，但不是在吃饭的时候。这样做的目的，是将患者从父母的子系统中解脱出来，并将其与兄弟姐妹的子系统进行重新组合，这会在随后的会谈中成为更加重要的一个主题，不过可以在这里先打下基础，埋个伏笔。

> Susan：我知道，只要他们经常洗澡就好了。
>
> 治疗师：他们看起来很爱你。
>
> 爸爸：他们绝对崇拜她。

Paul：不是崇拜……

爸爸：有一个比喻。太阳随着他们的姐姐升起和落下。

治疗师：也许他们知道一些支持 Susan 的方法，并且可以通过是 Susan 弟弟的关系来给你支持。你们能想到什么吗？你们能做些什么来帮助 Susan 吗？你能做些什么？

Paul：他可以洗头发。

治疗师：也许可以，如果这能让她感觉好些的话。你喜欢他的头发干净吗？

妈妈：他可以洗他的头发，如果你喝……

Susan：可以啊，但这不完全是平等的交换。

妈妈：当然是啊。对你来说他洗头发和……和对他来说你吃东西是一样重要的。

Susan：对我来说没有那么重要。你知道，我不是必须要见他。

治疗师：嗯，也许这不是一个很好的例子，但是有些事他们是可以做的。他们中的任何一个人。比如，花时间和你在一起。当觉得有困难的时候，和你一起找些事做。你喜欢和他们一起做些什么吗？

Susan：（点头）

Paul：那取决于做什么。

治疗师：跟厌食症无关的事，Susan 喜欢做的事情。那些能加强你们三个人之间的特殊纽带的事儿，能帮助你们三个人一起对抗厌食症的事儿，你们三个人也都能帮上忙的事儿。

Susan：我觉得我是被迫做这些……

治疗师：嗯，也许吧。如果这很简单，如果你能拍拍手就让厌食症走开，你就不会有压力了，对吧？我知道，我想你们的父母和兄弟也知道。但是他们想帮助你战胜它。你会让他们帮忙吗？至少有时让他们帮你？

Susan：我想也许吧。我不想一辈子都生病。我一点儿也不想生病。

在这次治疗的最后，治疗师试图面对患者对治疗方案的阻抗。在这样做的过程中，他试图尊重她的体验，同时提示她也有改变的意愿。

为下一次治疗会谈——家庭用餐做准备，并结束本次治疗会谈

治疗师：我想给你们看一个生命曲线（在空中画了一个想象的曲线）。这里是 15 岁，这里是 30 岁。患厌食症的人大约有 3 年的时间，在那之后几乎无法痊愈。

所以现在努力克服这种疾病是很重要的。你们所有人，都要为此贡献你们的资源。这可能要占用一些你们通常做其他事情的时间。但从长远来看，这将节省时间，这将会挽救 Susan。想想这些。

让我告诉大家下次我们做什么。下次我要让你们带午餐到我的办公室，还要带你们（对父母说）认为 Susan 需要吃的东西。你们想要她吃什么，怎么吃能好起来。你们需要负责帮助她，因为她自己没办法做到这件事。她告诉我们这是一场艰苦的战斗。她也在战斗，但她需要你们的帮助。所以我们要做的是，我们会来到这里，你们一起吃饭。我不会吃东西，所以你们不必为我带东西。但你们都要在这里吃东西，在这个过程中我会和你们讨论。记住，是下周五。

好的，让我来总结一下。首先，我从你们每个人那里都感觉到一些你们家互相之间的温暖和关怀。其次，听起来好像每个人都在以不同的方式担心。从恐惧到惊慌，再到对家庭所面临的真正关乎生死的问题的担忧。然后我们讨论了把 Susan 从疾病中分离出来。我们可以清楚地看到，我们真正对抗的是这个疾病。我们希望 Susan 能够康复，回到她的生活中，因为我们都和她在一起。再次，我们谈到了你们两个的重要性（对父母说）。这周你们要一起仔细研究一下

如何一起合作，来确保 Susan 得到她需要的帮助。为确保这一点，要在一段时间里去做任何需要做的事。好的，谢谢你们。我很感谢你们的到来，我们下周见，记得带着你们的食物。

　　治疗师对在第一次治疗中必须完成的任务做了很好的总结：①了解家庭的每一个成员；②强调病情的严重性并加强他们的关注；③将疾病与患者分离；④让父母了解他们必须要着手开始做的帮助患者恢复体重的艰巨任务。

第6章

第2次治疗会谈：家庭用餐

第2次治疗会谈包含了一次家庭用餐。在第1次会谈结束时，父母被要求为他们的女儿准备一顿能满足饥饿状态下的营养需求的饭。在第2次治疗会谈中，治疗师希望增加对患者和家庭的理解，并提供家庭能够在帮助孩子增加体重方面取得成功的希望。对家庭的评估不仅仅是这么一次，在整个治疗过程中都会不断增进理解。家庭用餐中，治疗师开始对用餐时的家庭沟通模式进行评估，支持父母劝说女儿比她事先预想的多吃一些。在这个过程中，要确保患者感受到治疗师和她的家人是在支持帮助她渡过这关。

本次咨询的主要目标是：

- 继续评估家庭结构及其可能对父母成功帮助孩子增加体重和正常进食能力的影响。
- 为父母提供一个在帮助孩子正常进食方面体验到成功的机会。
- 针对性地评估家庭在用餐时有力量的部分和不足的部分。

为了达到上述目标，治疗师要进行以下干预：

1. 为患者称重。
2. 了解既往并观察当下在准备食物、用餐、家庭讨论与吃有关的话题，特别是涉及患者时的家庭模式。
3. 帮助父母说服孩子吃得比她计划的更多一些，或者帮助父母"上道儿"，为如何更好地促进女儿正常进食和增加体重想办法。

4．让患者与她的同胞结盟，以便在用餐以外的时间得到支持。

5．结束咨询。

为患者称重

在每次会谈开始前，由治疗师为患者称体重。在这 5 ～ 10 分钟里，治疗师应始终如一地对患者在进食方面的挣扎以及家人在让她吃得更多方面的努力给她带来了怎样的影响表现出关心和理解。当其他家庭成员加入到患者和治疗师的会谈后，用向家庭成员报告体重的方式帮助为会谈设定基调。如果患者的情况很好，基调就是相对乐观的，而如果患者的体重下降或者没有增加，会谈的调子就要显得严阵以待。

了解既往并观察当下在准备食物、用餐、家庭讨论与吃有关的话题，特别是涉及患者时的家庭模式

为什么

对家庭的评估显然不是能一次性完成的，这是一个随着治疗进展不断加深理解的持续性过程。对家庭中互动模式（例如，代际问题，父母联盟差，身份划分的重要性）的概括总结常常是令人困惑的。例如，用 Minuchin 对心身问题家庭的描述（Minuchin et al.，1975）制作可操作的评估工具的尝试是不怎么成功的（Dare et al.，1990；Dare，Le Grange，Eisler，& Rutherford，1994）。然而，这些概括的重要性在于它们往往是家庭治疗的靶点。治疗性用餐是一次"活现"，尤其是用餐的任务把这些家庭互动过程凸显出来，给治疗

师提供了生动的观察机会。观察收集到的信息，可以帮助治疗师确定并计划干预的策略，以对那些帮助维持了病态进食行为的无益互动模式进行干预。最后，在接下来的治疗会谈中，治疗师想要做的就是打破无效的联盟关系——例如，患者和父母之一的联盟——目的是让父母能以一种强有力的方式一起行动。那种代际的联盟可能在下面的情况下发生：父母一方以坚定坚持的态度强制患者进食，而另一方则成为患者及其症状的同盟，争辩说食物量太大或者含的热量太高。形成如此代际之间而非父母之间的联盟是会起反作用的。

对家庭结构的了解，即高频重复的沟通、控制、养育、交际、形成边界和联盟以及解决问题的模式，在整个家庭会谈中会不断深入，但家庭用餐中这些模式可能会变得更加明显或突出。家庭用餐强有力地曝光了家庭的组织特征。同样地，理解这些家庭模式和患者症状的意义有助于让治疗师对家庭改变的促进更有效。这个治疗方法并不认为症状是特定家庭结构的结果。然而，可能有一些家庭互动模式会让家庭在症状面前无能为力。除非饮食模式发生改变，否则进食障碍患者的症状是无法改善的。换句话说，厌食症患者要想好起来就必须增重。家庭疗法之所以有效，并不是因为它去掉了家庭中的病因，而是因为它改变了家庭对女儿进食障碍的反应和管理方式（Le Grange et al., 2011）。

对于青少年患者来说，目标是建立一套类似于在良好的进食障碍住院治疗设置中的饮食治疗方案。父母必须在指导下去建立一种家庭内的文化，即要在一定的时间内进食和吃完一顿饭，而这一要求是坚持不懈和强有力的。换句话说，患者除了遵从父母的意愿外，别无选择。

怎么做

首先，让家庭开始摆放好饭菜（午餐或晚餐，具体取决于会谈的时间）。治疗师不参与用餐，而是通过观察用餐过程中的家庭礼仪和询问有关进食的针对性问题，来了解到更多的家庭特征。例如，治疗师可能会问父母之中正在摆放饭菜的一方是否在家里也通常是这个角色，他们带来的食物是否和他们平常在自己家里吃的是一样的，在家里谁来准备食物、谁来采购食品，等等。这样聊天是为了让家人更放松下来，并帮助治疗师和家人了解在这些方面可能做出什么改变。换句话说，治疗师开始问询与进食有关的日常行为，这些行为对父母促进孩子体重恢复的努力起到了支持或阻碍的作用。

治疗师让每个家庭成员都有机会说说自己是如何知道别人的想法的，或互相询问对方是如何知道别人在想什么的。最重要的是，治疗师已经观察到了一些与厌食症的发展有关的家庭互动过程，现在有机会直接观察家庭在吃饭的过程中总体上是如何互动的，以及在关系到进食障碍的时候是怎样互动的。治疗师已经在前面的治疗会谈中进行了一些评估，了解了患者的精神状态和所有家庭成员的特点。

帮助父母说服孩子吃得比她计划的更多一些，或者帮助父母"上道儿"，为如何更好地促进女儿正常进食和增加体重想办法

为什么

家庭用餐的一个目的是让治疗师帮助父母支持他们的女儿吃下比她预计的多出哪怕一口的食物量。这种象征性的行为很重要，要达到这个目标，家庭用餐的持续时间可能会长一些。通常我们给这次治疗会谈的时间是 60 ~ 90 分钟，而不是传统的治疗时长。治疗师不必在家庭用餐上取得更多的成就，因为这样效果就很显著了，现

在患者知道她的父母有了一个新的资源来帮助她增加体重。

此后，带着这些认知，父母会更有权能感，可能会发现让女儿多吃些变得容易点儿了。而且，尽管斗争可能还会持续几个月，支持更多食物摄入的父母权能改变了患者、父母和食物之间的关系。治疗师希望在治疗纽带的影响下，利用家庭在这种陌生的家庭治疗设置下的迷惑状态，来打破旧的和熟悉的模式，以推动特定的改变。

在探索患者的态度和信念以及她和家人之间的关系之前，先帮助患者吃东西，看起来就像是把马车的车厢放在了马的前面。然而，治疗师需要指出的是，尽管前一种方法似乎是最亲切的，能尽量减少冲突，但它并不具有可靠性和可预测性，无法确保挽救他们女儿的健康。更重要的是，他们的女儿的自我饥饿和瘦弱的状态首先是一场医疗危机，应该第一时间得到解决。因此，治疗师应该不断向父母提示他们必须做些什么来让女儿吃得比平时多。在这样做的过程中，治疗师强化了父母的联合行动，使父母彼此一致，并开始将患者从父母的子系统中移出。治疗师的支持和顾问方式帮助父母可以使用治疗师提供的信息和指导，同时又自己做出决定。父母成功地支持他们的女儿摄入足够的热量，标志着家庭的一个重要转折点。父母感到有能力开始战胜进食障碍，并振作起来继续完成这项任务，而患者可能会感到宽慰，因为父母表现出了克服进食障碍规则的耐力。患者对饮食的态度和信念，以及她与家人的关系在治疗的第一阶段是一直被间接地探讨的。最后，重要的一点是要指出体重恢复过程主要是父母的任务。也就是说，关于这部分的讨论治疗师都是直接指向父母。在这一过程中，同胞起的作用是不同的，我们会在稍后描述。

怎么做

家庭用餐情况的差异会非常大，因为每个家庭都有自己的吃饭和用餐习惯。一些家庭可能会为他们患厌食症的孩子带来一顿俭省的特制食物，与她严重的饥饿状态不符，然而父母为自己准备了适当的饮食。这时，治疗师可以用一种非评判的方式提醒家人：

> "你必须给你挨饿的孩子提供可以帮到她恢复正常体重的食物。给她这个量或这种食物（指他们给女儿带来的食物），是纠正不了她的问题的。"

治疗师必须帮助父母深入了解关于适当喂养一个发育中的孩子的知识，并说：

> "全脂牛奶和带奶油酱的意大利面才会有用，而不是沙拉。"

不过，大多数家庭都能以这样或那样的形式，带来可以开始扭转患者饥饿状态的餐食。这时，治疗师就要指导父母通过鼓励女儿吃掉放在她面前的食物来开始掌管饥饿的孩子的饮食。回避面质和冲突常是家庭对待节食行为的惯用方式，这在用餐开始时通常就很明显地显现出来。治疗师建议父母坐在患者的两侧，不要讨论食物的种类或数量，而是要通过填满女儿的盘子来采取联合行动。治疗师一直指导父母，就如何一致行动给出重复和坚持的建议，以迫使父母逐渐增加口径一致的让女儿吃饭的劝说。在"指导"父母的时候，治疗师有时直接站在父母的身后，就像提词器一样为他们提供具体的建议也是必要和有用的。让父母回忆女儿小时候某次重感冒卧床时，他们努力想办法让她吃东西或者服药的经历常常会很有帮助。治疗师可以说"你会找到让她吃东西的办法的"或者"你知道如何喂养一个饥饿的孩子，你不需要专家的营养建议"，以此来增强他们对这个任务的信心。就孩子的年龄而言，这一过程有时是不雅的、让人没面子的、不相称的，但让她吃得比她预计的多，往往标志着一个转折点。也就是说，治疗师大多数情况下只指导父母说两件事：①"我知道这对你来说很困难。"（共情和理解）②"但你必须吃掉你面前的食物。"一旦父母一方说出了这两点，另一方就要重复同样的期望："你妈妈和我想让你吃掉你面前的东西。"要鼓励父母一遍遍地重复这个期望，直到患者开始吃东西。在此提醒，是鼓励父母像专科住院部里的专业护士一样行动。换句话说，进食是坚持不懈的持续督促的结果。除了吃饭，别无选择。

让患者与她的同胞结盟，以便在用餐以外的时间得到支持

为什么

在有厌食症孩子的家庭中经常会观察到代际的联盟，而不是父母间的联盟。治疗师的作用是让父母共同努力，作为一个团队（父母间的联盟）一起合作，帮助他们成功地帮助孩子增加体重。治疗师应该反对不健康的家庭行为，包括会干扰促进体重恢复过程的行为，导致混乱的沟通、破坏父母有力的掌控、模糊清晰的代际界限以及（或）妨碍维持清晰的身份划分的行为（Dare & Eisler，1997）。例如，父母一方在以一个坚定的、坚持的方式迫使患者吃东西时，另一方却成为了患者症状的盟友，争辩说不可能让她吃下那么多。这样的代际联盟，而不是父母间的联盟，是应该被反对或面质的。

在为父母赋能的同时，分配给同胞的角色是不会影响到父母和他们的任务的。相反，要强化同胞对患者非批评性的支持和同情。也就是说，让患者与自己的同胞结盟，以建立健康的代际界限，而不是被拉入最终会起到维持进食障碍作用的父母联盟里去。同胞不要干涉或评论父母在用餐时间的努力。

治疗师想要把患者划分到同胞子系统的原因，在 Minuchin 和同事的工作中有很清楚的描述（1975）。除非治疗师能成功地将她从父

母子系统中增补的位置上解脱出来，并将她"降级"到她的同胞子系统，患者是不能克服她的进食障碍的。在独生子女家庭中，治疗师遵循同样的原则，但可能必须强调，患者应该找一个可以信赖的朋友或表亲。治疗师的目标很明确，想让父母一起工作，加强父母子系统和同胞子系统之间健康的代际界限，同时也支持青少年发展适当的支持系统。

怎么做

治疗师必须一方面支持父母的联合努力，以促进他们女儿的体重增加，一方面表达出对患者糟糕的困境的以下理解——被进食障碍所困；治疗师释放了她父母的"洪荒之力"，来拿走她仅有的认同感和权力；当这一切发生在她身边时，她感受不到任何支持。治疗师会对患者说（并间接地提到她的兄弟姐妹）：

> "当爸爸妈妈尽一切努力来对抗你的疾病，让你恢复健康的时候，你会觉得他们对你来说是可怕的。你需要能够告诉别人你的处境有多糟糕。也就是说，你需要像你的兄弟姐妹或学校的朋友那样的人来听你诉苦。"

之后，治疗师会转向患者的同胞，鼓励他们去支持自己的姐妹，不是支持她继续去厌食，而是在她被事态的扭转搞得很崩溃时去安慰她。需要明确的是，这种策略并不意味着父母就不用去支持他们的女儿了。正如前面所指出的那样，要指导父母始终如一地对孩子表达理解和感激，知道让她吃下比她想的要多的食物对她而言有多可怕，这是她不惜一切代价想要避免的。

结束本次治疗会谈

治疗师应以乐观的基调结束治疗会谈，几乎不管是否有实质性的成功，都要对父母和家庭所付出的努力表示祝贺。从这次治疗会谈中，家长们在能做些什么来帮助他们的孩子这点上必须获得更多的希望和鼓励。大多数的治疗会谈都应以积极的调子结束，但当患者体重下降或者没有达到预期增长时，还是要多敲敲警钟，提醒家庭警惕不把促进体重增加和正常进食坚持到底的严重性。

治疗会谈的回顾

主治疗师应该把他在这次治疗会谈中的发现和期望传达给其他团队成员。此外，他应与治疗和顾问团队一起回顾以下问题。

第 2 次治疗会谈中的常见问题

如果家庭没能带来任何食物怎么办？

这种情况很少发生，但当它发生时，治疗师应该表达他的关切，即这可能会推迟家庭开始体重恢复过程的行动。治疗师应该用一种非批评性的方式去探究，是什么阻止了他们采取这一重要步骤。治疗师可能不得不用这次治疗会谈的时间来让父母重新振作起来，承担这项艰巨的任务。如果治疗师的工作环境有提供食物的简餐厅，那么他也可以让父母去一趟，稍后再开始这次治疗。

如果家庭为自己准备了合适份量的食物，却为女儿准备了很小份量的食物，那该怎么办？

治疗师利用这个机会引导父母重新评估他们希望饥饿的女儿吃的食物份量所含的热量，目的是让他们认识到，不健康的或这么少的食物不足以使女儿体重稳步上升，并最终恢复健康。尽管有患者的抗议，治疗师还是要通过他坚持不懈的指导来帮助父母一起决定，为了增加体重，一个饥饿的人应该吃多少东西。在某些情况下，治疗师可能建议带两份餐，一份反映父母认为女儿应该吃的东西，另一份反映父母认为女儿会吃的东西。这能具体地呈现出在体重恢复过程中起点和目标达成点之间的差距。

如果治疗师对家庭有了情感上的卷入怎么办？

对家庭的评估往往取决于治疗师是以什么方式融入家庭的。卷入的情况时有发生，因为我们的社交训练往往会使我们去适应家庭的模式。我们调整自己的角色和风格，以匹配家庭的模式。由于不自觉地适应家庭模式可能使家庭在克服进食障碍方面没有效果，这一风险属于专业性的潜在危害，所以同辈督导或观察小组的存在是很重要的。督导的作用是修正和发展治疗师对患者家庭的直接反应。

如果父母不能让他们的女儿吃得比她预计的多，那怎么办？

治疗师利用这个机会让父母重新振作起来，一回到家就立刻采取持久的行动，鼓励他们的女儿吃东西（例如，在下一顿饭的时候，继续做出类似的努力喂养他们的女儿，参见第3次治疗会谈的方案）。治疗师还利用这一事件向父母们展示疾病的强大程度，以及需要多么强力的措施才能挽救他们的女儿。治疗师应该敦促父母莫要沮丧，要努力在接下来的几天里发展出一个促进进食和体重增加的方法。对于治疗师来说，支持和强化父母的喂养能力是至关重要的，他可以对父母说：

> "你在养育孩子方面一直干得很出色，直到家庭被疾病控制。而你在其他孩子的养育上还是做得很好，所以对这个生病的孩子你也一定能重新获得促进她恢复体重的胜任力。"

如果患者病得太重不能在院外治疗了怎么办？

如果治疗师发现让父母帮助饥饿的孩子进食和恢复体重很困难，

可能说明患者病得太重而无法在医院外接受治疗了。治疗师必须使用他的最佳判断来确定在什么时候该建议患者住院治疗。当然，这是一个令人遗憾的转折，可能会使治疗在多个层面上变得复杂。第一，在一个进食障碍专科病房中获得一张床位可能很难。第二，父母可能会把需要去住院体会成自己的又一个失败，而患者的进食障碍可能会变得更顽固。第三，一旦患者出院，重新动员家人再次尝试这个困难的任务可能会失败。显然，治疗师应该努力防止这一幕的发生。然而，有时，治疗师不得不安排患者住院治疗。在表3.2中给出的住院治疗标准可能有帮助。

在患者住院后，仍有可能继续采用本手册中使用的家庭治疗方法。例如，住院治疗可能是又一个证据，表明饮食问题严重，需要父母们投入到克服这种疾病的努力中去。它可以被看作一个新的危机，鼓动我们采取更主动的行动。另一方面，住院可能会被体验为家庭和治疗师的失败。这样的观点是无益的，应该避免。而重点应始终放在父母要在孩子出院后继续承担恢复体重的任务上。

因为家庭是不大可能参与到孩子住院时真正的体重恢复过程中的，所以家庭工作的重点应该是关于他们孩子的医学问题的严重性，以及父母需要采取行动来扭转这一局面。在医院的设置下，继续支持父母发展权能感可能有困难，但还是要去做。因此，医院里的家庭治疗能做的是有限的。

如果患者在这次治疗会谈中吃得很好怎么办？

患者吃得很好，可能会破坏家庭用餐的作用。正如前面指出的，家长应该在这次治疗会谈中得到成功的经验。如果患者吃了，我们就错过了给予父母直接的权能体验的治疗机会。他们可能已经被进食障碍折磨了好几年，这可能是他们第一次能感觉到可以控制这个疾病的机会。

因此，在家庭用餐时要求患者去抵抗父母让她吃东西的企图会有用。治疗师可能会说：

> "我意识到你想要帮父母的忙，你为他们的苦苦挣扎感到
> 不安。我相信有一部分的你也非常害怕，害怕进食障碍太强大
> 了，令你能让父母无法阻止你挨饿，甚至死亡。另外，让人看
> 着被逼吃东西也会觉得丢脸。所以，说了这么多，我想要的是
> 你尽你所能阻止你的父母让你吃饭，因为我不想你放弃你那令
> 人钦佩的坚韧和独立的活力。不过，我真正想要的是，让你的
> 身体更安全，找到更健康的方式来利用你性格中的优势和个
> 性。正如我所说的，我不希望你放弃为自己而战。我认为要为
> 自己而战的话你需要更强大。这就是为什么你需要得到适当的
> 营养。"

这是一个悖论干预，给出的是矛盾指令，即，如果患者依从了
指令，她就是在做治疗师让她做的，如果她不依从（如果她吃了），
她就是在按父母的要求做，这也是治疗师最终想要她做的事儿。值
得一提的是，AN 被患者看作是一个"朋友"，一种支持性的、有价
值的存在。拿走 AN，就是在剥夺她重视的东西。可以承认这一点，
把患者的观点当作她真实的信念和需求来接纳。

如果在治疗会谈开始不久患者就吃了比她预计的多的食物怎么办？

这是可能发生的，即患者相对较早地屈服于父母给她施加的压
力，让她吃得比她计划的要多。如果这发生了，尽管治疗会谈明确
的行为目标已经达成——也就是说，这个患者吃了比她预计的多的
东西——在这个过程中，仍然有机会教育、支持和鼓励父母们去努
力。换句话说，继续给父母赋能，让父母学习如何帮助他们的女儿
增重。

第7章

第2次治疗会谈：实战

　　本章提供了一个第2次治疗会谈的案例。开始简单介绍患者及其家庭的背景。本次治疗会谈按照实施的干预分成了几个主要部分。此外，随着会谈的展开，使用了解释性文本指导读者了解治疗师当时心中的目标。

　　回顾第2次治疗会谈的主要目标：

- 继续评估家庭结构及其可能对父母成功帮助孩子增加体重的影响。
- 为父母提供一个在帮助孩子正常进食方面体验到成功的机会。
- 评估用餐时的家庭互动。

　　为了完成这个目标，治疗师在这个阶段需进行以下干预：

1. 为患者称重。
2. 了解既往并观察当下在准备食物、用餐、家庭讨论与吃有关的话题，特别是涉及患者时的家庭模式。
3. 帮助父母说服孩子吃得比她计划的更多一些，或者帮助父母"上道儿"，为如何更好地促进女儿增加体重想办法。
4. 让患者与她的同胞结盟，以便在用餐以外的时间得到支持。
5. 结束治疗会谈。

临床背景

17 岁的 Rhonda 是一个双亲家庭中的独生女。她在大约 4 个月前被确诊为厌食症。她被要求住院治疗近 4 周以改善严重的营养不良以及不稳定的躯体情况。过去 Rhonda 还会偶尔暴食和清除，这些情况在现在已经很少见。Rhonda 的双亲都是初婚，没有其他的孩子。他们都在当地工作并且不需要出差。Rhonda 是一个成绩优异的好学生。她叙述她在同学注意到自己体重减轻并称赞了自己的外貌后开始出现了进食障碍。

为患者称重

这次治疗会谈由为患者称重开始。治疗师注意到她的体重比上次会谈时有所减轻。治疗师利用这个机会去了解孩子对于过去一周的进展有什么想法，评估她对体重增加或减少的反应。这可以帮助治疗师去衡量患者对父母恢复体重努力的一些反应，以及为治疗师提供一个与患者建立关系的机会。治疗师与孩子进行 5 ～ 10 分钟的谈话后父母加入进来。他们带来了午饭并开始从袋子里将饭取出。

了解既往并观察当下在准备食物、用餐、家庭讨论与吃有关的话题，特别是涉及患者时的家庭模式

妈妈：我们是要在这儿吃饭吗？

治疗师：是的。

爸爸：还做别的什么吗？你不需要再问我们什么问题了吗？

治疗师：需要。我们会在你们进餐时继续谈话。

爸爸：好。因为这里没有微波炉之类的东西，我们不知道可以带些什么过来，所以我们买了熟食。

治疗师：都是谁去买的？

爸爸：我爱人还有我。

妈妈：但我们是提前做好了计划的。

爸爸：对的，昨天晚上做的。

治疗师：所以你们在昨天晚上讨论了这个事情？

妈妈：嗯，对。这就是我想说的。

治疗师：你可以告诉我这个星期过得怎么样吗？

爸爸：我们在周日一起去了酒店吃香槟早午餐。我很久都没有见过 Rhonda 吃这么多的食物了。她做得很棒。她吃了所有的食物，从沙拉到厚巧克力甜点。她做得很棒，真的很棒。

治疗师：你们经常在家吃饭还是在外吃饭？

爸爸：平常大部分时间都在家吃饭，我们只在周末出去吃。

妈妈：当我们有更多时间的时候。

爸爸：因为我们喜欢在周末出去吃早茶或晚餐，让别人为我们服务，特别是早茶。

在这个家庭准备餐点的过程中，治疗师开始跟他们聊与吃饭相关的话题，不仅对在诊室里，也对在家中及其他地方的用餐情况进行评估。因为在别人面前吃饭这种事情会让人感到很尴尬，所以治疗师一开始会鼓励他们进行一些日常谈话（运动、学校……）来帮助这个家庭放松一些。同时治疗师希望用餐过程可以尽可能接近平常的样子，所以在会谈早期话并不多，等到后面当他得到足够的信息就活跃起来了。

妈妈：没有洋葱（指三明治）。我们去了熟食店，我看见了鸡肉沙拉、土豆沙拉。我说，糟了，我们怎么办？因为我没见着金枪鱼沙拉。我就问了售货员，结果她说"有，我们有金枪鱼沙拉"。

治疗师：（对 Rhonda 说）是你吃金枪鱼沙拉三明治么？

Rhonda：是的，我最近一直都在吃鱼。

爸爸：我们吃着你看着，这有点儿好笑。一般情况下吃东西都是大家一起的。

治疗师：我知道这是有些怪怪的，不过我的工作就是做些不一样的事情，就是要跟你们聊聊这顿饭。

爸爸：这并不影响我。

治疗师：所以通常在家里……我注意到是你（对妈妈说）从袋子里拿出东西来递给大家。在家里也是你来做这件事吗？

Rhonda：嗯……有时候是。大部分的时间都是爸爸做。

治疗师：这是你们家的习惯吗？

爸爸：说不好，可能是因为我做饭或者说是大部分的饭都是我做吧。

治疗师：所以说么。

爸爸：也可能是 Rhonda 做。她不做饭（指妈妈）。

妈妈：我可以做饭，就是我做得不好。

治疗师：所以从这个意义上讲，今天跟平常差不多。你不做饭，但你会做类似分餐的事儿。这就是你的角色。自从 Rhonda 出生后一直都是你（对爸爸说）做饭多吗？

Rhonda：我妈妈做烤奶酪三明治。

爸爸：不，她以前常做饭，但现在不了。

妈妈：我想是因为没有时间做饭。因为下班后我太累了。我工作的地方在市中心，到家的时间总是很晚。

Rhonda：她会比我爸爸晚到家 1 个半小时。

爸爸：（对妈妈说）而且你工作的压力比我大。

妈妈：我从来不将工作中的压力带出来。我都是讲"我像平常一样过了糟糕的一天"。这还行。"好了，你怎么样，工作和学校怎么样？"我将注意力放在他们的身上。我不将我的问题带回家。

Rhonda：通常都是我将所有在学校的问题带回家。

治疗师：（对 Rhonda 说）你跟他们讲哪些事情？

Rhonda：就是，在餐桌上或者别处，比如，要是我跟老师之间发生了什么问题。倒也没发生什么，这4年里也就有一个老师，就在去年。嗯，反正通常我是那个聊学校之类事情的人。

治疗师：所以，Rhonda，你们通常是怎样用餐？你们共同分享，是吗？

Rhonda：事实上，最近我几乎没有像他们一样进餐。因为当他们吃肉或其他类似的食物时，我都几乎没有吃。在我出院以后，我都是吃豆制品之类的食物。因为豆类的蛋白质含量很高，吃能量棒和 Boost 主要为了蛋白质。我不喜欢很多的肉。嗯，其实我喜欢肉。就是我很久没有吃肉了，我平常都在吃类似素食汉堡之类的东西。都是没什么肉的食物。

妈妈：你是从医院知道的素食汉堡。

Rhonda：呃，因为我是在医院第一次吃到它们，并且我喜欢吃它们。

治疗师：是指田园汉堡？

Rhonda：是的，我吃田园汉堡，不过我在医院里吃的是素食汉堡。

妈妈：它们是一回事。

治疗师：那你自己做饭的时候会做些什么呢？

Rhonda：是指我会吃的还是仅仅是用来做饭，像是……

治疗师：哦，这很有意思，你做你不吃的东西？

Rhonda：是的。

治疗师：我们先谈一般你都做些什么，之后我们再谈你会吃什么。

Rhonda：我喜欢做饭，甚至是民族食物。我喜欢做美式菜、意大利菜和中国菜。

爸爸：她做饭很好，真的很好。

治疗师：有没有一种食物你做得比别的都多？

Rhonda：就食物来讲，没有。

治疗师：特别喜欢的菜单？

Rhonda：我喜欢从头开始做面包和糕点，因为我喜欢，喜欢把东西弄得很漂亮。例如感恩节的时候我做了一个南瓜派，并且放了一层很好看的饼干。我喜欢安排东西，并做装饰使得菜变得更漂亮。

治疗师：所以当你呈上你所做的菜的时候，你会摆盘？你摆好盘并像餐厅一样上菜？

Rhonda：嗯哼。我喜欢那么做。

爸爸：在她做饭的时候她不让我们进厨房。我们需要坐在餐桌旁，她会为每一个人盛上饭菜。

治疗师：就像一个餐厅。

Rhonda：我不喜欢，就算我们厨房挺大的，我做饭的时候要是有别人也在里面干什么就会感觉很拥挤。所以我更像是，我不喜欢有任何人在那里。

治疗师：（对爸爸说）你怎么样？通常你都做什么饭？

爸爸：什么都做。

治疗师：你有没有什么擅长的？

爸爸：没，没什么擅长的。鸡肉、伦敦烤肉、牛排。

治疗师：你也摆盘吗？还是就像一般家里那样装盘？

爸爸：多数时候都是我来做饭和分餐。自从 Rhonda 从医院回来，我就不给她弄了。我们让她自己弄，挑她想吃的东西吃，她自己做，或者在厨房，然后拿到餐桌上。

这些信息帮助治疗师了解这个家庭是如何调整了自己，来为进食障碍"腾出空间"的。可以注意到，在这个过程中治疗师尝试去"采访"每一个家庭成员，寻找观点中的差异，以及可能为父母帮助女儿恢复体重的过程提供有用的策略的参考依据。在这个案例中，治疗师特别指出并强调了父亲在准备食物与提供食物时所扮演的角色。这也许会在这个家庭鼓励女儿进食时起到帮助作用。治疗师也发现了 Rhonda 做饭是"给别人吃"，而这个习惯可能需要改变。治疗师尝试充分利用在医疗环境下用餐这种"怪怪的处境"带来的"憷"的感觉。

> 妈妈：但是假设她想吃我们做的饭，或者想吃其中的一部分，我们会问她想吃多少，然后她会告诉我们。
>
> 爸爸：或者她会自己盛。
>
> Rhonda：我喜欢吃土豆，特别喜欢吃土豆。
>
> 爸爸：这个怎么样？（指三明治）
>
> Rhonda：挺好的。
>
> 妈妈：你的脆皮三明治怎么样？
>
> 爸爸：不错。
>
> 妈妈：这个不那么乱……
>
> 爸爸：我饿了。
>
> Rhonda：我外婆在外面自己吃饭。她喜欢坐在角落，这很有趣。上次保安都过去了，他们还以为出了什么事情。
>
> 治疗师：她通常都住在你家吗？
>
> 爸爸：不，她住在辛辛那提。
>
> 治疗师：哦，那她是来串门的。所以正常情况下她不会和你们一起吃饭。现在你们三个一起吃饭的情况才是日常。
>
> Rhonda：她本来应该在我住院时来的，然后……
>
> 治疗师：（对妈妈说）这是你的妈妈？
>
> 妈妈：是的，这是我的妈妈。
>
> Rhonda：事实上，我爷爷奶奶住的地方离我们也就 5 分钟的路程。但我们也不是很常见面。我偶尔会到他们那里，也许喝些咖啡、

玩玩纸牌或者做一些别的事情。但是我们不一起吃饭，除非是一些特殊的场合。我们差不多就是去看看他们，不是多正式的事儿。

很重要的是要确认是否有其他的家庭成员或者家庭成员以外的人在进餐的过程中扮演重要的角色。在这里，治疗师尝试去了解祖父母们分别在这个家庭的日常进餐中可能会扮演的角色。治疗师判断，虽然现在外婆在家中做客，但她并不是这个家庭的常规进餐成员，所以这个家庭做出了一个正确的选择，没有邀请外婆参加这次会谈。

治疗师：你会邀请朋友来家里吗？你是一个喜欢社交的人吗？

爸爸：不多，不是。

治疗师：你不是个爱热闹的人？

爸爸：不是。

妈妈：Rhonda 的朋友偶尔会到家里来。上一个来的人是你的朋友 Laura。我记得应该是上周，对不对？

Rhonda：好像是吧。我通常不邀请我的朋友到家里，因为我喜欢那种出去做些什么事情，我喜欢离开家玩。比如说夏天，我会每周末去她们的家里。因为到了夏天，我没有暑期班之类的。我待在她家，不是每天，但大部分时间都是。

治疗师：你会在她家里吃饭吗？

Rhonda：在她家，她们没有固定的时间一起坐下来吃饭。她们是那种在她们想吃的时候就会吃的人。所以不是很正式。她很多朋友都是顺路过来玩一会儿的。她很多朋友我也认识。她们可能会顺路过来，也可能找点儿吃的。有时她的继父会下厨，因为他是个中餐厅的厨师。

爸爸：是吗？你从来没有告诉过我这些。

Rhonda：他会做饭。我在夏天会吃很多的亚洲食物。我很享受这一点。我会吃面包和麦片。她们买了这一大盒的东西，因为她们知道我喜欢吃麦片，并且它有很多的小盒子。你知道麦片的，很多种的。

治疗师：你们家有固定的进餐时间吗？

妈妈：我不知道。嗯，我们在一起吃饭。我们是否会晚一些吃饭取决于我们下午的工作，但是我们通常都是一起吃饭。

治疗师：晚饭？

妈妈：是的。

治疗师：还有没有别的时间你们通常一起吃饭的？

爸爸：早餐。

妈妈：早餐，在我们去工作或上学之前。

治疗师：你们会坐下来吃早餐吗？

妈妈：不，我们其实是站着，在厨房，时间比较紧。

治疗师：但是你们也是在一起吃？

爸爸：是的。

Rhonda：嗯，那要看情况了。比如现在，他们去上班，我还在睡觉，因为现在我不用去上学。所以我有时和外婆一起。通常我起床后自己吃饭，因为她起床很晚。不是特别晚。我们会一起外出吃午餐或者别的什么。但是在最初，最初她来的时候，我大概刚出院3天。我特别生气，因为她做的刚好相反。我有些恼火，但是现在我好多了。

爸爸：她只是试图让你吃饭。

妈妈：就像我妈妈讲的，她在表达强硬的爱。她会讲这种有些过时的话。

治疗师：所以你知道这并不是真正的批评你，她只是想帮助你。不过忠言逆耳。

爸爸：我们告诉过她退后，在我们知道要往哪个方向走之前，不要插手这件事。她也这么做了。

治疗师：你们一顿饭花多长时间？

爸爸：通常大概 1 个小时。

治疗师：你们会坐下来聊这一天的事儿吗？

爸爸：哦，会的。

妈妈：我们偶尔会外出吃晚餐，在餐厅就会待 2 个小时。我们一直在吃晚饭，当别的餐桌的人离开的时候我们仍然还在。我们创造了一个交流的时刻，一个家庭时刻。

爸爸：我不喜欢坐下，吃，吃完就撤。我可不会这样。

妈妈：即使我们去三明治店或者其他快餐店，我们也会在那里待 2 个小时。

治疗师：所以这是一个模式，你使得它成为一个社交活动，或者你在这个过程中创造了一个享受食物的方式。

妈妈：我们通常都是这样。

治疗师：Rhonda 的进食障碍让她吃东西变得特别困难，这对你们一起吃饭的影响如何？

妈妈：在她住院的前一天，大概是 11 月，我们吃了意大利面。那是我们最喜欢吃的食物之一。虽然不是大餐，也很丰盛。我们发现她在那一天吃得很少。我们告诉她"你得吃，必须得吃"，然后我们坐在那里 1 个多小时，来确保她会吃东西。她把大部分的食物都吃了，但是假如我们没有一直看着她，她是不会吃的。我们也很沮丧，因为我们不希望她日渐消瘦，所以我们需要让她吃些东西。这是她住院前吃得最多的一顿。她住院前的那天早上，我们出去了，她只吃了半个白面包圈，还有些果汁什么的，就这样。

治疗师：所以在这之前，情况也一定不是很好。你们一直就是看着她越吃越少吗？

爸爸：不是的。事实上，和我们一起坐在餐桌上的时候，她大部分时间都是吃了的。只是在她住院前才不吃的，我觉得也就是大概 1 周之内。

Rhonda：事实上，告诉你们我心里当时是怎么想的吧……我不会提前吃东西，然后当我坐在餐桌前，知道我们会怎么进餐，我们要吃饭、聊天、做一切这类的事情，我们要一起交流。但是我们的争执之类的会破坏这一切。我不愿意这样。所以我就，嗯，决定要吃饭，但是那意味着我吃完了就会再吐出去。所以，因为我不喜欢仅仅是坐在那里拒绝进食，等着他们生气，所以我们就，像一家人一样聊天。所以我吃东西，就是为了让气氛不是那么的紧张。

治疗师是要努力将焦点放在这个家庭在诊室的进餐上面。尽管Rhonda在这里的信息也许对于治疗师让父母开始去思考女儿此刻该吃些什么的策略是一种分散，但她提供了一个其内心世界很重要的洞察，治疗师注意到了这一信息的敏感性。

治疗师：所以你吃了东西，然后你又没有吃东西？

Rhonda：我不喜欢把食物吐出来，我厌倦了这么做，所以我干脆就不吃了，如果这样行不通，我就上楼去看书。这显然让我爸妈很生气，因为我会站起来，离开餐桌，然后上楼，但是我厌倦了吃了再吐，这对于我来说就像是个工作任务。

治疗师：在我听来这真是个困难的处境。你很努力地去吃一顿饭。你试图去照顾大家，为每一个人做饭。你试着去管理内心所有的感受，既不想吃完了去吐，又想让父母开心，不要生你的气。这涉及一连串复杂的感受。

妈妈：我们刚听说她会吐的时候，每次晚饭后收拾完了都会跟着她上楼，你知道的，至少在她吃完饭的一段时间里跟着。

爸爸：或者坐在楼梯口那儿。

妈妈：是的，在她上厕所的时候坐在楼梯口。

爸爸：后来我们就告诉她不可以关厕所的门。之后就是"不要关厕所的门"。你知道我们不会站在那里盯着你，但是我们会坐在附近。

Rhonda：但是后来，等他们不跟了，因为他们确实一段时间后就不跟了……

治疗师：这有让你停止呕吐吗？

Rhonda：是的，除了早上，我跟你说过这件事。

爸爸：她会急着让我出家门，我一直没意识到是怎么回事。她之前从没跟我说过我要迟到了之类的话，而且我其实不需要按时去上班。就在她住院之前我发现她会在早上说"爸爸，你要迟到了，快点，你快要迟到了"，把我赶紧轰出门。我从来没把这两件事儿联系到一起，直到她告诉我她做了什么。

治疗师：你做了什么，Rhonda？

Rhonda：我不喜欢吐，但是我喜欢吃。会发生的是，在我爸离开后我会迅速下楼开吃，我会吃大概两个甜卷，一把万圣节糖果，那是我在万圣节要到的。我会吃那种士力架。我会吃大概两个士力架，两个牛轧糖巧克力，巧克力豆。我会吃很多东西，还有两个甜卷，有时我还会吃甜甜圈。但是吃完我会都吐出来。但是有一天我没吐出来，那是前一阵子的事儿。那天我没吐出来，然后去上学，感到特别有负罪感，因为那天我吃得比大多数时候都要多。我去了保健室，说我难受，也给我爸打了电话告诉了他。我的意思是这些他们是知道的。我把这些都告诉了医生。我跟我爸说"我胃难受，想回家"。他说可能是因为你很长时间没吃过这么多了，我说可能吧。之后我回了家。虽然已经过了 2 个小时，我又尝试了一遍，我又试着去把它们吐出来，没有成功。然后我去了离家不太远的 Safeway 超市，我走着去的。我爸想要，我知道他想要奶油，我应该是找了个借口去那里，他的奶油用完了，他喜欢在咖啡里放的。而且我们没有饼干了。因为负罪感很强，所以我走着去的，买了东西后又走着回来。

妈妈：所以你走着去，买了饼干和奶油后又全程走着回来？

Rhonda：那不算什么，我还绕了个远路走的。

治疗师：是要把吃的东西通过走路消耗掉吗？

Rhonda：我知道并没有消耗掉，因为吃太多了，你知道的。我想一个甜卷大概270卡，我吃了两个，我还吃了甜甜圈，吃了好多糖。我的意思是因为当你吃得很快的时候你是可以一下子吃很多的，等你停下来时，它就会膨胀，这会让你感到很不舒服。

妈妈：你在早上吃糖？

Rhonda：呃，因为其他时候我是不会吃的。当我暴食时，我只吃别的时候不会吃的东西，就是为了满足吃的欲望，不会让它们留在我的身体里。

治疗师：那你为什么选择去 Safeway 超市？

Rhonda：首先，那是一个可以走去的地点。所以一方面我可以走路，另一方面也是找点儿事情做。

爸爸：而她给我买了东西，没有给她自己买。

在这时，这个家庭认识到进食障碍已经导致 Rhonda 隐瞒了比他们以前认为的还要多的事情。虽然这种了解带来了一种震惊和沮丧的感觉，但父母都没有用愤怒或批评来回应。治疗师注意到了这些进展，因为这提示了父母虽然对进食障碍会如何影响他们与女儿的互动还一无所知，但他们在试图去找一个非批判性的方法来解决女儿呈现的问题。这也许是她有康复迹象的希望，因为相较于那些更具有敌意或批判方式的交流，非批判性家庭似乎在孩子恢复体重上更成功。

治疗师：你经常替你的父母买东西吗？

Rhonda：我每周六会和父母一起去商店，现在依然是这样。

治疗师：所以你们会一起购物？经常的？这顿饭是有做计划的，你刚才说是你做的记录？

爸爸：昨天晚上，我妻子记的。

妈妈：我记下了我妈想要什么样的三明治，爸爸和 Rhonda 还有我想要的三明治，还有饮料。我记下了所有的东西来确保不会买错。

治疗师：所以，通常你们一起去购物？

妈妈：是的，Rhonda 会帮助我们，她会看着清单说"我去拿这个，还有这个"。她会去把东西拿过来。

治疗师：明白了，合作标记购物。

爸爸：没错。

Rhonda：但我喜欢这么做还有别的原因，因为早餐后我再怎么说也得走动走动，不能坐着不动。所以我会去是因为可以去那里走一走。而且在杂货店里，这听起来可能很奇怪，就是你可以看到各种不同的食物。

治疗师：这对我来说并不奇怪，因为我和很多人聊过，他们给别人买东西，那种像是奶油之类的自己不会去吃的东西。

Rhonda：我喜欢给我父母做饭，然后看着他们吃，然后也许我会挑点儿吃或者不吃。我喜欢做很好看的甜点，特别好的那种。

治疗师：但是你不会去吃它们？

爸爸：是的，然后就成了我们的任务。

妈妈：对，比如我们可能得花 2 周的时间来吃完一个蛋糕。

这个家庭提供了大量有关他们饮食的信息。他们同时展示了进食障碍影响女儿日常行为的程度，而这可能在之前还没人注意到。治疗师利用这个时间进行了这个家庭在关于食物、食物准备和消费的主题上如何"安排"的细节评估。例如，治疗师注意到，在这个家庭中，父亲几乎承担了全部做饭以及端上餐桌的工作。他也许是治疗师在提供营养饮食细节上所需要参与的主要人物，来帮助"打退"控制了女儿的厌食症。治疗师还了解到患者"为别人做饭"，这是厌食症常用的策略。患者在饥饿时，父母正逐渐被"喂胖"。这些观察使得治疗师能够识别出家庭在体重恢复过程中可能的互动方式，用于在未来的治疗会谈中更快地帮助解决出现的问题。

妈妈：在医院里我们学到的，以前我不知道的一件事是，当你吃东西的时候，有25%的食物很快就从胃里排出去了，立刻，就在你吃的时候。之后通常再有半个小时到1个小时，胃里就没有多少食物了。

爸爸：我感到很惊讶。

治疗师：这就是为什么在一段时间过后呕吐会变得很困难。

Rhonda：我并不知道这一点。

治疗师：你不知道。

爸爸：我不知道这个系统可以吸收这么多的东西，几乎是立刻的。我一直以为这需要好几个小时。

治疗师：你是说消化？

爸爸：消化食物，但不是通过胃。

治疗师：大部分营养是在肠道被吸收，胃更像是储物箱。消化需要更多的时间。肠道就是你看过图片的那个长长的、弯曲的东西。像是一条长长的软管。

爸爸：所以肠道是我们吸收营养的部分。

妈妈：所以如果你在进食后2小时吐，吐出来的可能只是胆汁。

治疗师利用一切机会对父母进行有关进食障碍的教育，例如，向他们（和患者）提供有关消化系统的信息。尽管这类信息看起来很"小儿科"，但对这个家庭来说，掌握这类具体信息显然是有帮助的。在这个案例中，父母缺乏这类信息曾"帮助"他们在不知情的情况下与疾病"合谋"。

治疗师了解到，在这个家庭中，女儿是很强大的，因为她能够将自己的大部分行为隐藏在父母的意识之外。另外，因为她是一个特别顺从并且会帮助家人的孩子，所以当她表现出对抗的时候，父母几乎没有处理经验。这使得父母在阻止厌食症的行为上坚定地行动更为困难。同时，父母显然对女儿也有很大的影响力，而且很少带有批评性。因此治疗师认识到在这个家庭应用 FBT 治疗策略要面对的主要问题包括：①父母对这个疾病缺乏充分的了解；②父母应对女儿的对抗没有什么经验；③没有兄弟姐妹的支持或家中其他成员的支持。积极的一面是，治疗师了解到：①父母还没有沉浸在对体重或体形的忧虑中，所以更可能成为对抗厌食症的盟友；②这个家庭的氛围是支持、温暖、非批判性的，这可以使恢复体重的过程中产生的摩擦更小。

帮助父母说服孩子吃得比她计划的更多一些，或者帮助父母"上道儿"，为如何更好地促进女儿增加体重想办法

治疗师：我想只问你们这个问题（对父母说），你们是否觉得……我不知道你们是不是吃完了，不着急，你们慢慢吃……你们是否觉得她点的食物份量，也就是你买的，是她所需要的量？我指的是为了健康或者为了朝向健康前进所需要吃的量？

妈妈：今天来之前她跟爸爸说她只会吃一半的三明治，因为她今天已经很饱了。至于她今天摄入的热量，我不知道目前为止她吃了多少。这个饮料没有热量（指一瓶水），一半的三明治，我不知道这一共有多少热量。

治疗师：不放蛋黄酱的金枪鱼三明治吗？

爸爸：金枪鱼里有蛋黄酱，但是面包上没加蛋黄酱。如果她能加我当然会很高兴，但我知道她不会的，知道她不会。周日我看到她吃那么多东西的时候真的惊着了。

治疗师：周日发生了什么，你能无所顾忌地吃？

Rhonda：我饿了。

治疗师：很好，这真是个很好的理由。

妈妈：我觉得你也很享受吃的过程。

治疗师：那天有什么特别的吗，让你可以允许自己饿的那种？比如是个什么重要的日子？

Rhonda：没有，我就是觉得饿了，我也不知道。

治疗师：你可以放松地吃东西。这是一件多么好的事情。有这样的感觉很好，当你得这种疾病时，很难有这种感受。

Rhonda：我就是饿了，我也不知道。可能因为，我在医院里吃得并不怎么好，事实上我体重降了很多。我只是想我可以吃得比平时多一些。

治疗师：那你有注意到食物里的油脂吗？有计算热量吗？

Rhonda：没有，但是在某种程度上那种感觉很奇怪，因为感觉我像是在暴食，因为……但事实上我吃了很多健康的食物，就是到了甜品区的时候，那是我特别想要的，那会儿的感觉像是在暴食。

爸爸：然后她简直疯了，这使我很震惊。厚厚的黑巧克力奶油泡芙。

治疗师：疯了是什么意思？

爸爸：她吃了好多。

Rhonda：我吃了，我吃了 2 个。那泡芙真的特别好，上层和下层是饼干，中间是巧克力夹心。我吃了 2 个泡芙，还有 2 片，像是，我不知道，不是巧克力派，是别的什么东西。

爸爸：芝士蛋糕？

Rhonda：不是芝士蛋糕，底儿是脆皮的。我吃了 2 个。

妈妈：但是我们都知道，那天我们就吃那一顿饭，因为我们是 12 点吃的，那就是我们一整天所吃的东西。所以那天 Rhonda 摄入的热量大概和之前 4 ~ 5 天摄入的热量一样。

治疗师：你吃完了之后感觉怎么样？

Rhonda：这点很有意思，我竟然没觉得内疚，真的没有。我没有计算热量，但仅仅是那一天而已。

治疗师：那这真的是很特别的一天，因为你提到的这些想法和行为。那么你们作为父母在那一天是什么样的感受？你们带她去了一个地方，她在那儿吃得很愉快，这也带给你们一些好的感受吧？

爸爸：并不。因为前一天晚上，她都没吃东西。周五晚上她体重下降了，所以我们见了 X 医生。他说如果周二她的体重继续下降，他可能要让她住院。他就是这么说的，我们都听到了，我就是在这个房间第一次听到要住院。而周六晚上，周六一整天吧，她几乎没吃任何的东西，几乎没有，最多也就 500 卡。我并没多说什么。但是在晚饭后，我看到她什么也没吃就上楼了，我说如果她再一次回到医院，我就要把马卖了，显然她听到了我说的。我是认真的，我会这么做的。因为我们有过一个约定，当时 Rhonda 说她会把自己完全调整过来，那是在她住院前最多 2 周的事儿。我告诉 Rhonda，在她还是个婴儿的时候就一直想要一匹马。我说"我们会给你买一匹马，还有相应的所有装备，我们一定会做到的，这需要好多好多钱"，然后我说"我们会买的，我们会为你做这件事情，只要你"……因为她说"我会让自己好起来的，我会好好吃饭，一切都会好"。我们认为她会做到的，她开始时是做到了，然后她得到了马，她吃得真的很好，她非常清楚这一点。然后我想说就开始下坡路，很快，真的很快。我都没来得及反应，她就几乎整天都不吃东西了。而那时候她已经得到马了，我们差不多就卡在那儿了。因为她做的跟说的完全相反，这不像 Rhonda 能做出来的事。因为她通常，当她说了她要做什么事情她会做到底。但是为了她的健康，我不希望继续这样下去，因为我发现这很严重。每次有恶化的时候，就是每次会有点儿加重，心肌会变弱，下次可能就好点儿，再下次又会更虚弱。我跟所有的医生和护士说这些，他们会说 17 岁的年纪不用太担心，身体复原力很强，很快就能恢复。但是这样下去到底能禁得住多少次的折腾呢？这让我感到很害怕。我会为 Rhonda 做任何事情，她有一辆全新的车，她自己选的车，我们去给她买了。她想要一匹马，我们去给她买了，但如果她不能自救，再进医院，我就把马卖了。因为，我的意思是，就像你上周说的那样，有些女孩可能倾向于把住院当拐杖，回到医院，她们会被照顾好几周的时间，但等出院的时候还会是同样的情况。那这样就没完了，她们需要自己来克服这个病。

治疗师：我认为在医院里，大多数的女孩不认为那是一个拐杖，她们觉得不得不待在医院里是一件可怕的事情。但是你是对的，心理学上来讲，也许是这样的。（对 Rhonda 说）你会多少有点儿这种感觉吗？

Rhonda：就目前来说……

治疗师：因为你一时不能承担照顾自己的责任，医院里的工作人员会尽其所能来保证你做到。当然那并不完美，就像你我所知的，在医院里有作弊的方法……

Rhonda：我不会提到任何的名字，但是有一些人就像说的这样，她们作弊或者用其他差不多的方式真让人挺烦的。你要想作弊，总会有办法的，可能开始的时候不会被发现，但我觉得最终你会让自己变得更糟糕。

妈妈：你在医院里作弊过吗？

Rhonda：没有，因为我想出院，但我还是用了 3 周又 1 天的时间。

治疗师：听起来在那个周末，你看着她周六一天没吃东西非常难受，然后你想让她清楚你将要采取行动。你同意这个行动吗？用卖马来促使她吃东西？

妈妈：完全同意。在我们谈完这件事之后，Rhonda 下楼来，去拿了一瓶 Boost 开始喝，我们正坐在厨房，她走过来跟我们说她真的希望好起来，她希望可以在这里迈出一步，更加努力，因为她真的想要留下马，她希望在学校里做得好，她希望至少可以高中毕业，然后去读预科。谁告诉你说你需要有一份健康证明？

Rhonda：X 医生。

妈妈：是的，要去上大学你得有健康证明。

Rhonda：或者你不能有任何会使你分心的东西。

治疗师：你们俩还谈过别的什么想要帮助 Rhonda 的吗？像我们上次说的。

妈妈：我们经常会说，如果我们能固定吃晚餐，Rhonda 可以给自己做一个素汉堡。就算她吃的东西跟我们不一样也行啊，只要她吃的是有营养和平衡的食物，或者至少吃一些食物，呃，只要她和我们一起坐着，和我们一起吃饭。

治疗师：能一起吃饭是个好的开始。同时，你也知道她需要尽快恢复体重。慢性营养不良对身体是个极大的损害，而且它还让这个病更顽固。所以我还希望你找到一个合适的方法，去鼓励她以一个合理的速度增加体重。因为拖下去不是个好事情……你可能见过一些这样的女孩……她们的体重在住院边缘和健康之间徘徊。这不是好事，身体持续营养不良，进食障碍会变得越来越顽固，所有对骨骼与肌肉的伤害，还有其他心理方面的，纠结于热量以及无法在别的事情上集中注意力，会变得更加显著。这不是什么好状态（对Rhonda 说），你真的需要跨过这道障碍，进入一个健康的体重，这样你才可以继续过你的人生。

此刻治疗师试图通过强调慢性饥饿可能对 Rhonda 造成的后果，再一次使父母聚焦。他动员父母采取行动，促使 Rhonda 的体重恢复正常。治疗师在本次会谈中对恢复体重的问题以更直接的方式指导，是因为会谈已经花了很多时间，而父母还没有采取直接的行动来面质进食障碍的行为。治疗师还从健康的角度重复并强调了进食障碍的一些可怕后果。虽然在第一阶段中讨论过，但继续强调这些问题是很重要的，因为它们看起很容易被家庭所遗忘，使得他们无法为维持孩子的健康准备好采取行动。

治疗师现在专门对父母工作了，在使父母相信他们女儿疾病的严重性后，他直接向他们说明了此刻在这里女儿需要吃什么。并且父母应在治疗师的支持下进行探索，寻找让 Rhonda 吃得更多的方法，要吃到一个可以增加体重的合理的量。

治疗师：你是否认为她现在需要吃更多的食物？

妈妈：肯定的。

爸爸：是的。

治疗师：你们可以找到一个方法来帮助她吗？

爸爸：嗯，通常我们在家做的事情是，我们会坐在她旁边，给她更多的时间来吃饭。

治疗师：（对 Rhonda 说）好，嗯，你在这里，这管用吗？

爸爸：你在听吗，Rhonda？

Rhonda：我在听。

治疗师：她肯定在听。

爸爸：我不敢相信她喝了这一整瓶。

治疗师：这是什么？

爸爸：一种碳酸饮料。

治疗师：我想这是为了产生饱腹感。

爸爸：你是说用液体？

治疗师：使你感到饱，对不对？

Rhonda：（点头）

爸爸：噢，这是个把戏，这是没有热量的？完全零脂肪。

治疗师：如果这是一种有奶油的东西，你知道的，一个奶油奶昔……会很好，她会得到一些热量。而这里什么都没有，除了胀肚子什么都没有。你为什么要买零卡的？我注意到你吃的乐事薯片，不是低卡的。但她吃的是无脂薯片。

Rhonda：我没有特别要过某一种。

妈妈：她没有要求过。

爸爸：因为我要是给她买了别的她是不会吃的，不管怎样她都不会吃的。

可以理解父母并不情愿跟进食障碍对抗，在这段交流过程中可以清楚地看到——他们宁可给患者提供低脂或零脂的食物。治疗师的任务是让父母去依靠能帮饥饿的患者恢复体重的食物。如果一定要讨论食物，那也应该是关于意大利面上的奶油酱而不是脱脂酸奶。不过，对于因进食障碍而存在选择食物困难的人，最好是不去讨论这些。治疗师在这里变得更加具有指导性，即帮助父母寻找一个成功的方法来让女儿吃的和他们认为她应该吃的一样多。尽管治疗师在前面的交流中探讨了父母的做法，但语调是支持性的，而非指责性的。治疗师在接下来的交流中更加积极地指导，从言语的建议，到身体的姿势，最后到手把手的教练。

治疗师：你知道她需要脂肪，对不对？

妈妈：是的，我同意。给你，Rhonda。（递给她一袋普通的薯片）

爸爸：这跟她在家里的酸奶是一样的，因为她喜欢酸奶，那是不含脂肪的。

治疗师：也许你能做的不仅仅是把薯片递给她？也许你们（对父母说）可以再多做点儿什么？

Rhonda：我从来，好像，我觉得我从来不算一个真爱喝苏打水的人。

爸爸：你可以吃你的三明治。你先吃了大的那半儿，所以剩下的吃完应该不是很难。

妈妈：我也告诉过她，这跟在医院比应该算是小菜一碟了。因为在医院里，除了午餐给45分钟以外，其他每次仅给她半小时来完成进餐。但是她可能用更长的时间来吃饭。

治疗师：我也想说的是，我认为你们也应该考虑时间的问题。你们不能在晚餐的时候坐上3个小时等她吃一顿饭。这是我希望你们着手处理的另一件事情。目标是在一个合理的时间内进食合理的热量。她需要学着做到这些。她以前是可以做到的，是疾病让她做不到了。她需要重新学会正常吃饭。她小的时候是你们教会她的。听起来你们作为一个家庭在进餐时做的许多事情都很健康，你们会坐下来，然后一起享受饭菜。现在的她脱离了这个健康轨道，你们需要让她重新回来（鼓励父母更加主动，指着薯条）。如果你不想打开它们，那儿还有一些。

妈妈：里面还有吗（指着薯条）？

爸爸：不多了。拿两根儿吧。

治疗师：我听见了，但我希望你们可以专注于让她吃东西。

妈妈：给你，Rhonda，你需要吃这个。

爸爸：你听到你妈妈讲的了，Rhonda，你需要吃一些。

在这个时候，父母站在了统一战线上鼓励 Rhonda 进食。她吃了几口盘子上的三明治。

治疗师：（对 Rhonda 说）你可以告诉我你为什么吃这个三明治吗？

爸爸：我知道她为什么，这么做她就不用吃薯条了。

妈妈：但是你爱食物，你也享受食物。在周日你度过了一个很好的时光。她吃了3个大羊角面包，我的意思是它们很好吃。

爸爸：并且她吃得也不慢了。不，她像一个正常人一样吃饭，吃完会再去装盘。

妈妈：你知道的，有土豆、沙拉，还有别的一些东西。

爸爸：这就是为什么我会感到惊讶。

治疗师：我们别在这里跑题（对父母说）。Rhonda，可以告诉我们你为什么吃三明治吗？

Rhonda：因为我喜欢。

治疗师：你是想吃才吃的？

Rhonda：是的。

治疗师：真的吗？

Rhonda：是的。

治疗师试图确定患者进食的动机。有时，患者进食并不是因为来自父母的压力，反而是为了挫败他们试图获得权能的努力。治疗师希望尽量避免这种情况。为了做到这一点，他可能会鼓励患者在用餐开始时（悖论干预）抵制父母让她吃饭的企图。目的是为父母提供一个成功战胜进食障碍的机会。

治疗师：好的，我希望确定一下这是你自己的选择，因为你还在吃它。

爸爸：那天晚上她告诉我们她其实是喜欢食物的。我想这战斗进行了一半了。

治疗师：Rhonda，我需要在这里打断一下，因为我好像听到你在你爸爸说"我希望你吃了那半个三明治"的时候，小声地说了一句"不是现在"。

爸爸：我也听到了。

Rhonda：嗯，假如你给了我选择的余地，那，我是说……

妈妈：你就很容易让步了。

Rhonda：也不完全是这样……

支持儿童的自主性和青少年成长

因为这里没有兄弟姐妹，治疗师必须在这个家庭中跟女儿的关系上扮演更积极和更具支持性的角色。这对于治疗师可能比较棘手，因为他必须在积极鼓励父母对疾病采取行动的同时还要不时地、更为直接地支持患者的对抗性。要在这种类型的家庭做到这一点，治疗师必须一直在为父母赋能和支持患者之间切换角色。在有兄弟姐妹的家庭中，治疗师应该鼓励兄弟姐妹和患者结成同盟来支持患者，而不是自己来担当这个角色。这里很重要的是，强调兄弟姐妹给患者提供支持并不是说他们要干预父母在体重恢复上的尝试，而是通过建议饭后一起做些什么，远离食物等方式提供支持。

治疗师：我的观点是：我希望你吃东西是因为这对增加你的营养有好处，我知道有一部分的你并不想吃，而我不希望这部分的你去伪装。好吗？如果你假装依从，这并不能帮助我们完成这个工作。你今天已经非常生动地描述了你之前做的一些事，你说"我会和我的父母一起吃饭，然后上楼然后吐掉"，这就是一种装作依从的方式。这么做是因为你爱你的父母，你不希望他们生气。但是你还是得真实展现这个部分，必须如此，不能伪装。否则你和他们没有办法解决问题。他们需要知道他们面对的是什么，并且他们仍然会继续与之抗争。你理解了吗？

Rhonda：理解了，但这仍然不容易。因为如果他们让我去吃些东西，我很难做到去吃了却没有"我不想吃这些东西"的想法。

治疗师：你可以有这种想法。

Rhonda：我的意思是我一直有这种想法，"我不想吃这个东西"。但是我在吃，因为如果我不这么做，结果显而易见，会在一些地方显示出来，你知道的，生命体征。

治疗师：我希望看到你斗士的一面，还有充满创造力。你知道，你今天给我展示了很多你的聪明，在一些场合下骗过了很了解你的父母。我希望这些可以出现在你人生的其他地方。我不希望这被泯灭，我希望这点可以被明确。我不希望这种独立，这种创造力，这些属于你自己的部分被疾病所淹没，我不希望这样的事情发生。所以不要试图去与这个部分做斗争，我只是希望你用更健康的方式来运用这个部分。但是现在，我想知道的是你是否因你父母想要你吃或不吃这个三明治，而想吃三明治。

就像之前所提到的，治疗师想要防止患者"依从"，因为这样就剥夺了父母学习如何有效地与进食障碍斗争的机会。

治疗师：所以我想理一下这里发生的事情。我们快要到时间了。你们有跟上这个过程吗？你吃了一小点儿东西；你们为此抗争了，做的比预想的要多一点儿；你呢，比预想的又多吃了一点儿。是你们帮助她做到的。你们可以做到的，你们能帮到她。

Rhonda：但是我吃也是因为你在这里。

治疗师：你的意思是我需要在你家里？每顿饭？

（笑声）

妈妈：也许在精神上。

治疗师：如果这是你需要想象的，我在这里，每顿饭的时候。我就在你身边帮助你，因为我希望 Rhonda 可以恢复健康。

Rhonda：我的做法是，我会提前计划一天要吃的东西。我想好要吃的东西，之后会再加些热量进去，以防我在计划外再吃一些东西。就像今天，我算好的大概是 1500 卡或 1600 卡，就算是 1600 卡，加上半个三明治我想大概是 300 卡，一共是 1900 卡。

妈妈：另一个，蓝色盖子的，不含钠，不含咖啡因，但是有热量。你可以拿那个有热量的。

Rhonda：不，它不是无钠的，因为那是热量的来源，因为含糖，这就是原因。

治疗师：记住，Rhonda 很了解食物。但是她的进食障碍使得她通过不健康的方式来使用这些信息。而且陷入这种被我称为"厌食性辩论"对我们是没有帮助的。和 Rhonda 谈论热量并不会有很大的帮助，因为最终的结果会变成你与进食障碍争论。

　　妈妈：她会试图控制我们的思想，我们的精神。

　　治疗师：她的进食障碍，是的。

　　再一次，治疗师鼓励父母为选择食物做决定并停止关于无脂食物话题的争论。治疗师在会谈结束时祝贺父母的努力，以增强他们有效地解决进食障碍问题的信心。

结束治疗会谈

　　治疗师：不，她只是知道，她是学来的。你们只需要知道这方面你们也有所了解，你们知道会发生什么。你们知道那个没有热量。你们知道她会吃什么和不会吃什么。但是今天你们一家人一起吃了饭，而且开始着手于解决厌食症带给这个家庭的问题。在我看来，在这场战斗中你们具备很多很好的技能，了解了很多关于厌食症是如何影响 Rhonda 行为的。这些对于将来确保 Rhonda 可以更好地吃饭是很有帮助的。那么我们下周五再见。

第8章

第一阶段的后续部分
（第 3 ～ 10 次治疗会谈）

　　本阶段后续部分的工作，主要是由治疗师通过扩展、强化，以及重复治疗开始阶段的一些任务，来继续努力让患者的食物摄入进入父母的掌控范围。

　　除了继续第1、第2次治疗会谈的工作之外，治疗师在后续的每一次治疗会谈都应跟父母进行回顾，回顾的内容包括父母在帮助孩子正常进食和增加体重方面的努力。并在父母如何减少进食障碍的影响方面，系统地提供建议和支持。每次治疗会谈的特点是都会有相当程度的重复。因为治疗师会一周接一周地重复同样的步骤，以使父母在对患者进食行为的管理上变得一致，应对进食障碍想要让他们的努力失败的企图。

　　与前两次治疗会谈中更为结构化的特点不同的是，后面的治疗会谈看上去不那么有系统的组织，可能不会按照设定好的顺序。但几乎每一次治疗会谈也都是会围绕下列三个目标展开，直到第一阶段治疗结束。

　　这三个目标包括：

- 让家庭持续聚焦在进食障碍上。
- 帮助父母管理患儿的饮食。
- 动员同胞给患者提供支持。

为达到以上目标，在第一阶段接下来的治疗会谈中，应采取下述干预措施：

1. 每次治疗会谈开始时都为患者称重。
2. 定向、再定向，将治疗讨论聚焦于食物、进食以及他们的应对上，直到针对食物、进食和体重的行为及关注得到缓解。
3. 讨论、支持和帮助父母二人组在促进恢复体重上的努力。
4. 讨论、支持和帮助家庭评估同胞在支持患者方面的努力。
5. 持续修正父母及同胞的批评性态度。
6. 持续将青少年患者及其利益与厌食症的区分开。
7. 跟家庭一起回顾进展。

这些干预点可以在第 3 ～ 10 次治疗会谈中以任何顺序进行，根据当时的适用性和适当性，这取决于家庭对最初干预措施的反应（第 1 和第 2 次治疗会谈）。但为了澄清的目的，在接下来的内容里，我们分点依次描述了相应的具体内容。但在实际操作中，可能有很大程度的重叠。完成第一阶段的后续治疗，大概需要少则四五次多至十次以上不等。

每次治疗会谈开始时都为患者称重

为什么

与在前两次治疗中一样，为患者称重的过程是一个重要的评估患者及其进展的机会。同时也是一个进一步跟患者建立治疗关系的机会。因为父母通常都是违背患者的意愿，在治疗师的鼓励下积极地促进患者正常饮食和体重增加的。所以，第一阶段后续的治疗也是对治疗师和患者关系的考验。那么在这些短暂的称重的过程中，尽可能以开放和同情的态度面对患者，是可能有帮助的。有时，在这个时间里问一问患者，有什么是她想在本次治疗中谈及的话题，这是有用的。

　　体重增加的模式可以非常的不同。在一个已经做好准备接管体重恢复的任务，并能够迅速找到途径来实现的家庭里，体重增加可能迅速发生。而很多家庭则是在不同的问题上遇到困难，阻碍了他们持续帮助孩子去正常进食。例如，父母可能难以一起做这个工作。他们可能在采用什么样的策略上持不同意见。他们中可能有一个不同意把帮助体重恢复作为首重之事。父母可能在尽力避免让孩子离开学校，即使她已经不吃东西，因为他们太看重她在学业上的成就了。同胞也可能因为出现自身的行为问题，而影响到患者的康复。最常见的是，父母极其不情愿去面对患儿的强大意志，因为他们知道他们要对抗的是什么，不想去面对这样的挑战。有些时候，父母一方可能过度关注生病的女儿或儿子的成就，而不愿意去挑战他的行为。例如，一个母亲可能太希望她的女儿继续跳芭蕾，所以尽管孩子已经处在一种危险的营养不良状态，仍然会带孩子去上课。由于以上种种原因，以及例子中呈现出来的更多的问题，体重增加的过程可能会千变万化。但是通常在第 5 ～ 6 次的治疗时，就应见证到一种父母已经获得一定成功的模式了。如果没有，治疗师就应想到，上述干预的某些成分可能没有被这个家庭用上，或者前面所讨论的某种类型的问题正在阻碍着治疗的进展。在本书讨论开始第 1 次治疗会谈的第 4 章中，开头部分提到，一个具有提示意义的证据是，早期迅速的体重增加可以预示最终的良好结局。所以，治疗师在治疗早期应集中全力去促进体重增加。

怎么做

　　治疗师和进食障碍症状相处的韧性，会为父母传递一个强有力的信息——目前来讲，这是治疗的焦点。治疗师在每次治疗开始时，首先记录患者的体重，并将其细心地标注在体重表上。体重增加还是没增加，全家都知晓，而且会一直作为整个会谈的基调。治疗师会花些时间解释，患者的体重与同龄人相比是怎样的。当有进展时，治疗师要祝贺他们，而没有进展时，要表示同情。在治疗的这一阶段，不管初期的体重是否有增加，治疗师都应一直向父母强调低体重的危害，以使父母的焦点集中在目前的任务上。让父母把病前的家庭照片带来，以获得患者正常体型的印象可能会有所帮助。这可以帮助父母在心中重新树立孩子的健康形象，避免接受当下的状态。父母常因初期体重增加而过早地得到安慰，开始放松警惕。治疗师应警惕这种可能性，并继续示范性地关注患者的身心状态，强调继续增加体重的紧迫性。在整个治疗阶段，保持对体重增加的关注仍然是最重要的。

定向、再定向，将治疗讨论聚焦于食物、进食以及他们的应对上，直到针对食物、进食和体重的行为及关注得到缓解

为什么

如前所述，父母在第一阶段治疗中面临的主要挑战是成功地参与到促进厌食症孩子体重增加的任务中来。于是，在治疗之初，治疗师可能要尽力说服父母，让他们相信采取激烈行动的必要性，多数情况下，在第一阶段的后续部分治疗师都需要帮助家人关注进食障碍。因为父母可能会感到疲惫，或者患者一开始有了体重的增长，制造了一个错觉，好像是即刻的危机已经解除。因为厌食症可以变得很难治、难缠，或者可以持续地较劲，让人厌烦，所以治疗师和家人同样可能会被诱使过早地放松努力。但这样做都是错误的，因为被厌食症思维占据的头脑，常常会利用每一个机会钻空子。

怎么做

通常第 3 次治疗会谈的结果是父母获得了更多的控制权，尽管体重增加可能还不明显。脱水的患者可能是个例外，他们往往在首次会谈后就会迅速获得几斤的体重增长。不管体重是否有增加，治疗师要从第 3 次治疗会谈就开始提供一些基本的饮食建议，并训练父母如何最佳地去促进正常的进食和体重增长。这是通过引出父母大量的但往往没有被用上的知识储备，即针对一个饥饿的、营养不良的人怎样才是健康的进食，如何提供足够的高热量的食物，以及父母对孩子的特定理解来完成的。父母很快就变得有创造性，并且开始发明一些高密度的食谱。尽管我们不主张针对食谱进行讨论，但一旦涉及了，其目标则是鼓励父母讨论一顿 1000 卡以上的餐食的重要性，而不是陷入和他们的孩子就那些凉拌菜或是脱脂酸奶里几乎可以忽略不计的热量进行没有意义的争执。对体重增长的强调应置于一个大背景之下，就是要获得一个"健康的身体所需要的体重"，即恢复健康的皮肤、毛发，恢复月经，以及骨密度的增长等。换句话说，治疗师并不是专注于常模或者体重计上的数字来看待患者的体重增长，更多的是考虑患者特定的健康需求。治疗师应避免为患者设定一个具体的体重目标。相反，治疗师要强调把恢复健康作为目标，以引导患者朝向一个健康体重。这个健康体重大体上应该是一个范围，在这个体重范围患者是不需要进行不恰当的节食的。对女性来讲，则是月经可以被舒适维持的状态下的体重。而在与青少年的工作中，健康体重还意味着可能是一个会变化的目标，而这对家人来讲会造成困惑，所以治疗师也必须要解释说明："体重 X 作为目标体重只适用于现在，因为患者还是一个成长中的青少年。那么可能随着时间的推进，六个月后适合她的体重就应该是 Y 了。"

家庭用餐之后的几次治疗当中，即使患者的体重增长在新的方案下一直持续，喂养仍然会是一个焦点的主题。治疗师应坚持让父母保持坚定，直到他们确信患者已经非常清楚地理解——只要他们还是这个家庭的一员，就不可能重操厌食症的行为。治疗师会强调规律、营养均衡的食物摄入。素食主义应暂时取缔。其他的症状，例如暴食和清除行为，也应在父母的严格管控之内。就像对饮食的控制一样，要强调父母对暴食和清除行为的监控也是一个暂时的措施。其意图在于让父母证明他们能获得控制。如果有必要的话，要去除掉孩子仍有可能呕吐的机会，这些措施可包括让孩子在饭后有事情可做，例如，观看她喜欢的电影或电视，监督她使用洗手间的行为，可能的话将厨房上锁，等等。还可能包括到附近的药店去告知药店的服务人员，他们的女儿可能在滥用泻药，让这些工作人员一旦发现女儿购买药物，就与父母联系。关于暴食和清除的管理，详见手册《青少年贪食症的治疗》(Le Grange & Lock，2007)。

在解释和讨论了体重表之后，治疗师应仔细回顾过去一周里与进食相关的事件。主要的讨论内容应包括家庭在促成体重增长方面的策略，尤其是当症状的改善不明显时。治疗师会分别询问每位父母、患者以及她的同胞，让他们告诉治疗师过去一周怎么样，以及他们在对待体重增长的任务上做了些什么。治疗师不能满足于一个泛泛的评论，例如"这周还行"或"这周很困难"。相反，治疗师应追踪细节，依次询问父母双方，让他们呈现用餐期间的细节，使用之前提到的循环提问的方式，与每一位家庭成员确认他们是否也是那样看的。对描述上的差异应反复推敲，进行澄清。最终治疗师应能够对进餐的时间，以及餐与餐之间发生了什么构建出一个清晰的图画，由此他才能够谨慎地选出那些父母采取的应该被强化的策略，以及应该减少的策略。例如，一个家庭可能因为女儿大部分的食物都是在晚上吃的而感到担心，而女儿则解释说她在朋友面前吃饭感到不舒服。因为这位患者吃得很好，体重也在增加，所以治疗师就鼓励这个家庭把这个问题延后考虑，直到女儿的恢复进展到一定的程度。尽管治疗师不再有机会在办公室里让家庭聚餐，也就不再有这样的优势让他可以直接地干预、强化或纠正特定的行为，他还是应该用家庭聚餐后的几次治疗，来继续谨慎地向父母提供关于高密度食谱的知识，促成健康进食，减少可能阻碍这个进程的行为。

讨论、支持和帮助父母二人组在促进体重恢复上的努力

为什么

在这个节骨眼儿上的治疗，最重要的一部分就是治疗师要确保父母能够以团队的方式配合行动。父母在体重恢复方面的成功，通常都直接归功于他们在这个过程中互相结盟的能力。因为治疗的目标就是支持父母在照料患者的过程中发展和丰富他们的能力，所以治疗师在这方面提供辅助的能力就显得至关重要。与此同时，治疗师可能会被诱惑去接过父母的角色，来过度地指导和控制体重恢复的过程。这一有害的现象应该避免，因为本治疗的宗旨是，家庭而不是治疗师，才是康复的主要资源。

怎么做

治疗师可能必须跟父母强调的是，尽管他能够理解并尊重——和其他很多的夫妻一样，父母是可能持有不同意见的，但在如何帮助他们的女儿吃进足够的食物并增长体重方面，却容不得他们之间有半点的分歧。治疗师要以高度的警觉性在每周一次的治疗会谈中检查父母在这方面的一致性。通过仔细回顾他们在恢复体重方面的尝试，治疗师也从家庭中的每个成员那里了解到父母作为团队工作的情况。治疗师可以把父母称作"权威团队"，以此来强化这个概念——是他们真正在掌控局面。在治疗中持续提到父母是患者健康问题的关键决策人，这样的提法也会在患者和她同胞的心中强化父

母在这方面的掌控地位。对有些父母来说，可能从来没有过夫妻共同做决策的经验。所以在早期治疗中的很多个时间点上，都需要提醒父母，他们应该在遇到孩子进食的问题时保持一致，应该"一个鼻孔出气"。治疗师应注意不要想当然地认为，关系不好的父母面对患病的孩子时就不能够合作。大部分父母可以在治疗师的鼓励和支持下找到一个中间地带，在重建孩子的健康上共同合作。

讨论、支持和帮助家庭评估同胞在支持患者方面的努力

为什么

为了加强健康的代际界限，防止同胞干扰父母执行帮助孩子恢复体重的任务，应鼓励同胞在进餐以外的时间为患者提供持续的支持。健康的孩子和父母之间的界限，可以让父母在他们当下的任务中少一些困难，同时，也为成功解决进食障碍以及健康地从青少年向成年早期过渡打下基础。这种让患者与同胞联盟的做法，也有助于帮她从在父母的子系统中扮演的角色温和地"降级"到加入她的兄弟姐妹，那才是属于她的位置。

怎么做

正如第一阶段这部分的既定目标，治疗师应始终如一地鼓励同胞不要干扰父母的工作，而是在吃饭时间以外为患者提供支持。治疗师可以这样对同胞说：

> "在你们的父母尽一切努力跟你们的姐姐（妹妹）的疾病斗
> 争，努力让她重获健康的过程中，姐姐（妹妹）会觉得他们
> 对她很不好，她会需要有人能够倾听，在她身上发生了多么糟

糕的事情，所以，她需要有人像你们一样可以去听她在晚饭后诉苦。当她感到非常艰难，以及非常害怕吃饭和体重增加时，她还需要你的安慰。"

让患者和她的同胞重新结盟的过程可能是很困难的，因为通常进食障碍已经造成患者将自己从同胞或同伴那里孤立开来很长时间了。另外，把青少年从与父母一方，或甚至双方的过度卷入的关系中分离开来，也将是一样困难的。但治疗师还是要持之以恒地监测同胞在尝试让患者参与他们的活动的努力，以及其他在恢复体重的过程中具有支持性的方法。治疗师的干预当然会因同胞在患者病前的关系特点而有很大的不同。应鼓励对患者的言语性的支持，为青少年提供表达她的悲伤、挫败和愤怒的机会。在此要再次强调的是，这种同胞的支持，是指在用餐时间以外的行为，因为恢复体重的任务一定只是由父母掌控。让青少年在体重恢复的过程中感到她还是有盟友的，是很重要的。有些案例的青少年可能只有一个同胞，而这个同胞还比她小很多，或她干脆就是独生子女。年纪很小的弟弟或妹妹，可能无法为患者提供言语性的安慰。但治疗师也可以建议小弟弟或小妹妹每天给患者几个拥抱，以确保传递一种信息，就是他努力要安慰和支持她。如果患者是独生子女，那情况就更为复杂了。治疗师应细心地记录患者跟同伴的关系，或者她在病前跟同伴的关系。这样，治疗师才可能帮助父母确认一些家庭之外的合适的社交活动，那是在家庭之外的，让青少年可以与她的同伴见面并一起玩。其目的也跟同胞的目的是一样的。让青少年有机会与她的同龄群体结盟，并在这一时期感受到支持。

治疗师应劝说同胞在父母完成促进患者体重增加和饮食正常化的任务的过程中不要急于去帮忙或阻拦。除了跟家庭解释恢复体重的工作属于父母，而支持和安慰患者才是属于兄弟姐妹的任务之外，治疗师还要在整个治疗过程中强化同胞在这个部分的支持性角色。

治疗师要确保同胞在这个过程中被降级到观察者的位置。这部分的基础工作应在第 1 次和第 2 次治疗会谈中完成。例如，在家庭用餐当中，治疗师有第一手的机会来观察同胞是否试图干预父母恢复体重的尝试。而此时治疗师也第一次有机会来直接干预，指导同胞不要试图去帮助或者是阻挡父母的努力。而在此阶段的后续部分，治疗师应每次都详细记录家庭，特别是同胞在过去一周内的努力，确保患者会吃饭（父母的任务），之后会向同胞寻求支持。

持续修正父母及同胞的批评性态度

为什么

已有证据显示，父母对患厌食症孩子的批评，会对家庭继续接受治疗的能力以及治疗的最终结果产生负面影响（Eisler et al.，2000；Le Grange，Eisler，Dare，& Russell，1992b）。也有证据提示，父母的温暖能改善治疗的结局（Le Grange et al.，2011）。由此可见，处理父母的批评，增进他们的温暖，在治疗中是至关重要的。我们认为，父母的批评源自其对进食障碍的内疚感，和对进食障碍症状本身的反应，或者是反映了病前就存在亲子关系不好的问题。所以，这部分的治疗里面有一个重要的特色，就是尝试解除父母在孩子发病中的责任，同时，尽可能地赞赏他们，看到他们养育孩子的积极方面。

怎么做

我们已经说过，治疗师的一个最基本治疗性任务就是要示范一种对患者的非批评性的接纳态度。这一部分是通过外化疾病来达成的。也就是说，治疗师须说服父母，让他们相信患者在进食方面的大部分的行为都是在她自己的控制能力之外的，是疾病控制了她的行为。换句话说，治疗师必须持续地指出一件事，就是不能把患者等同于疾病。这样做有助于培养一种对患者行为的理解，并减少父母对患者的批评性态度。改变父母在这方面的行为是很困难的，但治疗师的坚持可能最终会得到回报。例如，一些父母针对他们女儿的厌食症行为可能会说"她给我们造成了极大的困难，我们很努力地为她准备了她喜欢的食物，结果却发现她试图把它扔到垃圾桶里去"，或者"我们现在很绝望，因为只要我们一转身，她就会把食物给狗吃，或者把食物藏在口袋里"，或者"我真是受够了，我不得不24 小时和她待在一起，只要我胆敢让她离开我的视线，她就会在楼梯上不停地上窜下跳"。这些例子显示，在上面三个病例里，厌食症行为都被等同于患者本身了。另一个读取或理解这些话的方式，是去听到父母没有表达出来的意思，那就是"我尽了最大的努力，但是你看看吧，我们的女儿是多么的虚伪和不知感恩"。正如前面指出的，父母的愤怒、挫败、批评性，会导致伤害性的后果，阻碍进食障碍的成功解决。

　　治疗师可从几个方面帮助化解这些评论的负面影响。首先，治疗师努力在开始的两次治疗会谈中将疾病和患者区分开来，同时演示给父母这样一个概念，即这个疾病：

> 　　"进入了你女儿的生活，控制了她有关食物、进食和体重的感觉、思想和行为。是进食障碍让你们的女儿有了那样的一些行为，过去你们从未见过她会这样做。我很确定的是，她是一个好孩子，她一定不会对你说谎，也一定不会有其他欺骗行为，例如藏食物。然而，这个疾病的力量是非常强大的，因为它已经控制了她的行为，所以当藏食物的情况发生时，或者她跟你们吵闹，反抗你们帮助她增加体重的努力时，我们看到的是进食障碍，而不是你的孩子。"

其次，治疗师在接下来的治疗过程中，应始终如一地把症状行为称为"那是疾病在说话"或"这是厌食症在说话"，并说"我想知

道健康的她可能在想什么"或"我确信如果健康的她在负责，那
么"……尝试对挣扎的青少年的这两个部分加以区分。再次，治疗
师要不遗余力地在每一次看到患者或家庭成员把疾病和患者等同起
来的关头纠正他们，例如：

> "我知道你很关心你的女儿，尤其当你看到她的行为如此
> 令你震惊或不赞同的时候。但是很重要的一点是，我们要记
> 住，这个时候是厌食症在操控，是厌食症影响了她，让她有这
> 样的行为，所以，我们必须非常努力，来帮助减少疾病的作
> 用。只有这样才能让她健康的部分重新变得强大"。

在引领父母走过这段艰难时期的过程中，治疗师应牢记，每个家庭
都有他们不同的养育方式，也有不同的生活环境，这都会影响这个
进程的发展。重要的是要记住，应鼓励每个家庭找到自己的方式去
更好地促进厌食症患者恢复体重。

持续将青少年患者及其利益与厌食症的区分开

为什么

在第 1 次治疗会谈的干预中和前一节里都已讨论过，重要的是，
治疗师和家庭都要记住，他们的斗争对象是厌食症的影响，而不是
发展中的青少年的独立思考和意志。如果治疗师在这个阶段不能把
这个观念作为治疗的一个重点，那么与患者发展联盟的希望就会大
大降低，她对治疗的抵抗就会增强。

怎么做

这部分的干预也已经在第 1 次治疗会谈中描述过了。但随着第
一阶段的进展，治疗师可能会强调需要认识到更多的进食努力被患

者的健康部分安全地承担了。这个部分可以这样来描述：

> "在我看来，从你父母的描述里似乎他们已经不需要太多
> 地鼓励你进食了，而是你自己更有兴趣去跟厌食症斗争。"

或者问一些这样的问题：

> "随着你治疗的进展，你已经赢回了更多属于自己的生活，
> 你是否注意到自己的思想已经很少被食物和体重占据了？"

治疗师可以让患者评估自己的进展，把进展量化，例如可以画一个维恩图，显示出她还被厌食症占据了多少（见图 8.1）。每次治疗中至少要有一部分的时间用来做这样的一些观察、提问以及评估。但很关键的一点是，治疗师和父母都不要仅仅因为有一些现象提示患者被进食障碍占据得少了就放松警惕。这一策略的目标是要激发患者的健康部分，而不是过早地把控制权交还给患者。

与治疗团队回顾进展

跟第 1 次和第 2 次治疗会谈一样，主治疗师应跟治疗团队其他成员总结第一阶段后续的每一次治疗。每次治疗会谈结束后都应将下列信息传达给整个治疗和咨询团队：患者的体重进展，任何新症状（例如清除行为、过度运动），或新的诊断考量（例如焦虑障碍、抑郁、自杀倾向），以及对整个家庭进展的整体感觉。团队成员之间的任何问题（例如医疗团队没有告知父母进展或考量），都应被讨论。

治疗前（预处理阶段）

第一阶段

第二阶段

第三阶段

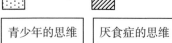

青少年的思维   厌食症的思维

图 8.1 青少年的独立思维与厌食症导致的思维和行为的对比图

第 3 ~ 10 次治疗会谈中常见的问题

关于一周的进展，应该跟父母了解哪些细节？

在第一阶段的早期，治疗师在访谈开始回顾了患者的体重变化之后，就应该跟家庭一起对之前的一周进行相当细致的回顾。内容如下：

"请具体跟我说说，这一周来您在帮助孩子恢复体重上面的尝试是如何进行的。我想请您非常具体地告诉我，一顿很困难的饭是怎样的。您是如何决定孩子的饭量是多少的？您实际上给她准备的量和食物种类是什么？您是怎样尝试让她去吃完这顿饭的？"

在这个过程中，治疗师可能需要频繁地打断父母，以试图获得一个精确的关于这个过程的印象。父母一方可能会说："我们给她准备了一些意大利面和沙拉，还有……"然后治疗师就会说："您是怎么决定要给她意大利面的？您认为具体吃多少意大利面才可能帮她增加她需要增加的体重？并且……"换句话说，当父母给出他们关于事件的描述时，治疗师希望获得一个完整的印象，会对不一致的地方进行澄清，让父母尽可能地澄清他们对前一周事件复述中的差异。治疗师会非常细致地记录父母采取的那些可能没能帮助到孩子进步的步骤。例如，父母一方可能说，他把一盘意大利面放在患者面前，而另一位却同时说那份面的量不够或太多了。这个时候，治疗师则应跟父母探讨他们是如何决定这个面量的大小的。如果这个决策不是他们共同的决策，治疗师则应鼓励他们在接下来的一周里遇到类似的事情时能有所改变。当食物放到孩子的面前时，父母双方应在之前就已对食物的量以及他们将如何坚持他们的努力来支持孩子完成进食达成了一致。同样地，治疗师也应记录父母那些看上去确实有用的步骤，一定要赞赏他们，以强化这些努力。整个过程中，治疗师都应努力强化父母自身的力量，以及他们做父母的技巧，鼓励他们以自身的知识储备库为资源，去探究他们如何养育自己的孩子，如何去照顾家里挨饿的人。正如前面提到过的，每个家庭都需要找出最适合自己的路，来促进孩子的体重增长。这与治疗师建议父母不要陷入计算热量，或与患者进行厌食症性的争论是不矛盾的。厌食症性的争论指的就是类似跟孩子陷入长时间的争论，是沙拉的营养价值高，还是拌了芝士酱的意大利面营养价值高。有时，父母就是需要反复接收到这样的信息，即购买食物、准备食物以及决定孩子该吃多少食物，应该只由他们做出决定。有些父母同时还纠结于一些其他的问题，例如是否还应该让孩子上学，如何处理他们发脾气，如何处理患者与同胞之间的竞争。治疗师应允许他们想出如何处理这些两难处境的方式。提醒他们作为团队一起承担的责任，任何一个决定都应以促进体重恢复为重，孩子的整体健康问题永远是最重要的。

对于没有同胞的患者，如何帮助他们调整跟同伴的关系？

青少年是独生子或作为家中最小的孩子，其他的同胞已经长大离家，这样的情况并不少见。在上述两种情况下，治疗师都只能与父母和他们唯一的厌食症孩子一起工作。我们在本章前面的部分强调了调整青少年和同伴关系的部分。到了这儿治疗师就面临着这样的挑战：尽管动员同胞的力量为患者提供安慰并帮助患者重新融入青少年的生活是很有益的，在这种情况下却不可能实现。唯一可替代的选择是，父母可以鼓励患者花时间和她的同伴在一起，但只能是在适当的时机。例如，当父母还在尽全力帮助孩子吃进足够的食物以扭转自我饥饿状态时，就不大可能鼓励父母让孩子花大量的时间离开他们的监督，尤其是在饭点儿。但治疗师还是要鼓励父母试着找到一种方式，让孩子可以更多地与她的同伴融合，尽管是逐渐的，尤其是当她返校之后。可以邀请朋友到患者的家里来，或者是让患者参与一些吃饭时间以外的活动，而且是有时间限制的活动，例如跟一个朋友去看电影。所有这些活动在还没有取得明显的体重增长之前都不应鼓励，直到治疗进展已经趋向第一阶段的终点。

如果体重本来进展得很好，但到了一定的点上就进入平台期了怎么办？

有些患者在初期效果良好，体重增长稳定，稳步达到可以运动的体重。然而，在一定的点上，或者是父母开始放松警惕，他们觉得危机减轻了，或者是在一些患者自己武断设定的体重界值，通常都还是在月经恢复之前，体重的增长就停滞了。治疗师应利用这个机会灌输有关二次危机的概念，以达到促使父母再次一鼓作气，努力促进体重的恢复。通常这样说是有用的：

> "尽管看起来你们的女儿似乎已经脱离了即刻的危险，但事实并非如此。如果体重恢复的过程不能持续，她的营养不良状态就会变成慢性的，这会导致发育的停滞、永久性的不孕不育、骨质疏松、脊柱的压缩性骨折，等等。"

从患者的角度看来，在她增加了一些体重之后，她可能会经历一种丧失感、不确定感以及对厌食症的怀念，这将是第二阶段治疗的重要主题。

如果患者变得更具有欺骗性了怎么办？

作为父母，通常都很难接受他们的女儿可能会采取任何欺骗性的行为。例如，在身上藏有重物，以获得一个较高的体重值。或者第一次在孩子的房间发现缓泻药或利尿剂。本章前面的部分我们讨论了作为治疗师帮助区分疾病和青少年本人的重要性。当厌食症的行为在一次会谈中被报告的时候，或当家人首次在会谈中发现了这样的行为时，治疗师就得到了一个非常理想的机会，示范一种非批评性的方式来探索这些行为。例如，当治疗师在给患者称重的时候发现她在身上携带了重物，治疗师可以冷静、同情地对待，说出这样的话：

> "你是如此害怕增重，以至于疾病竟让你求助于这样的行为以便让我们放手，做出这样的选择一定也让你非常为难。"

接下来在与家人一起的会谈中，治疗师应用严肃的语气跟大家分享这个消息，他所使用的方式应让患者清晰地感受到治疗师真的理解她有多么焦虑，以及她当下的窘境。治疗师还应展示给父母，这样的情境不应招致愤怒的反应，更合适的反应是对女儿被疾病带来的恐惧所折磨的同情。例如，治疗师可以当着患者的面对整个家庭这样说：

> "今天我发现，厌食症非常坚决地要愚弄我们，只要我们还关注孩子的体重。厌食症让孩子在身上藏了东西来称重，这样我们就会以为她长体重了。"

然后，治疗师可以转向父母继续说：

> "孩子此刻显然是处在困境当中，她对此类行为没有太好的控制能力，这就需要我们找到一个途径，帮她脱离疾病的掌控。"

这个过程清楚地阐释了治疗师如何对患者表达同情和理解，又帮助父母将他们的挫败针对疾病，而不是针对孩子，同时还坚持要由父母来接管体重恢复的过程。

应怎样将（外）祖父母纳入治疗？

有些家庭跟祖父母或外祖父母住得很近，也经常会有这样的情况，就是青少年会跟（外）祖父母在一起待很长的时间，例如放学后和（外）祖父母待在一起，直到父母下班回家。那么（外）祖父母应怎样参与到孩子的体重恢复过程呢？治疗师应首先从家庭那里去了解（外）祖父母在孩子的日常照料中是怎样参与的。如果看上去（外）祖父母花了相当多的时间和孩子在一起，那治疗师就可能需要祖父母参与 1 ～ 2 次的家庭会谈。当父母没办法从工作中抽出更多的时间，或患者的体重增加仍然很不稳定，在这样一个相当消耗精力的工作中，特别需要有可以负责任的成年人协助父母的时候，这么做就显得尤其重要。一旦治疗师有机会见到（外）祖父母，他有可能会发现（外）祖父母其实对疾病有非常棒的理解，而且很清楚要扭转饥饿的进程需要做什么。相反，治疗师也可能会发现，青少年与（外）祖父母的接触应尽可能减少，至少当她仍体重过低的时候，尤其是在用餐的时间。如果治疗师发现（外）祖父母并不能够理解疾病的严重性，而疾病在（外）祖父母这里就会找到机会逃避恰当的监督时，治疗师就应这么做！由此可见，治疗师应仔细评估：①青少年通常与（外）祖父母待在一起的时间；②（外）祖父母对进食障碍的理解，以及他们能像父母一样在防止自我饥饿这方面成功做到的能力；③父母所体验着的耗竭水平，以及他们不时地需要有人将其拯救出来的需求。

有一个不给力的团队成员该怎么办？

如前所述，在进食障碍的治疗方面，组建一个多学科团队是非常重要的。在青少年的治疗中，就像我们鼓励父母所做的一样，"要从一个鼻孔出气，穿一条裤子"的原则同样适用于治疗团队。有时也会出现这样的情况，团队成员之一想按自己的方式行动，而忽视主治疗师所做的整体规划。当团队成员在团队合作方面缺少经验，或没有在之前的案例中相互合作过时，尤其容易出现上述情况。所以，就像前面描述的，非常重要的一点是，主治疗师要规律地提醒其他团队成员，关于治疗的总体目标、原则以及家庭在治疗中的进展如何。例如，我们认为，设立一个特定的体重作为目标让患者在一定的时间内达成往往是有反作用的。我们更倾向于给出一个合理的体重范围，或用可以维持正常月经的体重来作为一个目标。治疗师可以利用患者虽然有了明显的体重增加，但仍然没有恢复月经这样的事实，来帮助父母重新鼓起劲儿来，帮助患者恢复到一个健康的、可以维持月经来潮的体重。但这样的战术很可能会触礁，因为患者的儿科医生可能会认为，在这个年龄月经并不那么重要，很多15 岁的孩子都没有来月经。所以在治疗师努力帮助父母一起工作的时候，团队成员之间适当的沟通是很重要的。

如果父母的精神病理问题干扰了治疗怎么办?

至今为止我们已经清晰地表述了，在 FBT 治疗中，为了能够获得成功，需要父母大量的精力和投入。不可避免地，有时候会有些父母在来寻求治疗时，就已经有一些自身的困难，例如本身有焦虑障碍或情感障碍。甚至，曾经或当下就有进食障碍。这令他们将精力和焦点放在帮助孩子恢复体重的过程上变得很困难。治疗师有一种方法用来调控这些问题的影响，即让有这个问题的父母去寻求个体支持。例如，当来寻求治疗的父母之一有抑郁症病史的时候，确保他接受另外一位专业人员的评估，看看药物治疗和心理治疗的支持是不是足够。这样做将是有帮助的。另一个方法就是承认。比如说，承认父母之一对于自身体重的关注可能潜在地阻碍父母在鼓励孩子增加体重方面的努力，然后，让父母一起想出办法来相互支持。关键的一点是，治疗师要去检查父母在处理自身问题上的努力，以防止这些问题阻碍他们在支持孩子上面的努力。虽然本书在很多地方都强调了父母以团队的形式进行工作，在如何帮助孩子正常化饮食方面达成一致是非常重要的，但这并不意味着父母双方都必须在所有进餐的时间在场。我们也在强调，父母应找到最适合他们的方式，来防止孩子节制进食。所以，父母当中更健康的一方时不时让被困扰的一方从恢复体重的过程中暂时解放一下，是相当可行的一个方案，只要他们对于这个过程应该如何处理意见保持一致即可。最后，我们之前也提到过（外）祖父母的角色，而有些时候他们可以相当有用。如果（外）祖父母或其他的亲戚或朋友是可以有空的，而治疗师以及父母都觉得他们可以时不时作为那个很痛苦或耗竭的父母的好替身，就应该在体重恢复的过程中安排这些家庭成员或朋友来帮忙。

治疗师如何应对高度批评性的或高度敌意的家庭？

Eisler 等（2000）和 Le Grange 等（1992b，2011）的研究提示，来自高度批评性家庭的厌食症患者预后更差。前面也提到过，这样的家庭可能需要一种不同形式的家庭治疗——分开式的家庭治疗。

另外，探索针对高度批评性的家庭进行全家式治疗的治疗技术也是有意义的。我们相信，有可能以建设性的方式去接触这样高度批评性的家庭。我们的临床经验表明，从外部示范对患者及其症状的非批评性的接纳是对针对厌食症青少年的父母的批评最有效的治疗性应对方式。这一治疗性的立场已经被过去 10 年的研究结果证实有效（Eisler et al.，2007；Le Grange，Binford，& Loeb，2005；Le Grange et al.，2011；Loeb et al.，2007；Lock et al.，2005，2010）。

除了示范非批评性的行为以外，治疗师也可以关注指向患者或反映给治疗师有关患者的批评性的评论。不过，有关患者及其症状的指责可能微妙到让人难以觉察。治疗师不应无视这些评论，而需记录并帮助父母去理解，这是疾病让他们的孩子抗拒他们的努力、藏匿食物、过度运动，等等。换句话说，与之前外化疾病的策略相似，治疗师应试图帮助父母理解：患者的大部分行为，都不在她自己的控制范围之内。这么做需要治疗师有相当的定力。治疗团队或辅助治疗师的支持会对此有帮助。

　　在治疗开始的阶段同样可能有所帮助的是，治疗师努力去把父母从对造成进食障碍的自责当中解脱出来。我们的经验是，被内疚感所累的父母，在帮助女儿的努力当中更容易失败，而这种失败反而会加剧指向患者及其症状的批评性论点。早期持续的有关疾病及其对患者思维和行为影响的教育，能够在父母看到自己的努力没有迅速带来期望的体重增长效果，以及看到孩子身上出现精神病理症状的时候减少他们的批评性。而且，治疗师还应支持父母努力以对痛苦的孩子的温暖和理解的态度代替批评性的评论。

　　一旦患者和家庭获得了某些成功的体验，对治疗师而言，去识别批评性在患者取得进步和无法取得进步之间产生的影响是非常重要的。治疗师必须不带批评和敌意地去识别这些批评和敌意的部分。通常这些家庭对于批评性都是超级敏感的。治疗师须不带评判地指出一个问题，并请家庭去探索它。治疗师引领家庭对该问题的探索，并由此发现阻碍进一步进展的核心批评和敌意的问题。

　　对一个情境中批评性评论的检查，最好既具体又有清晰的界限。例如，一个青少年说到，她在跟妈妈大吵了一架之后一整天都拒绝吃饭。这一特定的事件可以用作跟妈妈之间的批评性互动会带来什么样的影响的例子。同时，治疗师会聚焦于这个事件，不会直接把敌意和批评解释为不吃饭的理由，而是鼓励家庭看到这样的互动对进食行为的影响。

　　接下来，治疗师要让家庭找出替代性的方式，可以去处理这样一种敌对性的互动。同样地，在整个过程中，治疗师必须小心地面质这个有关批评性的问题，同时避免自己对整个家庭变得具有批评性。

　　治疗师可能会发现，有必要联合父母当中批评性较少的那一位来协助完成这个过程。作为那位批评性较多的家长的资源和盟友，这位家长可以经常跟他的伴侣进行减少批评性评论的努力。换句话说，就是努力在这个减少批评性的困难的工作过程中，获取父母互相之间的支持。一位负担过重的家长可能通过对患者的更多批评性，来显示他的耗竭和挫败。要鼓励那位更有精力，也许批评性更少的家长来找出方法支持他的伴侣，共同完成对抗疾病的艰巨任务。

治疗师在与父母的工作中被耗竭怎么办？

就如同家人在这个治疗过程中会表现出耗竭的迹象，治疗师也不例外。在治疗进展很小甚至缺乏进展的情况下，例如，治疗师无法促动父母，或治疗师感到他无法让父母体会到团队合作是多么重要，治疗师同样会感到耗竭。一般来说很少有其他的方法可以令治疗师重新振作，除了重申这样一个事实，即无论我们多么希望治疗是一个相对简短的过程，厌食症本身都经常是一个慢性长程的疾病。在治疗达到一个扭转自我饥饿的转折点之前，对家人和治疗师的精力的考验都是非常严峻的。治疗师对自身的挫败感保持警觉，避免这种感觉在治疗访谈中泛滥是有用的。规律的同辈督导也是有用的，它可以让治疗师有机会表达自己的挫败，并咨询自己的同辈如何更好地进行治疗。

如果患者发展出暴食和清除行为怎么办？

前面已经说过，本手册中描述的治疗适用于青少年厌食症。但有些青少年厌食症会发展出暴食清除模式。这通常发生在体重恢复的过程中。本手册中提到的处理这个问题的策略需要区别对待。Eisler 等（2000）建议，对年龄较大的有贪食症状的厌食症青少年的家庭来说，有时需要承认他们无法控制孩子在这个方面的行为。他们建议治疗师可能需要在这方面认输，然后把焦点集中在为什么父母明知这些行为实际上已经不受他们的控制，却依旧去发掘孩子贪食行为的证据。这一治疗策略就不是聚焦在父母如何管理，而是聚焦在进食行为如何继续成为家庭内部的沟通方式。但是，对于年龄较小的青少年厌食症患者，父母来处理这个问题仍旧是本书涵盖的范围。在一些情况下，父母扩展他们的觉察范围可能是必要的。觉察范围应从聚焦于对自我饥饿的防范扩展到包括对暴食和呕吐行为的防范。治疗师应鼓励患者在吃饭的时间吃进适当的食物量，由此帮助患者再次学习吃多少食物是合适的。让父母为患者准备食物，帮助他们学习什么样的量是合适的，这种做法并不少见。有些患者可能会抱怨，一旦自己开始进食，就不知道什么时候该停下。在这种情况下，父母的参与要留有余地。同时，父母还可以创造性地寻找一些方法，来帮助患者在餐后建设性地参与一些活动，以防止清除行为。父母可以在餐后陪患者遛弯儿，或坐在电视机前观看一部喜爱的电影，从事一些喜爱的活动。在一些更严重的情况下，父母可能还必须求助于一些更激烈的方法，例如陪伴患者如厕，当然是等在门外，这跟在一些专科住院病房的措施类似。同样，父母可能会不得不需要锁上橱柜，来防止患者暴食！与防范自我饥饿一样，治疗师的目的不是开出如何行动的处方，而是帮助父母理解这是一个严重的疾病，而他们及家人需要找到一个适合他们的方法，可以防止孩子让自己挨饿或者让自己暴食或清除。

如果治疗无效怎么办？

治疗师可能会发现，厌食症的心理治疗被以一种非常具体化的方式加以评估，是一种可视化的方式，以每周的体重记录展现在一个体重表单上，这是任何精神科其他障碍的治疗所无法相比的。面对患者的体重下降，治疗师一定不要表现的像是他自己在这个治疗中失败了一样。这样的反应只会削弱治疗师有效实施这个手册化治疗的能力。在这种情况下，治疗师应做的是去反思他可以在治疗中做一些什么不同的事情，以帮助父母找到患者进食问题的解决方案。换句话说，应该回答这样一个问题：是什么阻碍了父母完成促进患者体重增加的任务？当患者在治疗过程中没能增重的时候，尽管治疗师会觉得好像自己是在被示众，我们的经验却告诉我们，家庭自身更容易觉得是自己在任务中失败了，而不是会去指责治疗师不够胜任。当然，家庭这种自我批评的倾向，决不可以被我们用来免除治疗师的责任。而治疗师的责任是要去创造一个合适的治疗氛围。在这样的一种治疗氛围下，父母会获得动力，来承担帮助孩子增加体重的艰巨任务。

对有自杀或自伤倾向的患者怎么办？

　　青少年厌食症出现严重的抑郁或显现出早期人格障碍的迹象都并不少见，而针对这两种问题的处理方式却很不一样。

　　有自杀性的患者：自杀是美国青少年的重要死因，自杀行为应被严肃对待，按照急诊状况处理。当患者有活跃的自杀倾向时，不可能继续聚焦于进食问题的处理。只有当自杀行为问题的紧急状况得到缓解后，家庭和患者才可能继续进行厌食症的家庭治疗。

　　有自伤性行为的患者：非致死性的和无自杀意图的自伤行为可以在厌食症患者中见到。这些行为可以一直作为患者异常表现的一部分而存在。更常见的是，在患者面临来自父母和专业人员针对其进食行为的挑战增加的情况下出现。这类行为包括割伤或抓伤身体的某些部位，摩擦，抠，拔毛，掐，等等。这些行为本身没有威胁生命的意图。有关这些行为的意图可以有各种不同的描述，包括自我惩罚，释放焦虑，分离性的反应和仪式性的反应。有时这些行为会逐步升级到可以给生命带来危险的程度，但大多数时候不会。但它们会给父母带来极大的不安，有时也会给治疗师造成这种影响。我们将这类行为也看成家庭内部总体沟通模式的一部分，就像紊乱的进食一样，是有效沟通的替代品。这种情况下，只要这些行为保持在一个较低的水平，我们还是可以按照手册描述的来进行治疗，还是把焦点放在进食问题上，因为这一行为才是可能造成最大伤害的。如果自伤行为持续，将在第三阶段里面成为最主要的焦点。那时，当进食问题已经不再突出，一些潜在的冲突就可以被进一步积极地探讨了。如果这些行为确实发生了升级，比进食问题带来的损害更大，则需要花一定的时间将其作为治疗的焦点。

如何评估家庭进入第二阶段的准备程度？

第 3 ～ 10 次治疗会谈主要的焦点包括仔细审查父母作为一个合作的团队，在帮助孩子增加体重和正常进食过程中的行为，获得稳定的体重增长，帮助父母支持处在两难之中的患者，强化同胞对其姐妹的痛苦的同情和理解。家庭准备好过渡到第二阶段治疗的第一个迹象可能就是在与食物无关的讨论中，焦虑和紧张降低了，通常会被体会为觉察到一种家庭气氛的改变。治疗师评估家庭进展到治疗第二阶段的准备程度的衡量标准，主要是体重的稳步增长。如果治疗开始的时候，青少年的体重是在期望身高体重值的75%，那么，最好要达到期望身高体重值的90%左右时，再进展到第二阶段。也就是说，除了完成上面提到的任务之外，治疗要进展到第二阶段，还应满足两个条件，一是体重稳步增长，二是父母对他们确保孩子获得健康体重的能力有自信。可能很多患者不需要十次治疗就可以完成第一阶段，而另外一些人则需要更长的时间来完成这个阶段。

治疗师对家庭的反应会如何影响治疗？

在这里我们会简要讨论一下治疗师对一个特定家庭的感受有可能给本书描述的治疗方法带来什么样的影响。我们采用两个比较极端的例子来阐述这个问题：喜欢一个家庭和讨厌一个家庭。

喜欢一个家庭：似乎喜欢一个家庭是让家庭可以投入治疗的重要因素。从某种程度上说，确实如此。然而，如果治疗师太过于喜欢一个家庭，在治疗的操作当中则会产生一些特定的问题。在第一阶段的早期访谈中，对一个家庭太过正面的态度，可能会使得治疗师在这个家庭中制造焦虑和恐惧以及胜任感等情绪和感受变得困难。例如，治疗师可能会很难直言不讳地并用强调的语气说出厌食症在这个家庭中造成的问题，因为治疗师担心这会给家庭造成痛苦。换句话说，治疗师可能太想保护这个家庭了，希望能够让家庭感到放松。而父母相应地可能就不会充分重视这个疾病，以及重视采取行动的必要，这会导致他们难以承担起处理进食问题的任务。于是在某种程度上，因为太过喜欢这个家庭，治疗师会进入这个系统，通过合谋忽视疾病，让问题得以持续而不去对质。

　　讨厌一个家庭：讨厌一个家庭也会带来问题。治疗师可能会尽力回避家庭和保持距离，这会令家庭在这场他们需要承担的抗争厌食症的宏大战役中感到被抛弃和孤立无援。这种回避和保持距离，可能跟父母面对她们厌食症的孩子时采取的策略相似。他们可能会觉得治疗师在示范这一策略，即使治疗师所使用的语言正相反。如果家庭感到治疗师在回避他们或已经抛弃了他们，家庭是不大可能找到必要的资源战胜疾病的。当一个治疗师讨厌一个家庭时，治疗中就会有更加严厉和批评的倾向存在。例如，治疗师可能要跟家庭沟通他们在处理疾病上的尝试是失败的，但是他会用一种明显批评性的立场来进行沟通。当然，这样一种立场正好是本治疗所推荐的反面，而身教永远是大于言教的。批评性的增加是治疗所不希望看到的结果，因为我们之前已经说过，这样的态度可能带来更差的结局。

　　我们在前面的讨论中避免了使用反移情这个术语，尽管在有些情况下，这个术语确实比较合适。相反，我们强调的是治疗师指向患者的意识层面的态度和行为的重要性。本手册强调治疗师需要持一个坚定但同情和关切的立场，当治疗师发现他在维持这样的一个立场上有困难时，就应仔细地自我评估，为什么会发生这样的情况，并且让问题得到纠正。我们推荐以团队的方式以及规律的同辈督导的方式工作，也是因为这样的话，由于喜欢和讨厌一个患者或一个家庭而造成的问题很容易被看到。在我们看来，对这类问题的校正，主要的方法是试图理解这些感受的来源，然后采取行动，让事情回到正轨上。

第 9 章

第 8 次治疗会谈：实战

本章介绍的治疗会谈是第一阶段相对靠后的治疗。前面已经谈到，后面的治疗会谈与最开始的两次或三次治疗会谈相比对顺序的要求不那么强，但仍然围绕一系列要完成的目标，有清晰的结构，并通过一系列具体的干预措施来完成。

回顾一下，这些治疗会谈主要有三个目标：

- 让家庭持续聚焦在进食障碍上。
- 帮助父母管理患儿的饮食。
- 动员同胞为患者提供支持。

为了实现这些目标，第一阶段余下的治疗中需要考虑以下干预措施：

1. 每次治疗会谈开始时都为患者称重。
2. 定向、再定向，将治疗讨论聚焦于食物、进食以及他们的应对上，直到针对食物、进食和体重的行为及关注得到缓解。
3. 讨论、支持和帮助父母二人组在促进恢复体重上的努力。
4. 讨论、支持和帮助家庭评估同胞在支持患者方面的努力。
5. 持续修正父母及同胞的批评性态度。
6. 持续将青少年患者及其利益与厌食症的区分开。
7. 回顾进展，结束治疗会谈。

临床背景

这次会谈的对象是 17 岁的 Susan 和她的家庭，与第 1 次会谈的临床案例是同一个家庭。这时，家庭已经明显可以掌管好患者的进食和体重，患者的体重在进一步恢复。体重已恢复到脱离了紧急危险的程度，但还没有恢复月经。如前所述，治疗干预较最初的两次会谈相比可以更灵活，而那两次是相对结构化和程序化的。因此，在下面的案例里会看到以上 7 个方面的干预措施穿插在一起，相互影响。

每次治疗会谈开始时都为患者称重

与往常一样，在开始家庭会谈之前，治疗师给患者称重。这个过程中患者报告说这周继父不在家，对于她和妈妈来说这周很困难。

治疗师：我注意到体重表上这周体重没有变化。上周我们会谈后发生了什么？

Susan：没什么。

妈妈：实际上，我们很努力……嗯，嗯，体重似乎降了点儿，所以我们确实一直在努力……

Susan：但我觉得是秤不对……就是秤不对，我第一次站上去时是重一些的，几秒钟后第二次站上去就轻了些，所以我想是秤量轻了。但是……我妈不相信我（笑）。

治疗师：你觉得差了有多少？

妈妈：2 磅。

Susan：我不这么认为。

妈妈：哦，至少比上周三轻了 1 磅……她上周三的体重已经下降了 1 磅，之后她看了进食障碍门诊，在那里称的比她在儿科医生那里称的又重了 1 磅，但是当我们回家后她又轻了 2 磅。

治疗师：这是上周五的事？

妈妈：是的，嗯……所以至少轻了 1 磅，我的意思是说，秤可能是轻了 1 磅，但她的体重轻了 2 磅。因此……我不认为是秤差了 2 磅。我才不信呢。

Susan：我认为它就是差了那么多（笑），我们没法证明了，因为她把我们的秤扔了，所以，我没法……没法知道它准不准了。

在前面的交流中，治疗师基于体重表探讨了体重没有增加的意义。然而，似乎一周前在儿科医生那里称的体重造成了一些困惑。这是一个很好的例子，来说明为什么治疗团队应把儿科医生那里称的体重仅用于确认治疗过程中的体重变化与之走向一致，而不是让家庭不得不把这些不同的数字都对上。就是说，由于根据治疗师的体重表，来访者至少维持了体重，所以治疗师就不会太过警觉，也没有过于强调这一点。最后，如果体重确实呈现出明显的问题，治疗师则应专门与儿科医生讨论，尝试更好地理解和追踪这些差异。

在这次治疗会谈中，父亲没有来，所以治疗师想要了解是什么原因。值得注意的是这是整个家庭参与的治疗，尽管有一个家庭成员因为紧急的原因而缺席，仍然是可能继续进行一次会谈的，特别是在治疗的这个阶段。

治疗师：你们决定把家里的秤扔掉？

妈妈：是的……

治疗师：你和 Tom 一起做的决定？

妈妈：是的，嗯……我们之前是把秤拿走了，并且告诉 Susan 每周称一次体重，这就足够了。嗯，然后她差不多还是决定要自己称重，所以她又把收起来的秤取出来用了，所以，我们就把秤扔了。

现在我们没有秤了（笑）。不过这样挺好，摆脱了诱惑。

治疗师：所以这是你和 Tom 对这件事的共同决定吗？

妈妈：是的。

治疗师：在我们继续进行之前……Tom 去哪儿了？他还好吗？

妈妈：还好。这周他外出了，他很快会回来，我们没办法让他及时来，因此，很遗憾这就是他的情况。

治疗师：我明白了，这跟你不在的那周刚好反过来了……这两周的情况比较起来有什么不同吗？

妈妈：这你得让 Susan 来比较了，因为上次我不在（笑）。

在上面的交流中，治疗师探索了在处理 Susan 想要给自己称重的愿望上，她的父母是如何做出决定的，接下来还有一个父母在恢复体重上做出努力的例子。

讨论、支持和帮助父母二人组在促进恢复体重上的努力

治疗师：（对 Susan 说）那么，你和妈妈这周过得怎么样？

Susan：我觉得不错。我认为我们相处得很好，她，嗯（笑）……哦，天哪，我发现这挺好玩儿的，我不生气了。我的意思是，很明显她是想把我养胖，但是……她又表现得那么好，我放学回家后，她会说些诸如"我给你做了些布丁……但我是用脱脂牛奶做的，所以味道可能会"这样的话。

妈妈：不，我从来没……我从没说过……我说我做……没有用全脂奶，因此可能需要更长的时间凝固……

Susan：她说我没有用全脂奶做，所以需要更长的时间放在冰箱里凝固……听起来就好像她是用了脱脂奶……并且……我也不知道

她在里面放了 Boost，但我吃的时候是能尝出来的，我说这吃起来很像是巧克力山莓 Boost。她脸上露出内疚的笑（笑）——"好吧，我知道你爱我，所以我不会生气的"。味道还不错。只是……有点好笑，我希望，嗯，你知道……我不会把这些告诉我的朋友们，不然他们再也不会吃妈妈做的食物了。

治疗师：（对妈妈说）是这样的吗……当你决定做布丁的时候你是怎么想的？她说你是想要把她养胖。

Susan：偷偷地增加我食物里的热量。

妈妈：嗯，实际上我并不是要去……嗯，我不必通过隐瞒的方式，因为我不认为那是好的方法，因为她需要能够信任我。这就是为什么当她问我……我说我给你做了布丁，但不是用的全脂奶……从某个角度让她以为是脱脂奶……但我想说的是我用了 Boost。她一直在摄入蛋白质之类的食物方面有困难，我一直鼓励她每天喝三罐 Boost。

治疗师：这很好啊……

妈妈：但是她并不愿意这么做，很久以前我们聊到过 Boost 布丁，我就想到了，哦，也许我把 Boost 加到布丁里可以帮助她更好地摄入蛋白质，这就是我开始这么做的原因。我知道她是会尝出来的，因为你知道这很难瞒过去。

治疗师：所以你的想法是她喜欢布丁……然后你们曾经开玩笑地聊过 Boost 布丁？

妈妈：她在医院时我们常说"嗯，他们应该做些 Boost 布丁和 Boost 蛋糕"。因为，你知道……不含 Boost 的食物，所以我总是说他们应该有所有这些东西，所以我想我就加上试试，我都不确定它在布丁里能不能凝住，但是……

Susan：它真凝不住。

妈妈：只是有点儿……

Susan：稀稀的。

妈妈：它有点儿软，有点儿像你完全用脱脂奶做出来的样子。

治疗师：听起来这是一个很有创意的主意，我觉得还挺有趣儿的。（对 Susan 说）你还有点儿喜欢？

Susan：我也觉得这很有趣……是的，我觉得，现在我都能想象，她可能会说"我给你炒个蛋，Susan"。然后她可能再放点猪油或其他东西以偷偷地增加额外的热量（笑）。我觉得从现在起我应该自己给自己炒蛋。

妈妈：我从来没有在你的炒蛋里放任何东西。

Susan：哦，那我怎么能知道呢？（笑）

治疗师：（对妈妈说）目前一直是你在准备所有的食物，对吗？因为 Susan 还不能自己增加饭量？

妈妈：这通常要看我们有什么和她想要吃什么……就像昨晚，我做了汤，我们只是往里面加了……

Susan：它本来应该是土豆汤，结果更像是……

治疗师：就差不多像石头汤那种吗？（译注：菜名，源于一个关于一位旅行者在一个村庄从每一户人家要了一种食材，放在一起炖制汤品拿给村民喝的故事。）

妈妈：是的，就是把手头儿有的东西都扔进去了……不过它真的很好吃。

治疗师：你不同意，Paul？

妈妈：他不喜欢土豆汤，所以……（笑）他真的不喜欢吃蔬菜，而汤里放了各种蔬菜。

治疗师：你们有尝过布丁吗？

妈妈：他们甚至不知道那里面有 Boost，因此……

Paul：我甚至都不知道你做了布丁！

定向、再定向，将治疗讨论聚焦于食物、进食以及他们的应对上，直到针对食物、进食和体重的行为及关注得到缓解

治疗师：这周你们还尝试过其他有创意的事儿吗？

妈妈：嗯，我们今天一起吃了午餐……我们到外面点了意式烤鸡，然后一起吃了……这很有趣，我们一直在尝试些别出心裁的事儿，吃下能增加热量摄入的东西。

Susan：我们家里有很多饼干和冰淇淋。

妈妈：如果吃完了，就再买些回来。

Susan：最近几天，我可能吃了……差不多两盒子冰淇淋。

治疗师：那真不少。

Susan：其中一个是冻酸奶。

Paul：我不喜欢冻酸奶……那东西很难吃。

Susan：你从来没试过！

Paul：不，我吃过。

治疗师：(对妈妈说) 你喜欢吃冰淇淋？冻酸奶不是无卡的，只是低卡。

妈妈：是的，低卡。

Susan：但是，如果我想的话，我也可以吃另一种……

妈妈：那种的热量基本上和冻酸奶差不多……而且是无脂的。

治疗师：好吧。那么，你们的午餐怎么样？一起午餐……听起来是个不错的计划。

妈妈：还不错。两个弟弟在学校，我们要去接他们，然后……我刚从学校出来，我们想"我们去吃午饭吧"，于是我们就去了……很开心。

治疗师：你们去餐馆了？

Susan：通常我男朋友和我一起去会点那个……那是他喜欢的食物，因此他会说"这真的很好，你一定得尝尝"。那鸡肉看起来很大一份，所以我一点儿也不想吃。

妈妈：我们试着吃一点儿鸡肉……我的意思是，少量的，但我们吃了一点儿，一小点儿，很小的一点儿鸡肉。

治疗师：你怎么做到的？

妈妈：嗯，我告诉她，她需要试一试，于是她尝试吃了一点点。

治疗师：听起来你担心她的蛋白质摄入量？

妈妈：是的，她真的没有吃多少蛋白质……她吃很多蔬菜，她一直在吃，但她不吃含大量蛋白质的食物，所以我一直尝试让她摄入更多的蛋白质。

Paul：就好像你不喜欢豆子之类的东西就是不好的（笑）。

Susan：我喜欢吃豆子……我吃了很多。

Paul：你以前很讨厌豆子！

Susan：我不想吃猪肉炖豆子。

治疗师：你知道米饭和豆子可以提供丰富的蛋白质（对妈妈说）。

妈妈：是的，嗯，我们也不做米饭，因此……（看向 Susan）

Susan：我做米饭。

妈妈：难得有一次，你已经有一段时间没吃过米饭了，挺长一段时间了。

Susan：哦，可能我只是不喜欢米饭……我不是想要……大米里含有什么？

妈妈：我不知道。

Susan：没什么。

在前面的交流中，治疗师聚焦在食物和体重上，并积极探索和支持父母在促进体重恢复方面的努力。在这个案例中，父母做出了许多重要的努力，有些方法比另一些更好。例如，布丁的方法成败参半，部分是因为它包含了某种欺骗成分，一定程度上削弱了这份努力。另一方面，确保食物能被接受且有营养，这点看上去是有效的。此外，父母支持性地带 Susan 去饭店从规则上来讲通常是在治疗的后期才应该尝试。但治疗师从不批评父母的努力并且还欣赏他们的合作。

治疗师：豆子和米饭可以补充 Susan 需要的氨基酸，所以如果你能考虑给她加上是很好的。就算加得不多，也是在进步。

妈妈：我正在努力……我们也在努力让她多吃点儿鸡蛋，她不喜欢吃鸡蛋，但我们正在努力。

治疗师：那么，这一周里……之前你不在的时候，你是会经常跟 Tom 联系的吧？他这周也会跟你联系吧？就像之前那样，你们俩所做的事是一致的吗？

妈妈：是的。

治疗师：很好。

妈妈：我们想出了一个让 Susan 感到兴奋的积分计划，我希望这是个好方法。

治疗师：是什么？

妈妈：嗯，每周五她去进食障碍门诊并保持了体重，她就会得到 100 美元，每次她去了并且增重了，她会得到 200 美元，当她达到 130 磅，她会得到 1000 美元。这些钱会放到一个账户里，用来买辆新车。

通常治疗师不会鼓励家长在增加体重的目标和奖励上跟孩子讨价还价。在这里，治疗师没有阻止父母，因为在某种情况下它能真的支持患者体重的增加。然而，治疗师必须意识到，这种策略适得其反的可能性要大于成功。

治疗师：哇！她现在攒多少钱了？

妈妈：嗯，我们还没有真正开始，因为在那之后（指与儿科医生的会面）他们取消了今天的门诊……他们取消了今天的进食障碍门诊。

Susan：所以，我不能证明那个秤是错的，因此，没有人相信我，但我知道它是错的。因为不可能我吃了那么多还不长体重……不可能。

治疗师：我问问你，（在你们的积分计划中）她的体重是必须比她上一次称的最高体重多吗？

妈妈：是的，比过去长了才行。

治疗师：因为你可以是减轻了体重，然后再长到……

妈妈：没有……如果她的体重掉了，她不会失去她的钱，但她不会得到任何东西。

治疗师：你明白我的意思吗？尽管……

妈妈：是的，她必须得继续增长……

治疗师：比如，她100磅了，然后她掉到了95磅，然后下个星期她又涨到97磅……她是涨了，但是她没有超过100磅。

Susan：噢，不，我不知道。我们没有谈到这个。

妈妈：好吧，如果她的体重掉了，那么除非她的体重恢复到掉之前的水平，她不应该得到任何奖励。还有她爸爸和我已经讨论过了另一件事，但我们还没有和她讨论过……那就是，她如果有自伤行为，会失去100美元，她还不知道……

Susan：我们没有谈这个（笑）。

妈妈：她还不知道，但是那很重要。因为尤其是当她体重增加，有时对她来说很难，你知道的，她可能会伤害自己。

治疗师探讨了父母如何实施他们设计的用来激励Susan增重的积分计划。治疗师用非指责的方式，小心地指出计划中可能的漏洞。

治疗师：嗯，这听起来也是一个合理的计划。所以这是一种激励……然而，很难知道它会不会起效。

妈妈：是的，现在还不知道，但是……

治疗师：你们做了很多工作。

妈妈：我们正在努力找更多的方法……我们会尝试所有的方法。

治疗师：让我们看看，你已经想出了……Boost 布丁，一起午餐，还有这个积分计划。还有一件事就是之前 Susan 一直不能跟你们一起吃晚餐，几周前我们纠正了这种做法，但我不知道是否坚持下来了。

妈妈：差不多吧……有时候，她很难等到我们吃饭的点儿。如果是那样，而她想要先吃，她就会正常地跟我们坐在一起吃点儿东西，所以，我们基本上是试着……她基本上会出来吃，我们也不允许她像刚开始时那样把食物带进她的房间，还完全不让别人看见她吃饭。我们基本上已经过了那个阶段了，是吧？她几乎什么都吃，嗯。

Susan：确实是，我什么都吃！我很惊讶我吃了那么多，我们家还有可吃的。真的！

妈妈：她吃得很多，但我还是没法让她不要什么东西都得量，所以，对她来说，很多就像是……我好像一直得督促着她……就像昨天，我在准备午饭，她装了半杯，我告诉她半杯不够。所以……

Susan：但是我还吃了别的东西！

妈妈：我又给她加了些别的东西。如果什么时候她能不量了，把食物直接放在盘子里吃，不再担心它们有多少热量，那我真的会非常高兴。我们离这个目标还差挺远。

治疗师：所以，你和 Tom 都觉得还得密切监护她吃饭？

妈妈：是的。

Susan：我不这么认为……因为我吃东西了……

妈妈：你从不这么认为……

Susan：不是的，但是真的……他们不在的时候我也会吃东西，比如她睡着的时候，我会到厨房吃东西……会一直吃到睡觉前，通常我睡得很晚，夜里 12 点我还会吃东西。

　　Paul：是的，我听见她夜里 12 点在卧室里吃薯条……

　　妈妈：但是她只吃比如 6 根薯条……

　　Susan：不是的……

　　妈妈：一般你吃的时候，量都很小，你会把它们放在小袋子里，吃完就不再吃了。

　　Susan：不是这样的……就像昨天晚上，我自己一个人吃完了一整袋饼干。

　　妈妈：哦，饼干是新玩意儿，我们正在经历新的东西，饼干是新事物。

　　治疗师：所以，你们已经取得了很大进展，但似乎有时 Susan 仍然会独自一人吃东西。尽管对健康的青少年来说这没什么，但是现在处于治疗的早期阶段，我们不能确定这种吃东西的情况是在 Susan 掌控之中，还是更多被她的进食障碍所驱使。我认为你和 Tom 最好在这方面保持足够的警惕。

　　治疗师总结了家庭在监管女儿吃饭和支持体重恢复上做出的努力，然后继续探索这会如何影响 Susan 和父母之间的关系，尤其是她和妈妈的关系。

持续修正父母及同胞的批评性态度

　　治疗师留意到妈妈常常和 Susan 争论，最后常常以讽刺性的幽默或忽视女儿的努力来表达批评。在接下来的交流中，治疗师的目标是在尊重妈妈权威的同时，调整她对女儿的指责性态度。就这一点而言，他希望能示范给妈妈，如何用另一种方式去承认和肯定女儿的努力。

治疗师：你会担心她食物中脂肪的含量不足吗？

妈妈：我……

Susan：我不会。

妈妈：我觉得她的饮食中脂肪含量远远不够……所以我确实担心这个。她是吃了不少，但她没有吃她需要吃的东西，食物搭配不合理……是的，她的热量可能够……很多时候她摄入热量，但那不是，你知道……我认为巧克力棒没什么营养……它热量可能够，但它真不是……这可以吃……但它更像是奖金之类的……如果你想吃，那也是额外的，你还需要吃到主要的营养，并且我们……我们正在往这方面努力，我们还没有做到这一点。但是……她还是在……她真的在这部分有困难……

治疗师：哦，你们在尝试……

Susan：没困难。

妈妈：不是吗？

Susan：我吃"低脂"冰淇淋……

妈妈：是的，你吃的是"低脂"冰淇淋……

Susan：还有饼干……

妈妈：还有饼干是"50％脂肪"的，这比我们以前的情况要好……这是一个进步。

治疗师：这很棒。

妈妈：是的。

治疗师：但既然你还在担心，就可以尝试找找其他的办法和机会……当你说的时候，我想到的是如果她喜欢奶油芝士……就可以好好想想，我不知道奶油芝士里的脂肪含量，但我确信普通的奶油芝士的脂肪含量要比低脂的多……

妈妈：问题是她不接受，这就是问题所在。

Susan：我吃得够多了！

治疗师：还有别的方法可以帮助她获得脂肪吗？刚刚的说法只

是因为她喜欢饼干和奶油芝士……

Susan：还有那些冰淇淋……35克的……我的意思是35卡的脂肪热量。每半杯里有4克的脂肪，我一天吃的量都超过了半杯，所以不管妈妈怎么说，我还是确信我吃得够多了，我……她永远不会满足于我吃的东西的量。至少我不认为她会（笑）。她对我满意直到我像是……。

妈妈：不，不是这样。我们的目标从来不是让你发胖。从来没有……即使你认为你很胖，这从来都不是我们的目标。我们的目标是为了恢复健康。

治疗师：在你和Tom看来，她恢复健康的标准是什么？她恢复到什么样子，你们就可以不那么担心了。

妈妈：嗯，我想当她……在我们看来，她需要增加更多的体重，她的体重还是低于她需要恢复的体重。

治疗师：你们觉得需要再增加多少？

妈妈：实际上，她以前的体重……有一段时间她有140磅，那时我觉得她体重还是轻，但是现在我愿意接受这个体重，因为她能……

治疗师：那时她月经周期规律吗？

妈妈：是的，那时一切都正常，尽管那时我也担心她吃的蛋白质不够……但她月经确实正常，她精力也很好。在那个体重时，一切都很正常。

Susan：我现在感觉也很好，尽管……

妈妈：而且我会愿意，你知道……我更希望她能再重一点儿才好，但是她，你知道，她不是必须那样，所以如果她的体重能达到那时的水平……

Susan：（笑）

妈妈：如果她可以恢复到那时的体重，我就非常高兴了……（笑）我相信，这会是场战斗。嗯，还有，如果她可以正常地吃东西，不管她吃什么，她不用去担心，不会去看她吃的每一样食物有多少热量、多少脂肪，还有包装盒上随便什么数据。因为现在，她只有读完了所有的营养信息才开始吃东西……

Susan：（温和地说）不是这样的。

妈妈：我希望能帮她改变。

Susan：我并不知道那个意式烤鸡里有什么。

妈妈：是，但你心里有数。嗯……

治疗师：但 Susan 没吃里面的鸡肉。

Susan：是的，但是我吃掉了里面所有新鲜的帕尔姆干酪！

治疗师：所以说，我提到恢复健康标准的问题，是想告诉你们医学的标准是在没有激素替代调理的前提下自然地恢复规律的月经周期，体脂率在 18% ~ 25%。

Susan：（笑）我可能已经达到了……我很可能有 40% 了！！（笑）

在前面的一系列交流中，治疗师将注意力集中在饮食、健康增重以及强化身体的自然健康体重是由女性的月经来决定的观点。他试图将讨论从热量和体重目标转移到健康饮食和健康的身体。

持续将青少年患者及其利益与厌食症的区分开

妈妈：不，那只是一种感觉……是异形在那里认为……不是真正的你（在第 1 次治疗会谈中，这个家庭把女儿的厌食症称为异形）。

Susan：没关系的啦，我正在跟他对决呢，所以……

妈妈：是的……你在这方面非常努力。

治疗师：你在 Susan 和异形之间做了很好的区分，确实感觉与刚开始治疗相比，现在更多时候像是 Susan 本人在这里。

妈妈：是的，她更多地在这里。当她在这里的时候，你可以看出不同……当异形来的时候，他也不像以前那样有力量……我已经注意到了这一点。即使当他在的时候，Susan 也能有更多的掌控。她之前确实很挣扎……是上周吗？你烫伤了自己？

Susan：好像是几周前吧，是的（更小声）。

妈妈：不对，是上周。

Susan：不，不是。

妈妈：嗯，你仍然还有……还有，上周仍然还很明显。嗯，不管怎样……你能看出来什么时候他在起作用……我使用了"男他"，因为你知道女人不会那么做，那一定是"他"……（开玩笑地对着她左手边的 Paul 做手势）。但这……Susan 在更加努力地恢复。

"异形"是 Susan 和她的家人给厌食症起的名字。在之前的交流中，治疗师注意到无论是在家里还是在治疗室中，异形都更远离了 Susan 的行为。这个说法会不断用来支持对厌食症和 Susan 本人做清晰的划分。

治疗师：而你们俩也更努力了。我的意思是听起来作为父母你们真的很努力……你能感觉到吗？ Susan，你能感觉到……他们真的很努力地想要帮到你吗？

Susan：能的。

治疗师：并不是说你们以前不努力，而是听起来你们在这里想出了好多主动的方法。

妈妈：嗯，这已经成为一种生活方式了。

治疗师：很好，很好。

妈妈：我们，呃……我们经历了一个小挫折……Elizabeth 上周来我们家了。是上周吧？

治疗师：Elizabeth？

妈妈：Elizabeth 是和 Susan 一起住院的病友，她来我家过周末了。

治疗师：她有进食障碍吗？

妈妈：是的。

治疗者：你们见过她吗（对着两兄弟说）？

Paul：是的，我们认识她很长时间了。

治疗师：你们是在哪里认识她的？

妈妈：医院……是的。

治疗师：所以，你们了解她……

妈妈：她是个非常好的姑娘，但是她目前进食障碍的问题很严重……确实是很困难。我能看出 Susan 有一阵子也很难，但她可能没意识到，但是看着她努力……你知道，她试着鼓励 Elizabeth 吃东西，但没用。然后 Susan 也有些退步了。我注意到了，那个周末结束时我就非常担心了，因为 Susan 把吃东西的量减下来了，只吃半杯蔬菜……她说饱了，我就说"等一等，我们退步了"，然后我们又花了一周的时间才恢复回来……

治疗师：你和 Tom 跟 Susan 谈过你们的担心吗？

妈妈：Elizabeth 在家里时，我们就跟 Susan 谈了这件事，并且告诉她，我们非常担心她，也很替 Elizabeth 担心，因为她也不吃东西。

治疗师：（对 Susan 说）你也注意到了吗？

Susan：我吃东西了。

妈妈：哦，当 Elizabeth 不在的时候，你会出来吃一些，但你也还是有些挣扎的，我能看出来。

Susan：真不是，而且我讨厌……怎么每个人都认为这是多么困难。并不总是那么难，你知道的。我可以吃，而且我也不总是……

妈妈：嗯，实际上你确实吃得少多了……

Susan：我不这么认为。我真的不这么认为。

治疗师：所以，你注意到了来自同伴的影响……你感到有影响，而你不同意（对 Susan 说）。但你确实注意到了，然后你试着去解决

它。在青春期的女孩中，确实有一个非常强大的关于节食、食物和体重的文化，对吗？这个你同意，对吗？（对 Susan 说）

Susan：（点头）

治疗师：而且在亚文化圈子中尤其强大，包括进食障碍……所以即使不是这样，保持警惕也很好。听起来你很确信你看到了影响，而现实也是，它确实很强大。

妈妈：是的，非常强大。即使是 Susan 也注意到了，当她在医院时，看到一些不是因为进食障碍住院的女孩，只是因为跟有进食障碍的病友在一起，就开始有了一些问题……我们讨论过这些……

治疗师：你注意到了吗？（做手势示意 Susan）

Susan：（点头）

妈妈：她会鼓励她们吃……并且说你不像我们，你需要吃东西（轻声地笑）。

Susan：不是（笑），我说的是"你不想要像我们一样"。

妈妈：她鼓励 Elizabeth……她们在电话里反复地交谈，她确实一直在鼓励 Elizabeth 吃饭……我不知道这是否有效，但是……这些要求反正是汹涌而出，对吧？

治疗师：也有同样的声音鼓励你吃东西吗？

Susan：嗯……我不认为我有过这样的困难，我觉得我做得很好。

妈妈：如果你不是一直掉秤的话，我就信（笑）。

Susan：哦，那不是我的错，我发誓那个秤一定是错的……这不可能的。不可能我吃了那么多却不增加体重。不可能的，我能肯定是秤出问题了。

妈妈：如果你只吃不含热量的食物……很多时候你喜欢吃沙拉，你的沙拉里基本只放生菜、胡萝卜和才 15 卡热量的脱脂酱料。这不顶什么用。它只是撑肚子的，无糖饮料也只是撑肚子的。

Susan：不过，我吃的可不只是这些。

妈妈：所以……那些不能都算。

Susan：那都应该算进来（笑）。

妈妈：她还有这种奇怪的计算热量的方式，这很逗，但是……而且我能看出 Susan 因为拿了巧克力棒而有所变化。她决定要吃巧克力棒，就告诉我她晚餐会吃少些，因为她要吃这个巧克力棒……所以，我只是知道了……她要吃巧克力棒。（Susan 笑）。于是，她坐在那儿吃巧克力棒，但她把上面的巧克力都去掉了。她把所有的巧克力咬掉吐在杯子里，因为她不打算吃这些。所以我说"噢，你想把所有这些都算在你的热量里，可你并没有把它们都吃了呀……你把它们吐到杯子里了！"可她还那样吃，然后说"巧克力含的热量的确很高呀。"

Susan：我没有算……我没有把它算作比如 400 卡，尽管它有那么多……所以……

妈妈：这真挺好笑的……

治疗师：（对妈妈说）但是你们不会再因为热量的量而打起来了。

妈妈：是的。

治疗师：这很好。

妈妈：这是很好的事情。另外一个好的变化是，她不再……在过去，如果我说"Susan，你需要多吃点"，她会真的回怼我说"不，我不需要！少烦我"。现在我会说"Susan，我真的想要你吃个苹果"。她会看着我说"如果我吃那个苹果，你真的会高兴吗"（笑）。我会说……"是的，我想要你吃"。然后她就会吃一个，或者一部分，这很好。所以，我们不再因为食物而有太多的争吵了。

治疗师：你和 Tom 做了什么产生了这些变化？

妈妈：我不知道……

治疗师：因为确实改变了……你们一定做了些什么。

妈妈：我们只是坚持一直努力……她自己取得了很多进步。不能说我们什么都做了，但她当然是付出了很多努力。

治疗师：你们一直在坚持。

妈妈：嗯，你知道，我在家的时候就像个影子一样跟着她。

治疗师：嗯，你们做的事情真的很重要……你们真的一直在那里。

妈妈：是的……我们在那里（笑）。

治疗师：在学校呢……Susan在学校吃得怎么样？

Susan：嗯，正常。

妈妈：事实上，她吃完饭去上学，通常在学校吃些零食，然后午饭时间我去接她回家。所以她吃饭的时候不在学校，她在去学校之前吃饭。然后，就像昨天一样，她带了一个Boost，然后我去接她，如果她去……她只有周一、周三、周五是上午去学校，她吃完饭才去，然后中午她回家吃饭。然后，周二和四她下午去学校，所以她在家吃完早饭和午饭后去，放学后再吃晚饭。所以我们其实没有……她不在学校吃饭。

治疗师：所以你一直都能照顾到她的饮食。

妈妈：是的，差不多。

治疗师：我们上次见面的时候，提到的一个事就是Susan在前1周是不错的，而第2周就不太好，……其中有个变化就是她回学校了。我不知道是否你们认为去学校……当时我们不确定那意味着什么。

妈妈：嗯，我不确定……我不认为她去学校的时候不好是因为在学校不吃饭。我觉得更有可能是因为回到学校的压力……

Susan：我……我……我对现在的状况真的感到很高兴，我感觉相当好，所以我没有……我现在没有想要减肥，如果我减了，这绝不是我自己造成的，因为我没有催吐，而且我吃了很多东西。

治疗师：这太好了……她一直都没有催吐了吗？

妈妈：没有。

治疗师：那已经有多久了？

妈妈：3周？

Susan：我不确定。

妈妈：我想到这周是第 3 周了。

治疗师：嗯，你大概 2 周前就没有催吐……

妈妈：是的，所以今天是到第 3 周了。

治疗师：这太好了，太好了。你是怎么做到的？

妈妈：她不吃了，又厌食了。

治疗师：哦，那是刚开始时的情况。

妈妈：而那之后……她就开始增加进食量了，但是到目前为止……而我们有时会找一些有创意的事在她吃完饭后去做……这当然不是……这肯定不容易，因为她完全可以，即便坐在我旁边，都能吐出来，只要她想。这对她来说很容易……嗯，但是……

讨论、支持和帮助家庭评估同胞在支持患者方面的努力

治疗师：所以，你们后来一直做一些事情帮助她转移注意力（对两个兄弟说）。

Paul：是的……

Susan：嗯……不过我并不需要转移注意力，因为……诱惑真的没有了……就是没有了（停顿）。我自己吃饭或和朋友们一起吃饭时，也没人转移我的注意力，那我也不会催吐……

妈妈：但是你通常不会和你的朋友一起吃饭。

Susan：但是我有和朋友一起吃。

妈妈：一般不会。

Susan：好吧，一般来说，我在家的时候没人在家。如果 Connie 和 Jenny 来了，就只有她们和我一起，但是我仍然……

治疗师：Paul，这个星期你做了什么事来支持你姐姐吗？

Paul：嗯，我不知道。我想我和她畅聊算吧。

Susan：对，这很好。

治疗师：你呢，Dan？你做了什么吗?

Dan：我想我也和她聊天来着，我没有吃那个 Boost 布丁。

Susan：哦，对了，这应该算是个支持。

治疗师：还有别的吗?

Dan：我想不起来。

治疗师：你呢，Susan？你能想到他们做了什么吗?

Susan：嗯，Paul 整个星期都对我很好。这很好，Dan 也是，这总是很有帮助。

在这个家庭里，姐姐某种程度上像妈妈一样照顾弟弟们，弟弟们和姐姐的关系非常亲近。尽管他们在这次以及以前的多次治疗会谈中都很少讲话，很明显，他们在治疗中在场就能对 Susan 起到鼓舞的作用。他们把 Susan 当成家庭一员来支持，虽然这个星期他们想不出特别具体的帮助姐姐的事实，治疗师并没有因此觉得担心，因为治疗师也没有感受到他们有需要改变的对姐姐批判性的行为。尽管如此，治疗师仍希望继续鼓励他们参与到治疗中来并支持他们的努力。

治疗师：(回到催吐的问题上来) 那这可是一个改变，我记得……我们之前一起会谈时，应该是4周前吧……Susan 说在诱惑面前很难熬……就是饭后的冲动。之后你们就想了些饭后转移她注意力的方法。但你观察到的模式我认为确实是准确的……她应对清除冲动的方法是限制热量的摄入，然后冲动就没有之前那么强烈了。听起来现在你们正一起努力增加热量的摄入。你们对目前的进展感到很满意。你认为还不够……你认为已经够了 (对 Susan 说)，不过秤会告诉我们答案的。

妈妈：即使是也只有一点点增加。

治疗师：这让我记起了我的少年时代。如果她体重长了一点儿，那就是 200 美元。5 周的时间，你很快就能捞一大笔，有什么样的标准吗……（笑）

妈妈：我们算了算，如果她能一直保持增重，保持或者增加，她将会在八月中旬攒够大约 500 美元，但愿那个时候她能恢复到可以大致正常饮食，而且，呃，对体重增加不那么难受了。那样我们就可以出去然后选一辆车。但是，如果那时她得到了她想要的车然后她又开始掉体重，那钥匙就要拿走了（笑）。所以你知道……她的行为总是有后果的。

治疗师：你和 Tom 想好了……所以，你们并不担心，如果体重的增加非常缓慢？

妈妈：没有。

治疗师：……只要在正确的方向上。

妈妈：我希望如此，但我也还不敢过分乐观。

治疗师：所以……问题在于只要她的体重一直低于理想体重（ideal body weight，IBW）的 90% 到 95%，所有慢性营养不良的问题就不能解决……嗯，会持续……骨骼的问题，心脏的问题，月经问题，等等。所以，尽管我理解你们在正确的方向上，但可能仍然需要再加一些推力，更快一点儿地帮她恢复体重。

Susan：我觉得我已经够快了……离恢复没有多远了。

治疗师：实际上，你以这样的趋势发展……（用手做上下起伏的动作）

Susan：不过我没有……我是……

妈妈：是这样的（做向下的动作）。

Susan：是往上走的……我没有多少体重要增加了。

妈妈：我们本应该是这样的（向上的动作）。

Susan：我只需要再增加 2 磅体重，就达到了我的，嗯……

妈妈：哦，不，那是你的想法，但秤可不是那么说的……

Susan：体重目标就是那样的！

妈妈：你的想法是只差2磅了，但实际情况并不是这样。体重计显示的是125磅，而目标体重是130磅，还差5磅。

治疗师：这个目标是谁定的？

妈妈：嗯，我不知道，因为它真的很低。

Susan：不低了！你行了吧！

妈妈：我不知道医院的团队是怎么确定130磅的，因为130磅……

Susan：那不低了！

妈妈：以她的身高和体格……

Susan：不是……这不低了。

治疗师：是的，我只是不确定130磅这个目标是从哪里来的。

Susan：我发誓这是医院的人定的，这可不是我捏造出来的数字。

妈妈：唉，这很遗憾，因为在进食障碍门诊的父母……我想这可能是我对整个事情最大的抱怨，我觉得我就像是个四分卫（译注：美式橄榄球运动组织进攻的成员）……我被安排，你知道，就像是有人把球传给了我，并要求我触地得分，但我得不到任何帮助。你知道……就像她在医院的时候，每个人都知道在发生着什么，所有住院时的事情……不……只有父母不知道，其他人都知道发生了什么。就是父母什么都不知道。然后她出院了，同样的情况仍在继续。我甚至都不知道她有多重，除非她自己告诉我们。我没有途径知道她有多重，我从来都没机会说话……你总是被踢出诊室。所以没有……没有谈话……来确定什么是她真正需要我们做的以及我们能做些什么。这很令人沮丧，因为这就像你被给予一项责任去帮助你的孩子，当然你也想要帮助你的孩子，但是你得不到任何信息去处理……

治疗师：我们在这儿称重的时候，会告诉你结果的。

妈妈：但是……这真的令人很沮丧。比如说体脂率是多少，我怎么能知道？没有人告诉我。然后你知道吗，在进食障碍门诊，他们会问你"你有什么问题吗"，然后你说"哦，是的，我想知道……"，然后他们只是避而不谈这个问题，而你永远也不会知道任何结果。这真的是没用。上次，当她问我们有没有什么问题，我说"不……没有"，她又说"你真没有问题吗"，这就好像……哦，你什么都不会告诉我！所以……问你有什么用？

治疗师：这样，好吧，我们会尽力……在这里我们能给你提供的是她在每次治疗之间的进展。听起来你是知道的……

妈妈：不，不是的。她是上次才告诉我的。我们也有沟通。我们试着讨论诸如她的生命体征怎样，她的心率怎样之类的事情。所以，嗯，在这方面她好多了。刚开始的时候她根本不告诉我。所以确实是好多了。

治疗师：哦，看起来你们的积分或钱数是要基于儿科门诊的体重喽？……所以，你需要有途径来确认。

妈妈：（点头）

治疗师：所以，Susan，你要告诉门诊的医护，授权他们可以把体重的信息告诉你妈妈。否则，你不能得到那200美元。

Susan：不是的，他们知道。我不会对他们撒谎。我的意思是，如果我要跟他们撒谎，我不会告诉她称出来是125磅的。

治疗师：（对妈妈说）听起来你需要与门诊确认？

妈妈：哦，我觉得……你知道……我希望能与门诊的医生确认，这不是因为我不相信她，而是我知道进食障碍有时会……你知道的，"哦，我想保持不变……""好，你没变。"然后，你发现，哇！不，你没有保持住，你掉了2磅。所以……有时……她心里觉得没变，但实际上并不真的没变，因为她看不到事实。

治疗师：所以，对这一点……

Susan：正常情况下人们的体重也会变化，你知道的。

妈妈：是的，他们的体重会增加或减少，但不会一直是减少。

治疗师：是的，但是你父母的 200 美元只买涨不买跌。所以，我们来看看，好像你需要 Susan 给医生授权（对着妈妈做手势）。

前面的一系列交流是治疗师继续探索体重和进食问题及其管理的又一个很好的例子。他继续让家庭聚焦于此，尽管又一次地回到目标体重和热量的讨论，但争论很短。很明显，Susan 已经服从了父母要她吃东西的要求。这些交流也强调了治疗团队的所有成员之间需要定期相互交流、保持协同一致，而不要使父母和他们的努力陷入混乱和困惑。

Susan：她不需要知道……我们之前没有讨论过这个，（对妈妈说）我是不会对你们撒谎的，而且我认为他们也不应该告诉你。

妈妈：哦……但如果我不……我们同意按进食障碍门诊的体重来……我们没有……

Susan：是的，而且你说如果我对你们撒谎，那就什么都没有了。

治疗师：他们怎么知道是不是异形使你撒谎呢？

Susan：他们只需要相信我……在某种程度上我需要有一点儿信任。我是说……我不能一辈子都被人照看。

治疗师：也许在到达某个点后，这会是合理的事情。我知道你父母信任你，但我们不能相信异形。

Susan：我想我已经到了那个点了……现在我离开医院多久了？

妈妈：5 周，并且体重又降了。

Susan：没有，我体重没降。

妈妈：哦，问题就是你体重降了。体重在减少……你出院 5 周了，这非常棒，出院后的每一天都是好的，关键是……如果你的体重持续下降，你就又得住院了。

Susan：体重没降。我告诉你了秤错了，你根本不知道。（笑）我确定，是秤错了。

妈妈：那它始终是错的。

治疗师：你们下一次就诊是什么时候？

妈妈：儿科门诊是在周一。

治疗师：也许你应该以儿科的秤……

妈妈：但是他们的秤……

Susan：他们的秤很古怪……

妈妈：他们的秤不准。

Susan：我站上去前，那个秤都不是归零的。

治疗师：但你们得不到别的信息。

妈妈：但是……

Susan：但他们……我之前从来没有对此撒过谎吧？

妈妈：嗯……未见得是撒谎。你曾经告诉我们体重没变，但实际是降了。我们……我们发现你比我们以为的，嗯，轻了2磅。

Susan：嗯，体重是没变啊……你们也没有问是跟什么时候比变没变。

妈妈：（恼怒地叹气）

治疗师尝试探查 Susan 目前在自主进食方面的能力，以及在父母可以允许她更多自主饮食之前需要给予多大程度的信任。在治疗师看来，父母能觉察女儿的进步，同时也正确地关注到她的进步还不够。治疗师继续关注潜在的冲突，同时一直试图减少、干预和修正 Susan 妈妈的批评性行为。

治疗师：你在笑，是吗？你为什么笑呢？（对 Dan 说）

Dan：保持不变……与3周前比是没有变。（笑）

治疗师：有点狡猾……懂了……懂了。

妈妈：你以为你会蒙混过关吗？你以为我会让你蒙混过关吗？

Susan：我不知道。

治疗师：听起来你和 Tom 需要搞定获得体重信息的渠道……

Susan：我不会撒谎的！我们之前说好的……之前都没有问题，为什么突然间就有问题了呢？

妈妈：我们没有讨论过……我们讨论了我们要根据进食障碍门诊的体重来判断，但没有讨论过我们根本没法知道体重是多少这件事，从来没有讨论……

Susan：Tom 说如果你对我们撒谎的话如何如何……他没说"我们得从医生那里知道"，从来没有人这么说过，我没有……

治疗师：好吧，没关系。听起来在积分计划方面还有很多工作要做。嗯，Tom 什么时候回来？

妈妈：今晚。

治疗师：很好。那么，未来几周有什么计划？我知道两个弟弟会继续帮姐姐，找到一些表达爱和关心的方式。

妈妈：哦，希望我们的计划是，嗯，她会增加体重。这就是我们的希望所在……就是她能恢复体重。

治疗师：还有什么你能想到的新方式吗？你和 Tom 一直在考虑的、想要去做的？

妈妈：哦，我们一直在鼓励她，我们想要她除了吃饭，每天她能喝三罐 Boost 饮料，但我们遇到了困难，因为她拒绝……

Susan：我吃的已经够多了……如果我这么做了，我一天就会有4000卡的热量。

妈妈：但是 Boost 的营养比别的东西好太多了……你现在是摄入了热量，但你没有获得好的营养。

Susan：你想让我不吃饭光喝 Boost 吗？

妈妈：不是。但我想……

Susan：哦……

妈妈：我不认为这是一件多可怕的事情，因为你可以把它当作零食或吃 Boost。你可以做零食吃，然后晚上吃一次……不一定要在吃饭的时候吃。

Susan：不行……我每天三餐就有大概超过 2000 卡的热量，如果之外再加上这些……

治疗师：我希望你们不要争论热量，因为你们知道这会是什么结果……异形会钻空子并主导大部分的谈话……

妈妈：不管怎样，我们还没有恢复到那个程度，所以……

治疗师：但你有一个目标，那就是进步。

妈妈：我一直在努力增加她的营养，我们这样说吧，多关注一点儿营养，少关注一点儿热量。

在前面的交流中，治疗师继续支持父母在促进体重恢复方面的努力和弟弟们对姐姐的支持。即使这次治疗时父亲没有出席，治疗师仍然指出了父母联合行动的需要。治疗师通过在讨论中多次将 Tom 纳入进来，来继续强调父母行动中两人合作的重要性。

治疗师：这是个非常好的目标……并且你们对此有一些想法，听起来 Susan 并不认同……

妈妈：我们在努力尝试……我们坚持在尝试。

治疗师：现在，让我们回顾一下你们已经取得的进展……我想说的是上次你们俩在这里是挨着坐的，在谈到体重和支持时气氛是有些紧张的。记得吗？就像是，嗯……你们不记得了吗？

Susan：我记得。

治疗师：你们有谈到过这些吗？因为比起几周前，虽然现在你们也有不一致，但交流起来显然放松多了。

妈妈：我们已经，嗯，我们上周在从进食障碍门诊回来的路上聊得很愉快，我们聊了很多事情，很多问题……

治疗师：所以，就你们俩吗？

妈妈：是的……

治疗师：所以你们有时间独处？对你们来说两个人一起……很难吗？

妈妈：嗯，有时候。但是我们在一起的时间挺多的……做很多事。有时候在车里的时候……你也不能绕开它，你需要去处理它，因为它在那里，你无法蒙混过去。我发现有一些非常严肃的事情，你需要讨论它的时候，车里是个好地方。我是说……当然不是适合那种会大哭大闹的情况，因为在路上不安全，但有时在车里谈话能很好地避免其他干扰。

治疗师：而你一直很稳定。

Susan：是的。

治疗师：这的确非常好。

Susan：我相当稳定。

治疗师：你没有再次需要住院，听起来好像已经没有吐了……这是非常积极的变化。听起来你和Tom一起计划、合作……你们有一些创造性的想法……通常它们是有效的。嗯，让我们看看，除了Boost布丁之外，还有什么积极变化或行动？（笑）外出吃饭，你们能够一起外出在餐馆吃饭了……

Susan：我们明天要和一个朋友出去。

妈妈：是的，我们要去一个餐馆吃饭。

在前面的干预措施中，治疗师进行了两方面的工作，一是促进父母恢复体重的努力，二是修正父母对Susan的批评。他确定了一些进展的证据，并设定了和解的基调。

治疗师：非常好。而且听起来即使Tom不在家，你们作为父母仍然有能力一起合作并且互相支持……你们要在回家的路上吃晚餐，嗯……并在那里和Tom会面吗？

妈妈：不，他会在家，因为他3点半回来……

治疗师：我知道通常是他做饭，对吧？

Susan：他经常做饭。

妈妈：做得少了，因为现在我总是在家。过去常常是他做饭是因为我在工作，然后我再回家，但现在我总是在家……

Susan：实际上……我会带晚饭，因为通常如果我们结束了，会路过快餐店，他们会买些吃的……

妈妈：我们没去过快餐店，我们去的是"新鲜选择"（一个餐馆的名字）。

Susan：嗯……

妈妈：好吧，这算是一种快餐，但它是那类你会考虑吃的食物。但是这仍然……仍然是困难的，因为那里有很多的食物，还是会让她不安……

回顾进展，结束治疗会谈

治疗师：嗯，我想你们已经……我看到你们有了很多进步。很明显，即使 Tom 不在家，你和 Tom 也仍然在一起努力。还有，你和 Susan 彼此联结得越来越多，而异形被推远一些了。而且弟弟们也同样继续支持 Susan 的康复，你们一家人应该为你们的努力合作而感到自豪。

治疗师采用总结性和积极取向的方式评论个体和整个家庭所做的工作，然后结束了会谈。

第 10 章

开始第二阶段：帮助青少年独立进食（第 11 ～ 16 次治疗会谈）

第二阶段概述

患者服从了父母增加食物摄入量的要求，同时体重稳步增加，父母也有了控制了进食障碍后的解脱感，这些标志着第二阶段治疗的开始。像第一阶段一样，治疗师建议父母接受本阶段治疗的主要任务是恢复孩子的身体健康。进食障碍的症状仍然是讨论的中心。然而，在这一阶段，治疗师可以开始把家庭之前搁置的与进食障碍行为和症状的维持直接相关的问题拿出来讨论了（如青春期、同伴关系、性）。进食障碍打断了正常的青少年发展。因此，治疗师的任务是利用治疗来帮助他们恢复正常的青少年发展。尽管在治疗的第三阶段将会处理青少年的问题，但治疗师在第二阶段结束前就开始逐渐过渡到这些问题。不过，本阶段对这些问题的关注主要集中于它们对父母确保孩子稳步增加体重方面的影响。

随着青少年自身自主性的发展和治疗第一阶段家庭的成功管理，对第二阶段的期待是减少对治疗师及其干预的依赖。因此，第二阶段的治疗应该安排 2 ～ 3 周一次。治疗师在每次治疗开始时仍旧给患者称重，并在会谈开始时通过体重表向家庭提供反馈。此外，父母在对食物和体重问题的处理过程中所需要的帮助非常不同，治疗师可能会发现这一阶段需要 2 ～ 6 次不等的治疗次数。

　　治疗师在第二阶段所表现出的情绪不同于在第一阶段大多数时间表现出的肃穆沉重的调子。当家庭进入第二阶段，患者和她的家人已经证明了他们在体重恢复方面的进展。当治疗师开始下一个阶段的治疗时，这种进步应该在治疗师的情绪中反映出来。此外，与促进青少年体重恢复到这个水平前更结构化的治疗干预不同，治疗师的风格和技巧从这里开始会被较少限制。从发展的角度来看，神经性厌食可以被视为扰乱了患者正常的青春期发育。因此，治疗师现在的任务是开始帮助患者"回到"青春期，这是通过鼓励父母逐渐将饮食和体重的控制权以与患者年龄相符的方式归还给青少年来完成的。应该注意的是，父母也需要"回到"青春期。也就是说，他们需要以女儿已经长大了的视角来审视他们自己的生活。这个过程的细节是非常个性化的，不大可能以既定的方式推进。相反，我们为治疗过程提供了宽泛的指导方针，治疗师应用它来指导后半部分的治疗。

　　这个阶段，当患者在父母的帮助下完成体重的恢复时，通常他们对治疗师的态度也会改变。在治疗之初，很多患者都会小心翼翼，在尝试增加体重的时候对治疗师怀有明显的敌意，同时又有些依赖。而治疗到了这个阶段，患者的态度可能会变得更友好和接纳。有几项关于 FBT 治疗中与患者的治疗性关系的研究结果显示，整个治疗过程中的治疗联盟总体上是牢固的（Pereria, Lock, & Oggins, 2006）。到治疗结束的时候，大部分患者对治疗师和 FBT 的感受都是积极的。

　　如果父母在帮助孩子增加体重方面取得了成功，治疗师可能在家庭中就获得了一定的"信用"，这在第二和第三阶段引导和促进改变中会派上用场。在第二阶段的早期主要聚焦于将进食和运动的控制权安全地交还给青少年的试验。父母在治疗会谈中通过与治疗师和患者就什么是合理尝试进行讨论，仔细思考这个过程，以决定采取何种行动。一些家庭会很快移交控制权，另一些家庭则采取循序渐进的方式。这个过程没有唯一正确的方式，但患者的行为和体重的反馈是重要的检验指标。在第二阶段结束时，讨论的问题大多局限于那些与饮食和青少年有关的内容。这包括在学校吃饭，在社交情境中与朋友一起进食或在离家的旅行中进食。

在第二阶段结束时，患者重新掌控了自己的进食，治疗师应该退后一些，允许父母和孩子在治疗中占主导的位置。这可以使他们在接下来的治疗中强化他们的想法、力量和技能。在此阶段，必须要做到的是让患者不再受进食障碍的控制，以使她更有能力应对那些之前令她感到无力的青春期的挑战。当患者与同龄人一起，并从自我饥饿的行为中解放出来，就可以开始处理青春期、同伴关系、心理上的自主性、性等问题。这时，父母可能会感到可以退后一步，看女儿自己来应对这些问题了。

治疗师如何评估家庭是否准备好进入 第二阶段了

鉴于以上对第二阶段治疗的简述，以下条目可以作为标志着做好进入第二阶段准备的大致标准。

- 体重至少达到与身高、年龄、性别相对应的期望体重的 90%。
- 患者可以吃东西，不需要父母去过度地说服，父母则报告说让患者规律进食没有明显的困难。
- 父母报告在体重恢复过程中有了权能感，即父母因能够管理疾病了而感到如释重负。

治疗团队在第二阶段如何改变

在第二阶段，治疗团队对于 FBT 的成功来说仍然很重要。随着最令人担忧的厌食症症状的消失，去见儿科医生和营养师的次数可能会减少。然而，在这一阶段很重要的一点是不要自满。在患者重新自主掌控进食的过程中还可能有很多困难。全程继续进行医疗监测，以确保患者、家庭和治疗师能知道治疗的进展是适当的、门诊治疗可以继续安全进行。进食障碍症状还有可能重新出现，因而治疗团队有必要保持积极参与。因此，所有团队成员都应该与患者的进程保持同步。在第一和第二阶段，团队成员之间的关系基本上没有什么变化。

第二阶段治疗的主要目标是：

- 保持父母对进食障碍症状的管理，直到患者证明她能独立地好好吃饭和增加体重。
- 将对食物和体重的控制交还给青少年。
- 探讨青少年发展议题与厌食症之间的关系。

为了达成以上目标，治疗师采取下列干预措施：

1. 为患者称重。
2. 持续支持和协助父母管理进食障碍症状，直到青少年能自己好好吃饭。
3. 协助父母和青少年协商，把对进食障碍症状的控制交回给青少年。
4. 鼓励家庭就青少年议题和厌食症的发展之间的关系进行探讨。
5. 持续纠正父母和同胞对患者的批评态度，尤其是在归还进食控制权方面。
6. 持续帮助同胞为患者提供支持。
7. 持续强调患者自己的想法、需求和厌食症的想法、需求之间的区别。
8. 以积极、支持的态度结束治疗会谈。

　　尽管第二阶段所有治疗会谈的总体目标都是一致的，但随着治疗的进展，每次治疗会谈的重点会有所不同。例如，开始时的重点跟第一阶段是类似的，强调体重的继续恢复；中间会过渡到在归还控制权给患者的同时要继续维持体重议题；最后会开始聚焦于青少年议题，开始从第二阶段到第三阶段的过渡。

为患者称重

为什么

　　与之前的会谈一样，运用体重记录表持续地密切监测体重是对患者和家庭的进展提供反馈的重要方法。由于在第二阶段的早期，持续的体重增加通常仍然是重要的，所以给患者称重至关重要。

怎么做

　　在这个阶段，患者和治疗师应该已经发展了越来越多的和谐关系，这使得称重过程变得越来越容易接受。分享有关体重变化这样敏感的信息所滋生的亲密会从整体上提升信任。这一阶段开始时，患者通常会热衷于讨论想要因服从了父母对体重恢复的要求而获得奖励的愿望，她想要重新得到对进食的控制权。治疗师应该接纳这些愿望，同时除了向其保证父母对饮食和体重的掌控总有一天会告一段落之外，并不需要承诺采取什么行动。体重记录表记载了朝向这一终点的进程，因此提供了一个帮助家庭实实在在地看到已经取得的成就的机会。另一方面，尤其是在这个阶段，仅仅假设治疗中发生的一切都与患者的体重增加有关是不够的。因此，随着这个阶段的发展，讨论体重记录表的时间可能会减少。

持续支持和协助父母管理进食障碍症状，直到青少年能自己好好吃饭

为什么

在第二阶段早期，体重的增加仍然很不稳固，而且还没有达到最理想的体重。因此，治疗师必须确保在体重恢复过程中父母不会放松警惕。虽然这个任务与第一阶段的任务非常相似，但治疗师应该注意到重点已有不同。虽然直到现在治疗师的任务还是帮助和指导父母让他们的女儿吃更多的东西，但治疗师在这个时刻的作用更偏向于对父母更大的授权。也就是说，治疗师要帮父母更相信自身的能力，相信自己在帮助孩子增重的过程中能做出适当的决定。这一点尤其重要，因为下一个治疗任务就是让父母找到帮助女儿更多地掌控饮食的方法。在这个阶段，关于患者能否运动及运动强度的问题经常出现。最好的方法是能把热量摄入量的问题再次聚焦在患者自己身体的需要上——吃足够的东西让身体有足够的能量运动。由于骨质减少或骨质疏松症的问题，要警惕运动中受伤的可能性，这也指出了父母需要继续坚持管理患者的饮食。另外，儿科医生的会诊可以帮助父母做出有关运动强度的适当决定。

怎么做

如果说治疗师常规回顾父母在促进体重恢复方面的努力是第一阶段治疗的特点，那么在第二阶段之初仍然如此。治疗师会鼓励父母坚持不懈地努力，确保他们的女儿进食足够恢复正常体重的食物，直到确信患者不再怀疑父母阻止其自我饥饿的能力。治疗师须笃定地聚焦在厌食症症状上，以向父母传递一个强有力的信息，即：现

阶段恢复体重仍然是治疗的重点。在每一次会谈中，治疗师都会仔细地回顾与饮食有关的事件，并与家人讨论体重的增加（或减少）。只要是恰当的，家庭的体重恢复策略就可以作为会谈主线。例如，每个家庭成员都应该被问及过去一周发生的事情，以及他们在提高热量摄入的任务上是如何反应的。有时在这个过程中使用循环提问（如前所述）是很有帮助的，让家庭成员依次对某个反应加以讨论，以确定在他 / 她的眼里事情是怎样的。应该仔细地探索差异，因为澄清差异有助于治疗师对父母们可能考虑采纳的措施进行选择和强化，以改进他们的努力。像以前一样，治疗师应该利用这些会谈仔细地帮助父母了解营养丰富和高热量的膳食，并强化他们为健康饮食和体重增加所做的努力。在这个阶段，要记住"对患者来说这意味着什么"是一个很重要的视角。这可能意味着要特别注意什么是患者的动力。一般来说，这意味着帮助患者回到学校、回归与年龄相符的活动、重新融入同伴。通常在治疗的这个阶段，患者的医学风险降低，进食障碍的思维干扰也明显减少，会更有能力参与这些活动了。

协助父母和青少年协商，将对进食障碍症状的控制交回给青少年

为什么

一旦患者严重的限制性进食症状相对缓解，且在父母的控制下进食没有非常困难，父母评估是否能让患者更多地自己掌控饮食就变得很重要，这也是健康青少年独立性发展的一部分。此外，父母监督的逐步退出可以作为一个试验期，来看看青少年是否足以靠她自己好好吃饭，而厌食症不会再来阻碍她。

父母将这一方面的责任移交给青少年的过程中，治疗师的责任

是帮助父母和青少年双方谨慎地在移交控制权方面达成一致。这个过程要跟进食障碍发生之前每个家庭特有的饮食仪式或习惯结合起来。尽管在如何将饮食控制权交还给患者的问题上，父母会从治疗师那里寻求指导，但最终还是父母与患者合作，来决定如何进行。这是一个微妙的过程，因为治疗师需要平衡患者的参与（可能急切地想抓住这个重新掌握食物选择权的机会），以及父母双方和治疗师对怎样才是最佳推进方式的不同观点。

怎么做

如前所述，在第二阶段的早期阶段，体重恢复的任务（如第一阶段描述的）仍在继续，尽管重点在逐渐改变。很快地，治疗师将指导家庭考虑放下对患者饮食的控制，前提是：患者的体重基本恢复，并且治疗师确定即使父母放松警惕，患者的改善仍会持续。父母可以通过多种方式逐渐减少对患者饮食的控制。例如，让患者自己盛饭菜，而父母则继续监督这个过程。或者，父母可以更多地让青少年自己选择食物，只要这些食物是健康的，而且够量。另一种方法是父母让患者每天一到两餐自便，同时父母仍监督正餐。最终怎么进行，是要由父母和患者结合每个家庭各自关于食品采购、做饭、家庭聚餐的规则以及个人责任和口味等，一起做出一个与年龄相符的决定。

鼓励家庭就青少年议题和厌食症的发展之间的关系进行探讨

为什么

一旦饮食不再是讨论的焦点，治疗师就应该让家庭讨论之前被搁置的重要的青少年议题。总的来说，应该尽可能多地鼓励患者尽快进入到适合她年龄的社会化过程。在治疗的第一阶段，当父母集中所有努力恢复体重时，这些发展的方面不得不置于一个次要的位置。然而，此时治疗师则应开始协助患者协商与进食障碍无关的青春期和成年早期的议题，特别是涉及与吃和运动有关的问题。

在此之前，家里的每个人都不得不把注意力主要地集中在由厌食症带来的问题上。现在，FBT 治疗师的作用是协助家庭开始帮助他们的女儿重新融入青少年生活的某些方面，特别是那些可能会挑战到她正常进食和运动的需要的部分。在厌食症发展的过程中，青少年常常在社交上变得越来越隔离，造成缺少朋友和社会支持。在第一阶段的大部分时间里，这种隔离在很大程度上持续存在，因为患者需要依靠父母来确保进食和不过度运动。在可行的情况下，让青少年尽快和尽可能多地重归青少年的生活是很重要的。这其中有几个原因，包括让青少年能参加与进食和体重增加无关的活动，提供强化其增加的积极行为的机会。尤其重要的是，要让青少年暴露于一些有进食和运动内容的情境和活动中，因为随着第二阶段的进展，这些活动对于青少年获得掌控力很重要。

怎么做

青少年的约会就是一个这样的情境，可以开始在进食障碍的背景下探讨上述问题。虽然约会本身蕴含了青少年发展中的许多重要议题，例如个体化和性心理成熟，但只有在不需要担心进食的情况下，患者才可以成功地开始这一过程。所以在治疗的这个阶段，治疗师不会去讨论"大"问题，而是专注于所有相关的人是否放心患者可以和朋友一起出去吃饭以及选择适当的食物。治疗师应该让父母和患者在治疗会谈中使用问题解决策略，制订出一个关于餐馆和食物选择的计划。这种方式可以减少父母的焦虑，患者也不会觉得需要让约会多么精彩，而是可以继续把注意力集中在她仍然还不坚实的进食障碍的康复上。

持续纠正父母和同胞对患者的批评态度，尤其是在归还进食控制权方面

为什么

前面我们已经详细阐述过家庭的批评态度可能带来不良的疾病结局。在治疗的第二阶段，家庭批评常常更直接地集中在青少年拿回饮食自主权的问题上。父母和兄弟姐妹有了一个新的机会来指责患厌食症的青少年，抵消了他们尽力而为的部分。这可能会破坏患者恢复健康饮食的尝试，并可能使她更加抗拒来自家庭的帮助。

怎么做

在前面，我们已经介绍了纠正父母和同胞的批评性态度的基本方法。在这个阶段，尤其是鼓励青少年自己负责吃饭，治疗师示范认可和接受患者努力的方式。例如，治疗师可以说：

> "你尝试自己掌控吃饭的努力虽然不是百分百的成功，但是显然你付出了很大的努力。"

或者说：

> "看起来你的父母对你期望很高。而且，尽管一方面你很希望能达成这些期望，但另一方面你可能觉得你永远也无法做到。有时候这可能会让你和他们感到沮丧，并导致冲突，尽管你们的目标是相同的——那就是，帮你回归正常的年轻人的生活。"

持续帮助同胞为患者提供支持

为什么

同样，我们之前已经讨论过这类干预的基本原因。然而，在这一阶段，同胞的支持似乎不那么重要了。这个情况是因为同胞要支持他们生病的姐妹，但因为她已明显好转，他们可能觉得他们的任务已经完成了。的确，在这一阶段，由他们来帮助患者承受父母恢复体重的努力带来的压力的特殊需求确实减少了。尽管如此，青少年还没有恢复，仍然需要支持，尤其是在她主张更多自主权的时候。在这一过程中，同胞在帮助她坚持下来的方面仍有重要的作用。

怎么做

前面已经说明了同胞支持的策略。在这一阶段，通常只需要在每次会谈中继续提到这个主题。治疗师可以询问每一个兄弟姐妹：

> "你做了什么事让你姐姐 / 妹妹这一周感觉好一点？"

探索一些细节会有助于这个过程，包括同胞行为背后的想法，以及患者对此行为的感激或否定。

持续强调患者自己的想法、需求和厌食症的想法、需求之间的区别

为什么

继续探索厌食症的想法和目标与青少年自己的想法和目标之间

的差异是非常重要的。通常在这一阶段，这些差异会变得更加清晰。前面已经给出了这类干预的基本原理。而在这个阶段，治疗师需要继续确保厌食症的思维和青少年自己的目标、愿望间的差异继续被分离开来。

怎么做

前面已讲述了基本策略。然而，在这个阶段，治疗师可以通过从父母那里重新获得饮食控制权的协商过程来强调厌食症的想法和目标与青少年的想法和目标之间的差异。因此，治疗师鼓励青少年设定她们自己的恢复目标。例如，回到她因严重的营养不良而被厌食症剥夺的舞蹈课程。此外，治疗师还应探索未能达成目标的失败过程，以激发青少年将自己与厌食症分离的愿望。

以积极、支持的态度结束治疗会谈

为什么

像前面的治疗会谈一样，治疗师在结束时的态度是温暖的，通常会庆祝一些进步之处，以使内疚、无力和不足感最小化。

怎么做

与前面的治疗会谈一样，治疗师总结家庭的主要收获，同时指出不足之处。这让家庭在离开诊室的时刻既有效率，又有温暖。治疗师应注意在家庭离开时对每个成员说再见，让他们感到被认可和重视。

治疗会谈的回顾

像第一阶段的所有治疗会谈一样，主治疗师在第二阶段仍应与团队的其他成员一起回顾每一次治疗。在每次治疗会谈结束时，应与其他治疗团队成员讨论以下问题。

第二阶段的常见问题

如果患者再次开始反抗父母的努力该怎么办？

有些患者，要么是由于她们对月经周期的经验，要么是因为她们直觉到特定体重水平会来月经，在她们接近某一临界体重时，可能会抵抗任何进一步的体重增加。在这种情况下，患者可能会决定重新开始抗拒父母体重恢复的努力。治疗师应该利用这个机会制造另一个"危机"，即告知父母持续性闭经的危害。这种方法的目的是提高他们的焦虑，使他们重新振作起来，以确保恢复体重。

如果患者的体重进展顺利，然后又进入未达最佳标准的平台期，该怎么办？

与之前的问题非常相似，有些患者可能会进展顺利，甚至超过了月经恢复的体重，但随后体重的进一步增加停止了，达到了一个低于最佳标准的平台期。同样，这是治疗师向父母表达的一个机会：虽然看起来似乎最初的危机已经成功地度过，但是如果保持一个未达最佳标准的体重，可能会对正常的身体发育和心理成熟造成危害健康的后果。对于有些治疗师来说，很难想象如何在整个家庭环境中具体地谈月经的问题。尽管这是一个高度私人化的问题，尤其是对青少年的女孩，但重要的是，治疗师找到一个方法来谈这个问题，既尊重到青少年的隐私，不让她感到丢人，同时认同这方面的健康是康复的重要目标。值得注意的是，最近的数据表明，达到最佳体重水平有助于促进健康，还显示出预防复发的可能（Lock et al ., 2010）。

如果一旦父母在对青少年饮食的监督中感到疲惫或降低警惕，患者的体重就开始下降怎么办？

这可能是一个预后不良的指征。治疗师应该重振第一阶段的策略，引导父母迅速实施之前曾带来体重增加的措施。通常父母需要重新获得激励来采取适当的行动。因为，可以理解，他们可能认为危机已经消退，或者他们已经在恢复体重的任务中筋疲力尽。然而，就像在第一阶段，当患者的体重增加因先前讨论过的原因而停止时，治疗师应该提醒父母，体重下降会导致疾病慢性化（chronic problems）的问题，如不孕、骨质疏松症等。在治疗过程中，体重减轻是令人遗憾的，并会阻碍治疗的进展，而治疗师则会重新使用先前尝试过的增加体重的干预措施。

如果患者恢复了独立进食，然后又开始减肥怎么办？

这可能是另一个预后不良的指征。非常必要的一点是饮食上的独立不能过早地归还给患者。尽管父母归还饮食控制权最理想的做法是父母和患者一起商定，但治疗师应该帮助他们确保这一过程的时机、节奏是适当的。然而，如果患者自己管理饮食后又恢复节食，这是向所有人表明这一步行之过早了。治疗师应该鼓励父母迅速重新管理饮食。与此同时，治疗师和父母应该注意不要对患者表现惩罚性。毕竟，是治疗师和父母错误地判断了患者不受父母严密监管的情况下独立饮食的准备程度。然而，治疗师应该注意，如果向独立饮食过渡的过程是谨慎的、相互协商一致的，那么重回节食的情况是很少见的。一旦这个短暂的倒退被克服，且将饮食的责任归还给患者的过渡协商成功，治疗师就会回到与饮食和体重相关的青少年问题上。例如，在这个阶段适合讨论的是如何在家庭之外的情境用餐，比如在学校、在朋友家过夜或者约会时。

如果父母继续依靠治疗师来解决问题怎么办？

在整个治疗过程中，治疗师都要加强父母的能力，以形成他们自己的恢复女儿体重的解决方案。然而，一些父母可能会发现很难相信自己能帮助解决女儿的问题，从而想要依赖治疗师来解决这些问题。在这些情况下，治疗师将利用第二阶段的几次会谈，在会谈中帮助父母使用问题解决策略，使其有机会达成他们自己的解决方案。如果治疗师给父母提供直接的指导和处方，而不是提供必要的工具和信息来由他们做出自己的决定，则可能会无意中鼓励了父母的依赖。治疗师给出建议是有风险的，他可能会因为糟糕的结果而受到指责，也可能很难帮助家庭取得成功。

如果治疗师过早地介入青少年的主题会怎样？

在体重恢复仍然很不稳定的情况下，治疗师有时可能冒险开始着手其他临床问题或引入青少年主题的讨论。患者可能把注意力从进食障碍上转移开视为尝试重新开始节食的潜在机会。这将是非常遗憾的，因为这预示着治疗师将再次回到与本阶段初始目标对应的干预措施中，即父母持续管理进食障碍症状，这不可避免地阻碍了治疗进程。

治疗师如何保持聚焦，保证整个家庭的参与，并自然地过渡到第三阶段？

这可能是治疗中困难的部分，因为当事各方，包括家庭和治疗师，在几个月的努力集中精力于进食障碍症状的工作后都可能已经很累了。随着患者的体重接近恢复正常，治疗师可能不得不小心抵制住他自己，同时也是家庭的缩减治疗的愿望。相反，正如我们前面谈过的，我们相信厌食症干扰了正常青少年的发展，而成功治疗的一个重要部分就是确保患者在她的兄弟姐妹和父母的帮助下，重回成功度过青春期的道路上。尽管这可能是一个复杂的过程，但治疗师必须确保患者和家庭不会回到以前，以无效的、不健康的方式来应对青春期的挑战。相反，治疗师应该利用这个机会来确定一到两个适合患者和家庭的青少年发展的关键领域主题，在最后的几次治疗会谈中提出并讨论。

第二阶段的结论

到目前为止提及的大多数青少年问题，都将在治疗的第三阶段也就是最后阶段进行更彻底地探索。当治疗进展达到以下标准时，标志着患者和家庭已经做好进入第三阶段的准备：患者的体重已经达到并保持在与身高、年龄和性别相符的预期体重的 95%～100%；患者不需要父母的监督可以正常进食；家庭有能力讨论与食物无关的青少年议题；患者已经重新回到她的同龄伙伴中。

第11章

第二阶段：实战

接下来的这次治疗会谈阐述的是在治疗第二阶段相对早期的一次治疗会谈。在这个例子中，治疗会谈是以一种第二阶段可预测的方式展开的，（此时）有越来越多的证据表明已经可以成功地应对厌食症了，尽管还没完全掌控它。

临床背景

这是在第 2 次治疗会谈实例中描述的家庭。此时，Rhonda 的父母在负责帮助 Rhonda 增重方面已经取得成功，但还没准备好把饮食的权利交还给她。在这个阶段，干预的顺序不再是固定的。相反，干预的时机和顺序更灵活，需要的时候，在一次治疗会谈中可以多次使用同一种干预。在这个家庭中，没有兄弟姐妹，父母的批评也特别少，所以，这次治疗会谈中没有这些干预的例子。

回顾一下第二阶段治疗的主要目标是：

- 保持父母对进食障碍症状的管理，直到患者证明她能独立地好好吃饭和增加体重。
- 将对食物和体重的控制交还给青少年。
- 探讨青少年发展议题与厌食症之间的关系。

为了达成以上目标，治疗师采取下列干预措施：

1. 为患者称重。
2. 持续支持和协助父母管理进食障碍症状，直到青少年能自己好好吃饭。
3. 协助父母和青少年协商，将对进食障碍症状的控制交回给青少年。
4. 鼓励家庭就青少年议题和厌食症的发展之间的关系进行探讨。
5. 持续纠正父母和同胞对患者的批评态度，尤其是在归还进食控制权方面。
6. 持续帮助同胞为患者提供支持。
7. 持续强调患者自己的想法、需求和厌食症的想法、需求之间的区别。
8. 以积极、支持的态度结束治疗会谈。

为患者称重

Rhonda 对治疗师给她称重感受良好，并谈到对自己的进展感到高兴。她提到她认为自己越来越好了，并感到越来越多的时候是靠自己完成的。会谈是以重温患者的体重表开始的。体重的增长已经很小了。

治疗师：咱们开始吧。过去的两周过得怎么样？

爸爸：非常好。

Rhonda：他们说我在门诊的情况良好，所以他们又让我减成每周去一次了。

治疗师：情况良好是指什么呢？

Rhonda：增重合适。我正在服药，不是那种药，是钙片之类的。我看起来没什么问题。当他们问我问题的时候，一切都挺好，呼吸、心脏、血压、重要器官，都挺好的。他们就是通过这些判断的。

治疗师：那很好，因为上次我们谈到你的体重下降了。现在它又涨回去了吗？

Rhonda：降下去的那部分，是的，涨回来了。

爸爸：那之后维持了一段时间，然后又上涨了 0.4 kg，就是这时候他们让她一周一次的。她就一直吃饭挺好的。

在上面的交流中，治疗师回顾了至今的体重进展。因为进展并非始终如一的，治疗师给本次会谈设定了一个谨慎的基调，以鼓励父母在恢复体重进程中保持投入。

持续支持和协助父母管理进食障碍症状，直到青少年能自己好好吃饭

治疗师：（对父母说）可以给我看一下医生的报告和父母的报告吗？

爸爸：好。我们看到那个变化是因为我们跟她在一起，她已经吃得非常非常好，非常健康，分量也不少。过去的两周里，我看到了巨大的变化。两周前那个晚上我们离开你办公室时，我们想吃点儿快餐，所以我们去了汉堡王。开始 Rhonda 说"我要吃小皇堡，大薯条和饮料"。我说"哦，好的"。然后当她走到柜台，她说"我改主意了，我要吃大皇堡"。我很高兴。她把那一份都吃了，一点儿不剩。她真的做得很棒。

治疗师：你们上一次还在担心她是不是退步了？

妈妈：那是因为她吃的量确实不够，不是我担心。

治疗师：对，你们是能看到的，你反映的是事实，对吧？

妈妈：嗯，不仅是那样，我还注意到她每天都靠自己吃得更多了一些，而不是我们让她吃。偶尔，她不想吃整根香蕉，我会说"你

这次都已经吃了这么多了，为什么不再努努力把剩下的也吃了呢"。

在上面的提问和对话中，治疗师核实了父母对于 Rhonda 吃饭和体重问题的焦虑水平，以及他们对此的反应。治疗师也努力去对他们的成功干预给予鼓励。这帮助父母在困难的时刻坚持目标。

治疗师：你的看法呢，Rhonda？还记得吗上次的时候你有些纠结？后来怎么样了？

Rhonda：嗯，后来我吃饭挺好。我吃饭真的很好，我只是还在计算热量，但是我吃得很好。所以并不是说我在计算热量，吃很少，以确保热量在特定值以下，而是说我在算热量，但是我还是吃得很好。

治疗师：所以，你是说你想不算热量了吗？

Rhonda：嗯，我猜如果我不算了，可能会没有把握。也许会感觉我没吃够或吃太多了。

治疗师：所以两种可能都有，你想确定一下？ 那你觉得你需要多少热量？

Rhonda：也许 2500 卡、2400 卡一天。

在上面跟 Rhonda 的对话中，治疗师转向与患者谈及她在食物和体重问题的进展上所付出的努力。治疗师试着支持 Rhonda 对自己掌控康复过程发展觉察，并评估她在开始更多地依靠自己、更少地依靠父母的监督方面的能力。基调是支持性的而没有过分强调问题。治疗师牢记的是 Rhonda 的体重和饮食问题跟 Rhonda 本身是分开的。

治疗师：(对父母说) 你们同意吗？ 你们上次评估的是很准的。

妈妈：我想是接近了。我正试着离远一点儿，看着她，不参与进去。

　　治疗师再次转向父母询问他们的印象并加强他们对增重和监控进程的整体责任感。治疗师来回往复于父母孩子之间，用这样的方式保持整个家庭的参与，同时也强化了家庭结构中重要的子系统。

协助父母和青少年协商，将对进食障碍症状的控制交回给青少年

　　治疗师：你觉得她准备好了吗？我是说治疗的第二阶段，你们正在进入的。意味着她吃得足够多了，体重也足够好了。你感觉你可以把一些责任还给她了。

　　爸爸：过去这两周我们就没太管她，实际上管得很少。

　　Rhonda：很大程度上我是自己吃的。我在安排自己的热量，只是如果是健康的食品我会感觉安全些，你知道的，谷物、香蕉、百吉饼和果酱、意面、蔬菜、水果，也许有时有花生酱和果冻。我也吃松饼，吃能量棒。如果我吃健康一些的话我感觉就安全一些。

　　治疗师：你吃的是健康食物吗？

　　Rhonda：哦，是的。偶尔我们去吃快餐，但我感觉吃健康一些就感觉安全一些。你知道，意面是健康的，也许鱼肉、鸡肉、一些肉也是，但我喜欢能量棒，我喜欢 Boost，我喜欢香蕉、蔬菜。

　　妈妈：那些东西是白天吃的。

　　Rhonda：是，就像意面是正餐，还有鱼肉或者其他肉之类的。

　　尽管治疗师对父母和 Rhonda 的想法都感兴趣，但最终还是父母要去决定何时 Rhonda 可以更多地依靠自己了。在前面和下面的互动中都能看到这种兴趣的平衡，最终父母权威还是过渡阶段的核心。

　　治疗师：问题在于你们作为父母是否准备好了让 Rhonda 去靠自

己吃饭。她真的准备好了吗？因为现在的情况是，你可以试试看怎么样。如果这太早，事情就不会进展很好。我觉得就有点儿像上次的情况，大概是3周前吧，那时候警惕性就不够。但同时，你们也得让她有机会去试，因为那是目标。

妈妈：嗯，我想她可能也想自己吃，所以我们没有打扰她，也没督促她，我们没有再控制太多。她可能还是对吃的东西非常在意。你懂的，她可能一方面在想热量，一方面回归常态。如果她不想热量了，想别的了，那么心理上她会好很多。

治疗师：听起来你不是很确定她是否可以了。

妈妈：不完全，但就像我说的我在试着……

爸爸：待在一边。

治疗师：待在一边，对。但仍然观察着，不会很远。你能过去，但离开挺难。

妈妈：很对。

治疗师：（对爸爸说）你呢，你对这些感觉如何？听起来你有些犹豫？

爸爸：哦，是，坦白说，我觉得她做得很好。

治疗师：她做得很好。

爸爸：只要她继续保持，每周二从医生那儿得到确认的报告。

治疗师：你们现在要求的就是这些，因为她还没开始运动。

Rhonda：但我不喜欢运动，我觉得很无聊。我唯一做的他们认为是运动的就是骑马。但是场地赛是要在场地里做动作，练习的过程中上上下下的，就是你…… 你在做这些。但我现在还不能做，只能在小路上骑，所以不用说我只能是溜达着走。只是用腿上的肌肉来支撑待在马背上，没别的了。

治疗师：马背上掉下来也是很危险的。

妈妈：特别是她的骨头。

Rhonda：但我也很注意的。

治疗师：他们检查了你的骨质了吗？

Rhonda：他们还没有复查。

治疗师：那之前查的时候呢？

Rhonda：那时是有问题的，所以他们让我每天吃 24 毫克钙，他们让我明年一月再复查。

治疗师：骨头的恢复是需要一段时间的。你要避免摔伤。即便你骑得很好，但是，这时候你的骨头是非常脆弱的。

在之前的交流中，治疗师试着向父母和 Rhonda 阐明为了机体健康而继续增重的必要性。即便 Rhonda 做得好多了，治疗师还是通过一些具体的例子比如骨质疏松症和其他的健康危险来强化。这是让家庭聚焦于饮食和增重的一个关键因素。这会让家庭保持压力并怀有信心谨慎对待过早地放宽监控权。这些观察也会帮助 Rhonda 去理解为什么在这段时间，在体重和饮食监控方面，她可能仍需服从于父母的权威。

治疗师：我想帮助父母发现何时他们感到你也许可以试着自己吃更多了。

妈妈：我通常会做的是，在准备晚餐的时候问她"嗯，你今天中午吃了什么，吃什么零食了吗"。

治疗师：Rhonda 会告诉你她想吃什么？

Rhonda：嗯，我爸爸，我问他要不要来分餐。

治疗师：还是你在分餐？

爸爸：嗯，也不是。Rhonda 会说"我想自己来"，我们就让她来，我们看着她。就像昨天晚餐，她吃的是一大盘新鲜蔬菜和意大利面，她吃完了，我说"啊，我真不知道我是不是还想加一些"，我妻子说了同样的话。我说"你呢，Rhonda"。她说"我还要加一些"。所以我有些小吃惊，我说"你希望我给你盛还是你自己盛"。她说"你给我盛吧"。所以我照做了。我做的是先拿给她看。我说"这样行吗，你能吃完吗"。她说"嗯，可以"。然后她吃完了，一点儿没剩。

治疗师：所以好像是有点儿折中，你（对 Rhonda 说）看了看量，觉得还可以。你们（对父母说）是在掌控的，但她可以说"太多"吗？

在这段对话中，治疗师跟家庭一起探索他们当下是如何监控 Rhonda 的饮食量的。治疗师在寻找证据，看看父母可以监控她到什么程度。并且治疗师在交流中发现一个事实，在跟 Rhonda 协商她需要吃什么的方面，父母已经感觉比过去舒服多了。

爸爸：有个周末的早晨，我们去吃早餐，她让我们挺惊喜的。我们去了一家法国咖啡店，她说"我要喝一碗燕麦粥，再要一个 Boost"。他们送餐到桌上，那是一大碗的燕麦粥，她把 Boost 加了进去。然后她还要了一个素的煎蛋卷，上面有烤土豆，还带一个松饼。她只剩下了三分之一的煎蛋卷。她吃了所有的燕麦粥和 Boost，三分之二的煎蛋卷和土豆、松饼、一杯咖啡。我很震惊。

妈妈：哦，她还喝了一杯果汁。

爸爸：一杯果汁，我挺震惊的。

治疗师：是震惊还是高兴？

爸爸：非常高兴，因为我们没有让她吃，我们只是看着，"哦，这真好吃"。

治疗师：（对 Rhonda 说）你觉得好吗？

Rhonda：嗯，那好像是 2 周前了。

妈妈：但我们做的是我们不会在她吃了很多的时候高兴地跳起来，我们也不会在她吃得不多的时候变得很生气，我们就像平时那样。

治疗师：那听起来很有帮助。看上去你已经把几周前丢掉的体重补上去了。

在这段对话里，治疗师对家庭和 Rhonda 所做的恢复体重的工作给予了正向的肯定。尽管治疗师知道还有很多工作要做，一贯和坚持地强化成就的策略可以帮助家庭保持下去。

Rhonda：我希望大夫们很快能让我开始运动。他们不把走到马身边、给马刷洗或者照顾马看作是运动还挺让我惊讶的，因为它差不多……是大型动物。

治疗师：你明白的，大家并不想阻止你跟马在一起。他们是真心想让你能跟马在一起。即便他们知道这里面是有一些运动的，他们也不想剥夺你做这些。他们想让你开心。我知道可能感觉上并不总是那样，但是我们都想让你更开心。

Rhonda：那确实会让我开心。你知道我可能不是每天去那里，但平均差不多隔天一次。

持续强调患者自己的想法、需求和厌食症的想法、需求之间的区别

治疗师：嗯，我知道那是你的目标之一，我在考虑接下来的事情时会把这个也考虑进去。这真的是个转折点。

Rhonda：嗯，是的，我仍然关注热量，但这跟上学是两码事，我不会让它阻碍我上学。你知道学校里有的人也很关注热量，有些人可能也试图去吃得健康些，他们觉得吃了太多的快餐，或者，我不知道。但是我真的在学校做得很好。我补考了上次的期末考试，我觉得我应该考得不错。

治疗师：你学校的功课已经赶上了？

Rhonda：是的，题目只有一页纸。

爸爸：她很专注，非常专注。

治疗师：(对 Rhonda 说) 当你不再那么一直关注食物和体重的时候，事情容易多了，是吧？

妈妈：昨晚她从马场回来后说了两件高兴的事情。她爸爸和她聊了很久。她现在真的非常认真地想照顾好马，她喜欢这样的关系。她解释说有一个大学预科的老师来过，她已经填好了申请表，并不是为了去那所学校，而是要四月份去一趟，跟辅导员谈谈。她的目标是上完需要的课程，以便可以进入四年制的大学，她想这样。所以她真的非常投入。

在这段对话里，治疗师大部分与 Rhonda 的工作，都在通过识别出除了减重和变瘦外她想实现的事情，来将她跟疾病区分开。在这个案例里（同样也在大部分案例里），患者还有着其他大量的重要的渴望和关注点。即便在鼓励父母违背患者明显不想增重和吃饭的愿望时，治疗师也可以跟患者保持同盟的方法是，了解已经被进食障碍所影响的其他的兴趣和关注点。通过这样的方式，治疗师能与患者维持关系，否则治疗师可能会感到无法链接到患者。

治疗师：好的，那么你们（对父母说）怎么想的呢？

爸爸：嗯，实际上，就像 Rhonda 说的，我们其实并没有做什么，我们只是监督而已。我们观察着，这就是我们做的，我们已准备好去做你让我们做的。但在过去两周，看起来我们不必介入，我感觉 Rhonda 能靠自己去做，我们看着她吃的每样东西，她吃的量也很不错。我不想介入，我不想跟她敌对，因为我担心她再次退回去，说我不知道这个病怎么才能好起来。我喜欢我所看到的。

治疗师：那很好（对父母说）。你们一直在评估局面。如果事情进展不顺利，你们会发现的，我猜你们都不会冒那个险。（对 Rhonda 说）你变得更独立一些了。你正在从过去你必须更依赖父母的地方，拿回你的自主权。

爸爸：我们经常做的是当她在吃饭，她吃的量合适的时候，我们说“你今晚或今天吃得非常好”。我们总会告诉她我们很高兴，我们也总会表扬她。

Rhonda：嗯，那很好。以前他们从不表扬我。

爸爸：是，我们以前是那样的。

在这段对话里，治疗师再次与父母子系统工作，强调他们对情况的评估才是最重要的，并称赞了他们的努力。

治疗师：他们感到高兴会让你难受吗？他们对疾病很重视，他们看到过你最严重的时候，而你走过来了。

Rhonda：那不是问题。我认为有些看起来很小但却可能打倒我的事情就是，在刚开始骑马的时候我感到非常挫败，这让我很沮丧。因为在那时我感觉我永远无法习惯它。它很大，也不听话，这也做不了，那也做不对。但一旦事情一点点捋顺，我感到它开始认识我，把我当成它的伙伴了。不是 Mary（Mary 是那个马场的主人，我们在那里喂养它），它不把她当伙伴了，可能之前有一段时间是。这让我感觉挺好的，让我对它更有责任感了，而且让我觉得，你懂的，就最近，它是我的了。不是那种我骑着它到处走走，然后我离开，它又去为别人提供服务。我说了算的，我能决定谁骑它。

治疗师：你是在刚住进医院的时候得到它的吗？

Rhonda：是住院前的 2 周。

治疗师：所以你那会儿实际上都还没时间跟它相处。

Rhonda：是的，我得到它才 2 周就住院了，实际上没时间去骑它，因为天气也很糟糕。我去那边，快速为它刷洗一下，然后我就得走了，因为天很早就黑了。有时候我觉得不知道该怎么办，因为我之前从没拥有过自己的马。有时觉得好像是一种难以承担的责任。

爸爸：但是你跟马相处过。

Rhonda：没错，但是我从没拥有过马，所以还是有点不同……

治疗师：对它负责是不一样的。

Rhonda：是的，那是让我非常骄傲的东西。我现在去那里的时候，感觉2个小时过得飞快。我会带个小凳子过去，它喜欢踢那个凳子，觉得很有趣。我也会带本书，坐在那儿读书。有时他也会过来亲我的手和我的东西。

爸爸：我们给Rhonda买马实际上是为了激励她，因为她当时还没有住院，但是在反复地看医生，躯体病的医生。我们知道她有问题，可能早在她知道儿童医院之类的事情之前吧……我们一直都知道她想有自己的马，我们讨论过，说"如果我们给她买了马，也许是给了她一个向前看的希望，也许这可以把她带出来"。然而只用了2周，我们就发现她走向了完全相反的方向，我们知道这下真的有麻烦了。

妈妈：事实上，昨晚我和她爸爸还在说Rhonda当初是如何挫败到不喜欢跟马待在一起。她控制不了它，这也不喜欢，那也不喜欢。当时听到这些也让我们很难受。昨晚我跟她爸爸说所有的原因都在于Rhonda当时只有大概84磅，她没力气，没精力，没足够的营养，所以她自然掌控不了马，也照顾不了它，因此这就是为什么这个病影响了她的身体也影响了她的精神，因此她感受到了那些。现在她强壮点儿了，心理状态好了，她处理问题就不一样了。

在这段对话中，治疗师与整个家庭工作，尤其是和Rhonda工作，探讨了一个用来鼓励Rhonda吃饭的策略。在这个情况下，该策略没起作用。治疗师没有纠缠于这个失败的尝试，而是相反转向其他的尝试。

治疗师：我们上次讨论过一件事就是你们两位各有所长，可以一起来帮Rhonda。例如（对妈妈说），你非常了解Rhonda摄入了多少热量。而你（对爸爸说）对此也能非常清晰地表达。我请你们在这 2 周的时间里就这个做些沟通，这样你们就可以互通信息，一起合作。我希望的是你们二位意识到，在对她的监督中你们都是有可为的。你们要一起来确定，关于她进展的情况你们的理解是一致的。

爸爸：我们一直是一致的。

治疗师：那非常好，你们是怎么知道的呢？

妈妈：我改变了一些我的行为，不是态度。我往后站了站，密切观察，是静静地观察着。我已经没有强迫 Rhonda 去做什么了。Gary 昨晚跟我说咱们不要总惦记着让她吃什么的，你懂的，咱们就该做什么做什么。不然她又开始倒退了，她又会反抗，不吃。所以我已经对此很了解了，我在试着不说太多。

在这段对话里，治疗师回顾了父母在帮助他们监督和支持 Rhonda 增重和摄入食物方面所认同的彼此的角色和具体的能力。治疗师尝试去给父母澄清他们在做什么，在做什么决定，也尝试加强他们一起对抗疾病的力量。

Rhonda：我知道你会怎么反应，你会说"不，你们需要去介入"。我知道那是你的反应，我看到过你那样的反应。但那并不会让我退步，我能看到自己是不是有危险之类的，我也能看到哪里可能会让我退步，但是如果他们介入干预，是不会让我退步的，因为坦白讲我会说……你知道，吉人自有天相，我会继续保持的。

鼓励家庭就青少年议题和厌食症的发展之间的关系进行探讨

治疗师：(对 Rhonda 说) 听起来你在更多地思考未来没有厌食症的日子？

Rhonda：坦白地说，我在打听一些大学的事情，那让我感觉快乐和更踏实。我打听到，我将会去上一个预科，之后是一个四年制的大学。

治疗师：所以你对生活感到乐观，是有其他你要做的事情吗？或者有你的希望和梦想？

Rhonda：是的，现在我知道自己克服了对马的恐惧。我知道我克服了恐惧，然后我发现我对大学和每一件事情都感觉更安全了。现在我觉得我可以向前走去看看未来我会做什么。

爸爸：那是一部分，你说的是，现在正在开始脱离，正在和厌食症分离开。

治疗师：在我看来像是你正在远离厌食症。你不再只聚焦于食物和热量……尽管仍然关注热量。这不会一直很容易，但比过去好多了。因为有更多的关于你和你想成为什么的部分展现出来了。对于 Rhonda 来说她想在学校做得更好，想有时间陪伴马儿。想未来有机会上预科，然后上一个四年制大学。这些事情都是之前不会去想的。你说的很对，如果这些事情继续占据支配地位，那么进食障碍就会被牵制，慢慢模糊。

在这段对话中，治疗师再次转向 Rhonda，尝试去平衡他对两个子系统的兴趣和关注。在治疗的第一阶段，重点强调的是父母一起有效合作重视他们女儿严重营养不良的问题。在治疗的第三阶段，会直接强调的是 Rhonda 的被厌食症中断的青少年发展问题。在第二阶段，治疗师保持折中，在子系统之间来回往复，给双方相同的时间，直到需要强调的部分变得清晰起来。治疗师准备去探索厌食症可能如何破坏 Rhonda 想过更独立的大学生活这个计划，以及家庭可以如何帮助她避免这种破坏。

妈妈：Rhonda 是一个非常聪明的人，她有很多常识，她知道如果她想达到目标、期待未来的话，她就得健康并且吃得有营养，吃得好，心理状态也得好。要这样的话，她就得好好吃饭。因此如果她想要这些目标，她要做的就是尽力去实现它们。我知道她足够聪明，能意识到"我最好好好吃饭"，并坚持下去，在一个变好的上升状态，这样她才能达到目标。

Rhonda：目前，我想要的目标是增加肌肉。瘦并不是有肌肉。当你增重回来的时候，从过去我那么瘦，都是皮包骨，现在我增重了，但是都是脂肪，不是肌肉。我想要的是肌肉。一旦增重回来了，我希望变成肌肉。因为在骑马的时候，你要用腿，要用大腿内侧、大腿外侧，每一个部分都要用。我想要肌肉。当我一年半之前骑马的时候，我有结实的腿。当时我早餐吃得好，晚餐吃得好。我当时105磅吧，而且我有肌肉。

妈妈：我主要担心的是她什么时候恢复月经。她增重足够了，开始产生雌激素，这样就可以恢复月经了。

治疗师：我也有这个担心。已经多少个月了？

Rhonda：从8月开始。

治疗师：通常身体是需要一定的脂肪含量来再次开始月经周期的。

Rhonda：2周前我的身体脂肪含量已经13%了。

妈妈：我记得她第一次住院时是9%。

治疗师：所以增加的还是很好的，但是可能需要增加到18%～25%。

Rhonda：过去我有月经的时候应该差不多吧。我是说我不知道，因为我从没有过一个精确的秤，从不知道秤准不准。但是我猜可能是98磅、99磅。可能是比100磅低一些。但是实话说我不知道。

治疗师：没有月经也会影响你的健康、你的骨骼。你想要月经恢复吗？

Rhonda：想啊，想也不想。更多的是想吧。不想，是因为这让人头痛。想，是因为这是自然的，是你必须有的，虽然最终还会失去，在我经历了更年期，但那是很久以后的事情。所以……

妈妈：那是很久以后的事。

Rhonda：是的，我想要月经恢复是因为你知道你得有月经才能有孩子……

治疗师：对，不仅仅为了要孩子，也为了你整个身体运转得好、健康。你经期时难受吗？

Rhonda：不，我不会疼或者什么的。

爸爸：我们也那么说，她月经恢复的话我们会非常高兴，因为那就是她的身体在表达她足够健康了。

妈妈：可以生育了。

爸爸：对。

Rhonda：他们是那么解释给我的。如果你不吃够量，让自己病了，你的身体会说"嗯，现在环境里肯定是有问题的，你不能把小孩带到世上来"。所以我猜月经就停了。

在这段对话和干预中，针对 Rhonda 当下低体重造成的生理问题，治疗师又一次确定和强调未来增重的需要。强调恢复月经这一点很重要，但是有时这种强调反而可能让参与者停下来。在美国，与父亲和年幼的兄弟姐妹（尤其是兄弟）谈论青春期女儿的月经是不常有的（尽管这在其他国家不一定是这样）。如果不加考虑就去跟所有在场的家庭成员讨论这个问题，可能在一些团体的文化上是非常不适合的。同时，去讨论和识别康复和青春期的这个关键特征的必要性是不容错过的。治疗师需要找到一种方法能进行这样的讨论，并且同时尊重患者的隐私、家庭的结构和文化。对于很多美国家庭来说，用平缓的语调和实事求是的态度，采用中立的方法可能是合适的。

以积极、支持的态度结束治疗会谈

治疗师：我听到的是 Rhonda 正积极地与厌食症对抗。

妈妈：你在这里给予了精神支持和指导。

治疗师：然而，我想你们在做这样的工作。我的看法是，是的，我在这里，尽我所能给予你们精神支持，如果进展不顺利的话给予一些建议、方向。Rhonda，对于你为何想好起来，从内在的角度，你已经描述了一些非常好的想法。你已经跟厌食症试图从你这里夺去的生命，部分建立了连接，比如马、大学。你们二位也已经在一起面对它了，认真监控它，Rhonda 也接受了这个监控。在不久的未来，当我们开始第三阶段的时候，你们就可以转向其他的一些议题了。你们会注意到，到目前为止，除了进食障碍之外，我没有让我们走到太远的地方，因为我们要确保在转向其他方面之前，厌食症真的已经离开了。所以我们 2 周后见。

治疗师通过尽可能地总结患者和父母在过去几周内完成的积极事情来结束会谈。基调是乐观的、支持性的。

第 12 章

开始第三阶段：青少年议题（第 17 ～ 20 次治疗会谈）

在这一章中，我们讨论了第三阶段的目标、干预措施和时机。此外，我们还对青少年发展与厌食症进行了一般性讨论，对这一阶段所涉及议题的大致类型进行了一般性介绍。最后，我们关注如何结束这个治疗。

如果患者的体重接近正常范围（例如平均体重的 95%），所有自我饥饿的尝试都消退了，对饮食和运动的主控权已经成功归还而厌食症也没有复发，就可以开始治疗的第三阶段了。此阶段的核心主题是建立一个健康的亲子关系，厌食症不再是互动的基础。这需要在很多情况下，针对青少年不断增加的个人自主性，建立合适的代际家庭边界，帮助父母认识孩子未来离家后他们夫妻重组自己生活的需要。在这个阶段应该关注父母的职业和业余兴趣。

因为亲子关系中不再需要厌食症的症状作为沟通惯用的方式了，其他青少年议题的讨论现在可以进行了，比如独立性、离家以及性。每个家庭都会呈现自己独特的议题，并向前推动讨论的进程。通常治疗师得去帮父母认识到他们可以照顾好自己，他们能找到作为夫妻、作为个体的人生之路，他们不需要孩子作为他们存在的理由。最后阶段会谈的目的不是为了解决这些问题，而是帮父母跟孩子们交流，这些事情是父母的事情，他们作为夫妻会致力于解决这些问题。

值得注意的是，至少有一个研究证实也许在 FBT 里没必要有第三阶段。有一个研究比较了不同次数的 FBT，6 个月进行 10 次会谈，其中仅有 1 或 2 次会谈属于第三阶段（Lock et al., 2005）。这个研究结果显示短程 FBT 和更长的 20 次会谈、持续一年的 FBT（有更多的时间可以进行第三阶段会谈）在结果上没有区别。对于大多数家庭，可能不怎么需要第三阶段，或者就需要一两次会谈。有些家庭看起来会从有更多次第三阶段的长程咨询中获益，这可能是不完整的家庭、单亲家庭或厌食症青少年带有比较高的强迫特点的情况。另外，尽管第三阶段可能对家庭来说不是绝对必须的，但是它提供了一个合理的策略，让青少年和他们的家庭过渡到没有厌食症的生活，并实现一个按序进行的咨询结束过程。

为第三阶段做准备

在这个比较简短的阶段里，治疗师和父母开始确信进食和体重的困扰以及疾病的其他行为表现不会发生，因此不用聚焦于这些方面的讨论了。然而，鼓励讨论对进食障碍卷土重来的担忧。或者尽管患者依然有很多关于食物、体重和体型的担忧，但这些可以在一个更轻松的气氛中去探讨了。患者的体重在可控中（大概 95%～100% 的平均体重），而且进食的责任已经交给了患者本人。

在此简短阶段的一系列会谈中使用的技术是为了增加患者和家庭的自主性，而这种自主性是过去的两个阶段里治疗师促成的。因此，家庭会谈的间隔会比较长，大概每 4～6 周一次，家庭应该比过去厌食症主导的时候更有能力面对青少年阶段的问题了。从这个角度看，家庭（和患者）真的准备好将讨论青少年议题作为发展过程，支持青少年最终的独立自主以及摆脱父母的管控。

与刚开始会谈中具有的吉凶难测、忧虑、凝重的气氛相比，现在的气氛会相对乐观、有希望和充满期待。鉴于他们成功地恢复体重了，家庭现在可以对他们的女儿成功度过青春期怀有期待了。这并不是说，对他们的女儿从孩子要变成青少年或成人这个变化，他们不会有丧失感或哀伤感。事实上，这种感受也许也是需要去探索的主题之一。这些会谈的愉快气氛可以支持家庭去继续承担青少年期的挑战。

治疗师与患者的关系自始至终都是支持性的，同时小心地将患者与厌食症症状性的表达分开。在这个阶段，治疗师必须确保患者想要独立自主地成长需要能得到足够的支持。如果治疗师在早期的治疗中成功地让患者感到没有被冷落，在关注其父母的同时也关注到她，就可能做到这点。为了这一阶段的工作有效推进，治疗师继续建设和加强早期的联盟关系是很重要的。

因为这个阶段是简短的，在会谈中只能直接处理几个主要的议题。这个局限会促使家庭和治疗师优先处理最重要的议题，同时看到其他的议题并让家庭在会谈之外自己去考量。从这个意义上说，这个阶段是针对从厌食症康复的青少年的家庭治疗。体重不是这个阶段的核心，因为这些问题已经不再是治疗的重点了。

第三阶段的主要目标是：

- 建立不再需要厌食症症状作为交流方式的亲子关系。
- 与家庭回顾青少年议题，并展示针对这些议题的问题解决过程。
- 结束治疗。

为了完成这些目标，治疗师要采取以下干预：

1. 与家庭一起回顾青少年议题，并展示此类问题的解决过程。
2. 让家庭都来参与对这些议题的回顾。
3. 检查父母在多大程度上是作为夫妻在生活的。
4. 描绘和探索青少年主题。
5. 为将来的问题做好规划。

6. 结束治疗。

青春期发育与神经性厌食关系的初步研究

有关青春期发育过程和疾病对这个过程的影响的相关知识可以帮助治疗师开展这个阶段的工作。青春期被认为是由三个阶段组成的，每个阶段都与发育和行为有着特定的关系。第一个阶段是青春早期（12 ～ 14 岁），主要关注的是跟青春期相关的巨大的生理变化。让青春期的这种生理变化回到正轨上来就是这个手册化治疗的前两个阶段的主要焦点。青春中期（14 ～ 16 岁）主要关注的是日益增加的同伴影响以及青少年用以将自己与父母区分开的抽象思维能力的发展。青春期后期（16 ～ 19 岁）主要关注的是为工作做设想和规划以及建立更亲密的人际关系。这后两个阶段更像是我们治疗的第三阶段的核心主题，尽管体重和体型的问题依然会出现。

在青春早期，最重要的议题是跟青春期生理发育有关的变化。特别是有关吸引力、身材和成熟程度以及它们与自尊、体像的关系。有时候，这些议题在女孩和男孩中的进程是不同的，至少在我们的文化里是这样。女孩子一般更担心她们成熟太早、太重或太高，以及被认为没有吸引力。而另外一方面，男孩子更担心他们成熟太晚、太小或者太矮，以及不够强壮。对于那些正从厌食症中康复着的人来说，确实有证据表明对接受青春期的身体有困难，而且即便他们体重恢复了，吃饭也很好，仍旧可能会关注自己身体的可接受度。

在青春中期，同伴关系相关的问题增多了。这个时期的一般议题是约会能力、性取向和性行为尝试。其他议题围绕着与家庭分离，包含着内疚、对被抛弃的恐惧、愤怒和叛逆，这些可能让这个时期的发展更复杂。通常当一个青少年患厌食症时，因为疾病的心理和生理影响，她的同伴关系要么是没法发展起来，要么是被她放弃了。维持进食障碍占据了青少年大量的精力，使他们失去了对同伴的兴趣或看上去不感兴趣。另外，严重营养不良也会导致精力和注意力的问题，有时候导致的生理问题甚至需要住院，这些也会对同伴关系产生负面的影响。因此，当患有厌食症的青少年开始康复时，她也许发现自己已经在这个方面落后了许多，可能需要治疗师的帮助才能重建这些关系。因为这个疾病和相关的治疗，父母和家庭成员可能更不愿意支持这些同伴关系。家庭需要帮助才能做到充分的"放手"，从而支持到孩子在家庭以外的关系方面的发展需求。

一些年龄大一点儿的患者可能在他们完成治疗的时候正步入青春期的最后一个阶段。对于他们来说，相关议题主要包括为大学和职业做打算、练习建立家庭之外的更深的人际关系。一般来说，这个阶段的特点是对情感和性亲密的愿望和能力越来越强，对家庭支持的需要越来越少。这个阶段可能浮现的问题来自这些领域的未尽事宜，例如对父母或家庭依然有过多的情感依赖和身体依赖、对性能力或体像的持续焦虑，以及从繁衍的角度对亲密关系的意义的焦虑。厌食症会在这些议题上造成负面的影响。研究表明，即便从生理上厌食症康复了，人际的困难也还会继续存在（Lock，Couturier，& Agras，2006）。另外，因为患有厌食症的青少年会在身体和情感上更依赖父母的支持，对家庭之外对象的依恋关系的发展反而推迟了。特别是恋爱关系或性伴侣。除此之外，患有厌食症的青少年可能特别不愿意跟另一个人分享自己的身体，因为她们害怕别人不能接受她们的体型。患有厌食症的青少年也要去接受因为闭经导致不孕的现实可能性。家庭可能会在支持孩子发展恋爱关系方面感到焦虑，或妨碍青少年对可能离开家庭的职业或教育机会的探索。对于这些，家庭治疗是特别重要的。

父母也必须完成与他们孩子青春期相关的发展性任务。下面这些建议也许会在这个治疗过渡阶段帮助到父母：

- 发展作为父母的一些活动、兴趣和技能。

- 发展作为夫妻的身份。
- 发展一些方法，将父母角色、工作、业余兴趣、学习与家庭里向成人阶段发展的孩子的兴趣和需要整合在一起。
- 接受成长中青少年的性发育、性取向、性兴趣方面的生理和情感表现。
- 放弃那些适用于孩子更早期的发展阶段的方式、态度、活动。
- 发展个人能力，以提高青少年将父母看作发展中的人的能力。

上述每个主题都可以成为第三阶段的主题。父母如果完成不了这些任务，可能会让青少年更难完成向成人的过渡。治疗师可以使用此列表来帮助父母确定此治疗阶段干预的具体关注点。

第三阶段的团队合作

团队合作是贯穿于第一阶段到第三阶段的，但心理治疗干预之外的团队成员的参与度是不断降低的。通常当患者到了第三阶段，营养师和儿科医生对患者的监管已减少了，因为患者的病情过程让他们觉得这样做很安全了。但是患者会继续保持跟他们的联系直到治疗结束，我们也鼓励患者这么做。患者看医生的时间间隔就像我们治疗会谈的间隔一样，是越来越长的。

与家庭一起回顾青少年议题，并展示此类问题的解决过程

为什么

因为许多患厌食症的青少年在经历青春期发展议题时会出现问题，所以在厌食症缓解后，协助患者和家庭让患者重新整合到青春

期发展轨道中是很重要的。因为患者经常因病缺课，而且在恢复体重时从医学和心理层面上都需要帮助，所以要持续依赖于父母。这样的话，她可能与同伴就不同步了。等到体重成功恢复，能够自我喂养，这些议题可能需要处理。预计这方面的需求可能会很大，这个取决于患者个人和家庭处理这些问题所具备的资源。例如，一个相对不复杂的病例，在恢复体重的时候就没太大困难，也不存在其他的家庭问题，那么让这个青少年回到正轨上相对简单。相反，当第一和第二阶段的体重恢复过程不那么顺利，或者因为家庭、个人的其他问题比较复杂的时候，第三阶段就需要做更多的工作。在第三阶段，患者对在体重恢复过程中自己被对待的方式感到愤怒，可能会成为一个关注点。对于女儿所抱怨的被夺走的一切，父母承认能承认的部分是会有帮助的。

要强调的是这里描述的方法更适用于相对不太复杂的案例。在更复杂的案例里，需要单独的青少年家庭治疗会谈，需要提及的议题可能也远超这个手册提供的要点。

怎么做

在这个阶段开始的时候，治疗师很有必要跟患者和家庭一起回顾他们至今已经取得的进展。用这样的方式，那些在之前的会谈中被识别出来的，但为了处理紊乱的饮食行为而延迟的相关主题，就可以重见天日了。之前的青少年议题和厌食症的初步研究可以作为模板让治疗师来进行回顾。我们建议治疗师用之前描述过的三阶段理论，就青少年的发展做一个"小型演讲"。这个技术让治疗师提出一系列的主题以备家庭思考。这也确保了最相关的主题包含在内。一些更有情绪张力的议题，比如性发育和性行为问题，是需要专门强调的，因为家庭可能会试图回避这些议题。这个回顾过程不应超过 10 分钟。

让家庭都来参与对这些议题的回顾

为什么

　　让家庭成员都参与到回顾青少年发展有关的议题中来，这有助于家庭识别和明确与他们自身相关的领域。通过一些重复以及与个人实际情况相联系，能有助于增强"青春期发育小型讲座"的作用。

怎么做

　　就像在第二阶段结尾讨论过的，治疗师和家庭现在可以谈论一些已识别出的青少年议题了。例如，治疗师可以提出，在之前的会谈中，患者抱怨过她的妈妈是怎样干涉她择友的，然后让患者去详细说说这个问题。如果治疗师可以识别出某个所有家庭成员都提到的问题，那会很有用。这个过程需要治疗师留心，从治疗一开始就记录那些可能的第三阶段的议题。把这些记下来，这样以后在第三阶段就可以作为具体的例子拿出来用了。很重要的是治疗师使家庭有能力去解决他们正面对的青少年的发展问题。这跟第一阶段让家庭有力量对抗厌食症的策略是类似的。在这里，目的是让家庭参与到青春期的进程中来，授权他们去接近并处理那些适用于他们家庭的问题。

　　在一些关键议题确定后，治疗师会发现花一些时间回顾青春期的过程以及所有有青少年的家庭可能会面对的问题是有用的。这可以帮助患者和家庭了解青春期的过程，并视它为正常的过程。

　　接下来，治疗师应试着把患者和家庭确定了的议题整合到青少年发展的框架里。这个过程应该让家庭主动参与其中。治疗师应该提供引导而不是接管这个过程。

描绘和探索青少年主题

为什么

现在进食障碍的行为已经过去了，为了帮助家庭找到管理青春期进程的方法，治疗师可以在解决问题方面提供有针对性的帮助，这可以作为他们在治疗结束后在家努力的模板。对家庭来说，在没有进食问题干扰的情况下探索青春期的一些问题是很重要的。现在进食障碍已经不复存在，家庭应该相信他们有其他处理问题的能力。

怎么做

治疗师可以使用之前会谈中用的循环提问的方法。这个方法可以让整个家庭参与进来，详细谈论这些议题。有关问题的充足细节必须是明确的，这样治疗师才能为家庭提供解释的材料。当然，目前为止，治疗师对于家庭如何面对（或不面对）问题是有着经验性的理解的。这一点很重要，因为家庭应对进食和体重问题的方式很可能跟他们应对其他青少年问题的方式是类似的。例如，如果议题是支持患厌食症的青少年发展同伴友谊的必要性，那么治疗师可以先问问父母，他们各自对交友的重要性是什么看法。然后治疗师可以问问青少年是否同意这些观点，她是否感到在交友方面家庭可以支持她。如果还有别的青少年，无论是不是家庭成员，也应该征求他们的看法。在家庭成员描述他们的想法和经验的时候，治疗师要准备好在有问题的地方提供帮助。例如，如果很明显父母过于限制了，治疗师就可以问家庭为什么是这样的，怎么样可以让他们对女儿的交友更开放一些。接下来就是治疗师、患者和家庭的对话，就如何最大程度上让青少年在父母关注的背景下去交友这个问题达成一致。

检查父母在多大程度上是作为夫妻在生活的

为什么

在进食障碍的紧急危机过去后，父母也须成功地处理好他们自己的关系。在面对帮助女儿增重的困难上，治疗中多是鼓励父母联合行动。这可能在一段时间里都是夫妻关系的主要聚焦点。然而，在这个时候，为了支持女儿适度增加的自主性，也为了支持他们自己的关系，聚焦于父母对夫妻关系的需求是非常必要的。

也许看上去这样的干预不大能带来什么改变。如果夫妻关系有严重问题的话，可能确实如此。然而，在许多案例中，进食障碍和治疗是父母关系不和的原因。在这些情况中，简单地指出可能需要解决的潜在问题就足以使事情朝着正确的方向发展。另一种情况是，父母之间关系的问题早于进食障碍，只是在女儿的健康面前这个问题被搁置了。那么问题在这个时候就可能重现，这种情况下的夫妻问题我们这里概述的治疗难以解决。夫妻可能需要寻求其他的治疗方法。

怎么做

这种疗法并非尝试做一个简化版的夫妻治疗，也不是为发展中的青少年进行一个完整的家庭治疗。本疗法在这里的理念是在女儿重获健康并进入青春期的背景下，识别并考虑父母在夫妻关系上的需求。为了让这对夫妻完成这项任务，治疗师需要询问他们在一起花了多少时间，做了什么，以及与过去相比的变化。治疗师不需要干预具体的关于如何改善关系结构的想法，而只是鼓励夫妻探索这些问题。

为将来的问题做好规划

为什么

通过指明家庭将来可能的行动方式来提供支持是很重要的。这不仅可以传达治疗师对家庭的持续投入，也传达了如果出现问题，有哪些具体的处理方法。

怎么做

治疗师可以通过以下方式协助这项任务：提供一些关于未来可能发生的问题的指导，比如青少年离家去上大学或工作；建议家庭处理问题的不同方式；提出之前没能探讨的具体问题；等等。同样，治疗师应该注意这个治疗策略的时机和重点。重要的是，所有家庭成员都有机会参加并参与这一讨论。很有可能患者的问题和父母的问题会主导这部分讨论，但应该不会像上个策略那么明显。

结束治疗

为什么

与治疗开始跟家庭打招呼一样重要的过程是有礼貌地说再见。通过真诚地向家庭表达信心，相信他们在日后如果遇到问题，也能获得跟现在类似的成功，这样来清晰地结束治疗关系。使用 FBT 治疗厌食症需要 6 ~ 12 个月的时间。早期的干预是最强化和密集的，这个时期融入家庭是非常重要的。在早期用治疗师的权威让家庭深刻意识到疾病的严重性，以及在整个治疗中悖论干预的使用，都使他们跟治疗师的关系变得更加紧密。在第二、第三阶段，我们努力去减少他们对治疗师的依赖，同时增加患者和家庭的自主功能，这与成功结束的最终目标是一致的。这里使用的结束方法只是可用方法中的一种。关键的一点是家庭有机会去回顾治疗，并跟治疗师说再见，而治疗师可以在分离的过程中给予家庭信心和支持。

怎么做

治疗师应该在最后一节治疗会谈中留一些时间，跟每个人说再见来结束治疗。这个过程类似于第 1 次治疗会谈中跟每个家庭成员认真打招呼。治疗师应该注意每个成员的参与度，称赞他们每个人为家庭的投入，保持真诚的温暖、安抚和乐观的态度。应该给家庭成员跟治疗师说再见的机会。治疗师的目的是促进家庭顺利前进，成功地应对问题。

这次会谈的主要技术是倾听。治疗师依次让每个家庭成员回顾治疗从开始到结束他们的经历。重点是让每个家庭成员以及整个家庭准备好结束治疗关系。治疗师通过划分治疗阶段，强调在治疗中每个家庭成员提起的特定议题来促进整个过程。这个过程应该从父母开始，然后是患者和兄弟姐妹。应该照顾好所有的家庭成员，尽管不可避免地，可能更多的时间是被父母和患者占用的。治疗师必须仔细计时，确保此次会谈不到一半的时间分配给"回忆"。

结束会谈中通常用到的一个具体的策略是重温第一次会谈中用的工具——维恩图。让患者画两个维恩图，描述在治疗开始的时候事情是怎么样的（即厌食症和她本人有多大程度的重叠，见图 8.1），然后画出她现在的看法，这个可以让她和她家人看到她对自己康复的评估。类似地，父母一方可以概述他对于刚开始和现在的情况的比较。对父母和患者所述内容的相似和不同之处进行讨论，这给家庭带来一个机会可以回顾整个过程，决定未来治疗的需求。

第三阶段的常见问题

如果家庭总是在亲子沟通中关注于食物和体重，怎么办？

有些家庭可能是这样的，即便最糟糕的体重下降和关注的症状已经没有了，还是持续地把对体重和饮食的关注当成彼此沟通的一种方式。在这样的案例里，治疗师的目标应该是找到这种情况的原因。对青春期的其他关注点也许可以帮助家庭重新聚焦在另外更合适的议题上。治疗师会发现，直接探索这个时期整个家庭对食物和体重的过度关注，也许能更好地理解为什么这样的关注在持续。

如果家庭否认还有其他的青少年议题怎么办？

一些家庭很难发现存在于家庭中的青少年议题或问题。对这样的家庭很重要的是不要制造问题。相反，治疗师可以使用一般性回顾的策略，这个策略用来讨论跟青春期有关的典型议题。用这样的方法，议题可以以一种非病理的态度确定下来，讨论也是以一种对家庭非批评的方式进行的。

如果家庭不参与对青春期过程的回顾怎么办？

治疗操作中可能出现的一种问题是治疗师变成了有关青春期的讲师。尽管治疗师应该被当作一个引导青春期历程的专家，但是这个回顾应该是共同合作的，应该为家庭成员互动提供更多机会。

如果父母不觉得他们需要在家庭之外独处的时间，那么办？

大多数夫妻都认为他们需要离开孩子单独相处的时间，对于独生子女家庭尤其如此。若真遇到这样的情况，很有用的是去提醒父母，他们的女儿很快就会离家，对于他们和女儿来说，应该尝试练习去独立地做一些事情。

第 13 章

第三阶段：实战

在这个章节中，我们提供一个将要完成第三阶段的例子。治疗师回顾青少年议题并准备结束治疗。

临床背景

这是在第 2 次治疗会谈（第 7 章）和第二阶段（第 11 章）治疗中所描述过的那个家庭。患者恢复情况良好，可以自主地正常进食，已经维持了可以恢复月经的体重足够长的时间了。可以理解，家庭对她的进步感到很满意，认为是时候该准备结束治疗了。

回顾一下，第三阶段治疗的主要目标是：

- 建立不再需要厌食症症状作为交流方式的亲子关系。
- 与家庭回顾青少年议题，并展示针对这些议题的问题解决过程。
- 结束治疗。

为了完成这些目标，治疗师需要采取以下措施：

1. 与家庭一起回顾青少年议题，并展示此类问题的解决过程。
2. 让家庭都来参与对这些议题的回顾。
3. 检查父母在多大程度上是作为夫妻在生活的。
4. 描绘和探索青少年主题。
5. 为将来的问题做好规划。

6. 总结治疗会谈内容。

7. 结束治疗。

治疗师：上周过得怎么样？

Rhonda：我记得上次对你说的话，但是进步太快让我很不舒服。我可以再多做一点儿，但不能一下子太多。我对我现在做的感到很舒服，并且我做得真的很好。我并不想体重增加然后再降下去，所以……

治疗师：所以现在是一个稳步上升期。

Rhonda：假如我下周体重增长了，我以后就可以每2周看一次儿科医生了。他们为我所做的感到开心。

治疗师：他们有没有和你谈运动的事情？

Rhonda：他们问我"你运动吗"，但我通常运动的方式是骑马，他们不想让我骑。

治疗师：你有没有问他们什么时候可以去骑马？

Rhonda：嗯，现在我在考虑把我的马转运到一个我可以骑的地方去。但我有几项选择，在圆形赛场里骑马，这得等更长的时间，或者在小路上骑马，可能会快一些。

治疗师：你有问过你的医生你需要多重才可以骑马吗？

Rhonda：这更主要是骨头的问题，但是这得1月份才知道结果。所以假如我感觉不错……

治疗师：你觉得他们会允许你吗？因为你的月经恢复一次了？

Rhonda：但是他们说他们也不确定什么时候我能维持住月经，即便我已经达到目标体重了。他们说这对于每个人来说都不一样。你可能要几个月后才能恢复。

治疗师：是这样，我们之前也说到过。人们可以给你一些数据，但是你身体给你的信号会是更好的指征。因为你之前来过月经，所以你对相关的信号是有大致的概念的，你的身体不会有大的改变。

这可能会需要一些时间，确实如此。有些时候你的身体想要进一步确认，以免白白耗费能量。

Rhonda：我记得上次你讲过。

治疗师：我是想鼓励你去问问他们这些问题怎么权衡比较好。

与第二和第三阶段相反的是，治疗师这次会谈以与 Rhonda 而不是与父母交流作为开始。并且，在上述一系列的提问与干预中，治疗师与 Rhonda 讨论她对取得进一步进展的兴趣，这样做的话她可以定期运动，例如可以骑马。治疗师的目标在于增加 Rhonda 在取得进步上的自主动机。这有别于在早期使用在父母身上的相似策略。至此，治疗师认为饮食与体重的问题更多地取决于 Rhonda，并希望强化这一点。治疗师还要求 Rhonda 积极地从儿科医生那里了解她目前的健康状况，以加强她的自主能动性。

Rhonda：隔一周去一次是一个好的开始。

治疗师：是一个不错的开始，看起来你对这很满意。（对父母说）你们两个感觉怎么样？你们认为她做得怎么样？

妈妈：我认为她做得很好。

爸爸：是的，特别棒。

妈妈：并且我们放手了很多。就她的目标而言，她已经越来越独立了。

Rhonda：他并没有在讲我的目标，妈妈，他在讲进食的事情。

妈妈：但是我说的目标是回到正常的进食方式。

治疗师：你们做了什么来放手？上一次的时候你们离远了一点儿，但并不是很多。你们让她自己盛饭……

爸爸：现在全都由她自己掌控。

治疗师：全部？

爸爸：是的，我们甚至不用去问 Rhonda……呃，还真不是，我还是会问她中午都吃了什么。我看到了她早上吃了什么，并且我们也知道她晚上吃了什么。

妈妈：我们会问她"你吃了什么"，或者"你去了哪里吃午餐"。

爸爸：是这样的。

妈妈：我们会这么问她，她会说"我去餐厅吃了沙拉，或者火鸡三明治"。

爸爸：但是我们这么做并不是为了监督她，只是出于好奇，因为我知道她可以很好地进食。

治疗师：所以你们两个已经完全停止监督她的进食和体重。（对 Rhonda 说）你感到这些不同了吗？

Rhonda：对于我来说和以前一样。

治疗师：这么说你之前就觉得是在靠自己做这件事情，现在你还是这么觉得？

Rhonda：差不多，差不多是这样的。我的意思是怎么做是取决于我的。因为假如我和朋友在一起或其他之类的，我无论如何都得是自己选择吃什么。

在上述的内容中，治疗师直接把父母作为一对夫妻纳入谈话，跟前面那段仅仅对着 Rhonda 说话的策略截然相反。治疗师的目标是继续支持父母作为一个二元组合，特别是在监督 Rhonda 进食与体重方面放手后退的过程中。

与家庭一起回顾青少年议题，并展示此类问题的解决过程

治疗师：所有人都认为 Rhonda 在所有进食有关的事情上都更加的独立自主了。这告诉我，我们目前该把对饮食的关注收个尾，去

关注青春期的问题，包括任何你们家想要探寻并了解的内容。厌食症到底给 Rhonda 和家庭带来了什么影响，并如何在一定程度上改变了你的青春历程的。我猜你们也许想过这些问题？

Rhonda：像是这样，像是，你想问些什么？

治疗师：在治疗的开始，我讲过我们最终会讨论一些有关青春期的常见议题，厌食症是如何影响了你作为一个青少年的生活的。我们以前没有讨论过类似的内容，而是直接关注于让你改善进食、提高体重。这就是这个治疗的方式。现在你已经足够健康，可以开始思考这些事情。并且，你知道，青春期某种意义上是双车道，（对父母说）你们和她一起在青春期。在做父母的整个周期中，做青春期孩子的父母是最难的。与新生儿期或者学龄儿童期相比，你们也许需要不同的养育方法，你们自己的生活也可能因为青春期受到影响。并且你们现在还需要做一件以前从来没有想到过的事情——应对厌食症……

爸爸：我们从来没有想过 Rhonda 会患病，虽然我们以前在电影或者报纸上了解过厌食症，也许听说过某个运动员被诊断为厌食症，我们会这样想厌食症："啊，这好可怕。"就像大多数人一样，我们第一次听到这个病是通过一个歌手，Karen Carpenter。我在电视上看到过她，在她的生命最终阶段，那时候她还在唱歌，并且她还拥有优美的声音。当我看着她出来的时候我差点吓死了，因为我说"我的天哪"，她看起来只剩下皮肤和骨头。因为她的脸，你基本上可以看到她的头骨，因为她的皮肤深陷在她的眼眶里，这特别可怕。之后没多长时间她就去世了。当我知道她因为厌食症而去世的时候，我说我就知道她出了什么问题。怎么可能有人认为她们看起来很好看……或者也许并不是她认为她很好看，这有可能是疾病使她这么想，因为就我所知，她与疾病抗争了许多年。

妈妈：我从其他康复的人或者试图摆脱这个疾病的人那里听到的。相较于其他人，Rhonda 用了很短的时间康复。你知道的，一般这会需要 10 年或 7 ~ 8 年的时间来康复。她刚进入高年级的时候开始生病的，所有人都告诉我这会是一个漫长的过程，会历时许多年。而我看到 Rhonda 是怎么走过的，用了不到 1 年的时间。

爸爸：Rhonda 很顽强，假如她决定做什么，她就会做到。

治疗师：你对这些有什么看法？

Rhonda：确实如此，假如我特别想做一件事情，我会做到它。我回想生病前的时候，你知道，那时可能发生了什么。那个夏天我和朋友们待在一起的时间特别长，我当时没有好好吃饭，但是我从来没多想，只是没有好好吃。因为我们在做事情，我们去看电影或者别的之类的事情，我只是没有吃我应该吃的东西。当我回到学校，我受到了夸奖，因为我体重轻了点儿，然后一些老师说"哦，你瘦成一道闪电了"。我当时还有 105 磅，然后我就感觉"哦，这很好"。所以我就开始……

治疗师：你为什么会觉得这很好呢？

Rhonda：我不知道。因为被表扬，这感觉很好。

治疗师：减肥是我们的文化中一个很显眼的部分。人们经常会被问到"你是不是瘦了？你在节食吗？你在进行哪种节食"。而意志坚强，一个意志坚强的人，通常在节食方面取得成功相对容易。很多时候这就是所有事情的开始。因为一些发展为神经性厌食的人常是那些决心达到目标的人。当你将减少体重设为目标的时候，这是一种很精确的目标，一点儿不含糊。相比于其他你可能碰到的青春期问题，这更为简单，并没有那么多模棱两可。青春期很多问题都很艰难。

Rhonda：你在想男孩子会怎么看待我？是这样吗？

治疗师：并不完全是，虽然这也很有意思，但是我更多地在想你是怎么看待自己的。但是有些时候这也会有影响，别人怎么看待你是会影响你如何看待自己的，别人包括高中的男孩子。

Rhonda：我从来没有想过"哦，天哪，我希望他们认为我看起来不错"或者其他类似的想法。因为我并不在意，你知道的，我很快乐，我有很多朋友，我的朋友也不在意这些。所以我也不在意。如果她们喜欢我，她们便喜欢我，如果她们不喜欢，她们便不喜欢。你总要经历生活，一些人也许会因为你的长相而不喜欢你，一些也许会因为你的性格而不喜欢你。我的学校在一定程度上很时尚……不在于你长得怎么样，而在于你穿得怎么样。但是每个人都有自己的风格。

治疗师：我很赞成这一观点，这很棒。但是我所谈论的是青春期常见挑战。这里有三件在青春期发生的不同的重大事件，从很多方面讲都有别于学龄儿童、学龄前儿童或别的阶段。一件事是你的身体会发生很多改变，这从 11、12、13 岁开始，通常是一个很大的改变。你知道，你变得更高，你的身体开始出现两性特征，然后突然地你的身体变成和你以前所认为的不一样了，从根本上不一样了。这是你所经历的最大的身体变化，真的，一生当中，这一次。呃，除了你生命的第一个 12 个月的时候。你会有很多身体的改变。这是第一个变化。另一个大的变化是你开始独立社交，就像你所描述的。在各个领域建立一种社会身份，这也很具有挑战性。这有一些不同，因为你是在家庭之外进行的。第三件事情，我们刚刚谈过，考虑工作、你将来的职业、你想要做什么。所有的这三件事情对于青少年是很重大的任务，每一件事情对于家长来说也是任务。对于家长，孩子进入青春期会是一件很有挑战的事情。他们并没有时刻准备好。这可以像孩子迈出第一步一样激动人心，但也可以是"我的天哪，她长大了"。这真是不一样的。然后，社会交往给家庭带来各种问题，例如：我会喜欢他们的朋友吗？这些朋友是好的吗？还是有不好的地方？她喜欢上了谁？会有性关系吗？什么时候会有性关系？这些问题对于家长来说都很重要。当然还有伴随大学和职业选择而来的其他关于青春期的挑战。你们（对父母说）对于你们的孩子经常有梦想和希望，无论是不是讲出来，它们都给学习的过程带来影响。

爸爸：每个人都会经历这些。

治疗师：是这样的。

Rhonda：我可一点儿都不向往跟我的孩子一起经历这些。

爸爸：但是每个人都会经历这些，大部分人做得很好。

治疗师：这很对，你知道，研究经常说青春期是一个麻烦的阶段，但事实上大部分的青少年做得都很好。我意思是，他们会做危险的事情，有时判断力不佳，但是一段时间后都会变得很好。

Rhonda：我同意你说的，虽然很多人并不确定自己将来要做什么，或有时和朋友间发生些问题，他们最终都能做得不错。

爸爸：这些在整个养育过程中都存在，从出生那天起，我认为。

治疗师尝试让这个家庭参与对青少年和家长常见问题的初步回顾。在这里，这个家庭没有感到被这类问题所困扰。治疗师尊重这一点，但对青少年发展过程中可能出现的问题进行了非病理性的讨论。

让家庭都来参与对这些议题的回顾

治疗师：但是针对这三件事情，你认为 Rhonda 的发展问题属于哪一个？ Rhonda 刚刚说了她自己是什么样的人，所以我们从你们两个开始吧（对父母说）。你们认为你们和 Rhonda 在之前我讲的青春期三个主题的哪些方面遇到了挑战？

爸爸：说到她进入青春期，我不能理解为什么一些人会被青春期所困扰。真的，我真的想不通。因为从出生开始，抚养 Rhonda，从她第一天出生到现在，我们将这看作一件再自然不过的事情。并且我从来没有因为体重而评论过任何人。假如我喜欢一个人，我是喜欢那个人的性格，这对我来说很重要。我认为 Rhonda 知道这点，并且我认为她和我在这方面很相像。说到她的教育，这完全取决于

Rhonda，我认为 Rhonda 走在正确的道路上。

治疗师：这是一件好事情。

爸爸：其他的事是什么？

妈妈：她的朋友。

爸爸：诚实地说，我对 Rhonda 的朋友感到很满意。

妈妈：大部分是这样的。

爸爸：对，她们当中 95% 的人都很有礼貌，是很好的孩子，很棒的孩子。因为重要的是，我不认为 Rhonda 会和不好的人做朋友。我和其他家长的想法一样，你听到那些可怕的故事，你的孩子进入了一个不好的群体中，那他们怎么控制自己？你知道，那样就可能来不及了。我认为这也是教育，孩子从错误中学习正确的事情。就和成年人一样。

Rhonda：当你上到高中，你开始找一些朋友……这得看你是什么样的人。如果你没有安全感，担心其他人不会接纳你，那么当第一群人接近你时，无论他们是好的一群人还是他们会给你带来不好的影响，你都会加入他们。但如果你认真思考了，你会对跟什么样的朋友待在一起有自己的主张，而不是局限于某个特定的群体。但是，你知道的，我并不希望和滥用药物的人一起玩。我的意思是我的朋友中有滥用药物的人，但他们没有影响我。我的大部分朋友都不抽烟，不滥用药物，也不喝酒，大部分的人，但是也有一些会做这些事。我从来没有被迫做什么，并且我也不会让自己陷入那种处境。

治疗师：（对妈妈说）你怎么样？你对那三件主要任务有什么看法？

妈妈：我说，关于社交问题，在她生病的最初阶段，我发现她在逐渐远离她的朋友。像去年夏天，如果我们在晚餐时见到她，那我们真幸运。当她在家的时候，她会打 3 ~ 4 小时的电话。但是当她患病了以后，一开始的时候真的经历过这种情况，她和朋友接触得越来越少，说话的次数也减少。之后她一直在讲"我的朋友都很不成熟"。之前她希望去 Y 学院，因为她所有的朋友都去了那里。现在她想要去一所完全不一样的学校，一个她的朋友没有去过的学校，那样她就可以找到一批全新的朋友，开始一个全新的生活。我为此表扬了她，我真的这么做了。

爸爸：很多朋友也这样说过，当你告诉他们的时候。

妈妈：我知道，他们都说"我认为这真的是一个明智的决定"。因为假如 Rhonda 去了 Y 学院，她会有与之前一样的朋友，就像在高中一样，在一样的群体中。但是现在，她希望成长。

Rhonda：但是我大部分朋友几乎都去了州立学院或者大学。

治疗师：还有哪些？

妈妈：她生理上的发育，呃，我一直觉得她长大以后发育得不错。她在所有的阶段都比较慢，你知道，她抬头、如厕训练、走路、说话都比别的孩子慢，但是我外祖母经常说"什么时候开始不重要，重要的是结果"。在这种观念下，我并不在意她是否比别人慢。现在她长大了，是一个美丽的年轻女孩。唯一我感到失望的是当她闭经时，这就像放置了一个路障，像是偏离了路线。我认为这一整个过程给 Rhonda 上了一堂关于营养进餐的课。并不是关注于她吃了什么或是怎么吃，而是确保她吃好了并且吃得足够，并且这些是她所需的，我相信她学会了这一点。

治疗师：所以在你看来，进入青春期并没有给她带来新的问题？

妈妈：没有。

治疗师：工作和职业发展呢？你对 Rhonda 未来做什么有什么看法吗？

妈妈：她有很多的兴趣。有一次她说想做餐饮事业，因为她喜欢做饭。但是我认为这是因为她下了太多次厨房。

Rhonda：哦，我记得这个。

妈妈：因为我认为你想要做很多食物，但是你从来不去吃它，你总是把做好的食物给你爸爸和我。

　　Rhonda：是的，不管是做得好或不好。

　　妈妈：很久以前你想要做一名兽医，然后你说你不想做手术，或者做任何相关的事情。

　　Rhonda：我是不想给人做手术。我不能做，我永远都不会做。无论这是不是看起来很幼稚，我不想要看到我身体里是什么样子。其他人和我看起来太像了。但是动物就不会困扰我。大型动物，我认为，大部分来说是可以的。

　　妈妈：我一直希望她可以得到很好的教育。我经常指导她做作业。甚至现在，我也会问"你有什么作业"。

　　治疗师：习惯是很难改变的。

　　Rhonda：我的拼写有进步。我记得在小学的时候，当他们看我写的文章，他们会在厨房里大笑。我也会笑，因为我知道我拼错了很多字。

　　治疗师在这里试图让这个家庭一起来回顾青少年议题。在这里治疗师很细致地与家庭中的全部成员回顾每个主要议题，哪个也许与家庭中的某个成员相关，但却与其他人无关。询问的基调是出于好奇，目标是让家庭中的每一个成员都参与思考这些议题。

描绘和探索青少年主题

　　治疗师：让我对于你刚才讲的内容，以及我希望在你的想法中可以看到的更多的内容发表一些观点。首先，你所描述的 Rhonda 在上一个夏天的情况，在厌食症完全控制她之前，你说过"晚餐的时候能等到她回家就算你好运，她在家的时候也通常都是一直在打电话"。之后你说"嗯，之后这些都消失了"，她又像青春期前那样了，或者一直在家和你一起吃饭，一直都在你面前，在家。她不再出去了，不像她之前那样。常见的青春期情况就像你所说的一样，Rhonda 曾经在社交，很活跃，从一定角度来说，这部分很令人鼓舞。在你的角度来说，这可能有一些不开心，有一些失落。"她在哪儿？"每个家长都会有一些这样的感受。

妈妈：当天已经黑了，她还没回来的时候，我总是会担忧。

治疗师：你不想她吗？

妈妈：当然想她。

治疗师：有时候这对家长来说很难，因为孩子专注于她们的世界。并不是你没有自己的事情去做，只是你习惯她一直都在身边。

爸爸：当她结婚的时候，她终究会离开。

Rhonda：除非我发现了一个蜘蛛。

爸爸：是的，那样她就会给我们打电话。

妈妈：是的，在午夜，一个迷你蜘蛛，她几乎吓坏了。我说"假如你有了自己的房子，并且你结婚了，你还会打电话叫我们过去吗"。

治疗师：她的回答是"是"？

Rhonda：我吓坏了，我受不了虫子。但是这有些奇怪，因为我经常骑马，但是当你全神贯注做一些事情的时候，你知道，当你和马在一起，在一个开放的环境里，你并不会注意什么小虫子。

妈妈：你知道，当我为这件事情感到担忧的时候，在夏天，当她大部分的时间都在外边度过的时候，我会担心她是否会准时回家，但当她在家的时候……我有点儿不知道说到哪儿了。

治疗师：没关系，我们慢一点儿。我们刚才在谈对去年夏天的看法。有时你会担心她不能按时回家。

Rhonda：在黑夜里开车。

爸爸：哦，是，这很让我担心。因为她刚开始开车，并且还有那么多的蠢货在路上。

治疗师：这也是一个很好的例子。你以前开车载她，现在她自己开车，并且不仅仅是她。是所有人。

爸爸：因为她是一个好司机。

妈妈：但是她在家的时候，很多时候我会生气她一直打电话，因为我说"假如有人要给我们打电话怎么办"。她会对我们说"可以让他们等着"。但是这样对谁有好处呢？

治疗师：所以这些你们所困扰的问题，之后找到了解决的方法。

妈妈：哦，是的。

治疗师：这很棒。让我再提出一点，对于约会和性有什么想法？是怎么处理的？

Rhonda：我只有过两个男朋友。

治疗师：你的父母见过他们吗？

Rhonda：是的，两个你们都见过。

爸爸：Tom 和 Tony。

Rhonda：那是我高二的时候，他是新生。我们持续了一个月。Tom 是我最好的朋友 Laura 的弟弟。我不知道，也许我就是不能维持一段长的感情。但是他会对他的姐姐吃醋，因为我经常和他姐姐在一起，并且我会和她打电话。他认为他应该是和我打电话的那个人，而不是他姐姐。

妈妈：但是你们仍是好朋友。

Rhonda：嗯，他还是很好，他很好。我并没有任何的不满或者别的什么的。

治疗师：你对这些男朋友有什么看法？这也是你的一些新领域。

爸爸：我不是很了解 Tony。Tom……

治疗师：很显然，你把他们忘了吗？

爸爸：Tom 我还是记得的，一个很有礼貌的年轻人，很有礼貌。只要我知道他们去哪儿，我便没有任何的意见。之后当然 Rhonda……我不知道这是不是她的错。那次他们一起去看电影、吃饭，最后去了海滩。这我并不特别地在意，只是为了万一有什么意外或别的事情发生……这是唯一的原因。

　　Rhonda：我并不知道这个。他说"现在我感到害怕，因为我为了给你惊喜，带你去圣克鲁斯，现在我害怕是因为你的父母对我很生气"。

　　爸爸：我是说过再也不要这么做。

　　Rhonda：我不知道，这不是我的错。

　　治疗师：所以当有了男朋友，一种不一样的警惕心理出现了，对不对？你们担心（对父母说）他会带她去哪里。但这对于你（对Rhonda说）也是一个私密空间，这是你自己的领域。我的意思是，他是你的男朋友。你怎么样，你还记得Tony吗？

　　妈妈：我见过他一次，是我送Rhonda去跳舞的时候。

　　爸爸：我还记得，我喜欢他。

　　妈妈：后来是他分的手，不知为了什么原因，她为此感到不开心。然后，但是我认为她很快就走了出来，但是在最初……

　　Rhonda：不，他没有。我们在谈话，我不知道他是……因为他是新生，并且……

　　治疗师：你那会儿是高二？

　　Rhonda：高二。但是我不知道他是新生，我就和他说"我觉得这样不行"。然后他说"那你想怎么办"。之后我就说"我认为我们不应该在一起"。之后他就说"我也这么想的"。所以这就像是两个人共同的想法。

　　治疗师：你对于Rhonda开始约会的这整个过程有什么看法吗？

　　妈妈：她并没有真正开始。我认为她大部分都在和她的马还有她的女朋友们在一起。

　　Rhonda：是没有。最后一个人是Andy，他就是那个把我带去见咨询师的。他带我去见咨询师是因为他认为我有问题。

　　治疗师：Andy是男朋友？

　　Rhonda：他只是一个朋友，但是他带我去咨询，因为他说当他和我交谈得更多以后，他认为我出现了问题。

妈妈：所以他在某一天和你见面了？

Rhonda：是的，为了带我去见咨询师，因为他不相信我去了并跟他们讲了那件事。他很好，但是……我并没有不和他说话的理由，但是就是，因为我住了院，当我出院以后，他仍然给我打电话，但是我就是没有再和他说过话。自从我住院了以后就再也没有和他讲过话。

治疗师：但是这可以说是你喜欢的最后一个男孩？

Rhonda：呃，是的，他很好。

爸爸：不，Bobby 是。

Rhonda：Bobby 是 7 月的事情。

妈妈：这是在高三开始之后的事情。

Rhonda：我的意思是他是个好人，但是并不是我喜欢的类型。

这里治疗师尝试更深入地与家庭讨论相关问题。从刚开始的"回顾"和"讨论"，治疗师识别出很多可能存在问题的地方，并且通过一系列更具体的提问来探索这些问题。语气需要更多一点儿质疑，间或有一些幽默。但是在这个过程中，要保持大部分时候是使这个家庭感到舒服的。因为这在治疗中只是一个简短的阶段，不会解决青春期的重大问题，所以治疗师绝对不能在此让家庭产生这样的期待，这一点十分重要。相反，应该让家庭感受到鼓舞——他们将有能力应对这样的麻烦或问题。

治疗师：厌食症带来的一个问题，而我会特别关注这一点，因为它会改变青少年处理事情的方式。我认为你们（对父母说）所描述的处理相关青春期问题的策略很棒。但是，神经性厌食，正如你们所说的，会让这些策略全部失效。突然之间，她的身体不再像一个青春期的身体一样工作了。她的身体退回到青春期之前。你知道，她变得很瘦，她看起来不再像一个青少年，她不再来月经，她的社交生活完全停滞了，她变得退缩，所以她不能处理这些问题，不能发展那些对她变成一个成年人至关重要的议题。并且，她对于男孩的兴趣也停止了。

Rhonda：好吧，我注意到了，当我开始减少我每餐的食物时，我变得非常没有耐心，经常很烦躁。有时候跟朋友在一起的时候也会那样，我不是故意的，但就会那样。

妈妈：你对父母也是这样的。

Rhonda：对父母也是，但更多是，我不知道，就好像是，我并不想去那么做，遇到一点点事情就炸锅。因为我，我不知道，我猜，我只是没有让我的大脑获得能量，所以我才……

妈妈：上课的时候也是，你说过你会一整天都在想自己一共吃掉了多少卡路里。

Rhonda：是这样的，而且没办法专注在课业上。

妈妈：接着你就会走神。

治疗师：所以你知道，作为疾病康复的一部分，所有这些事情都回归常态是多么重要。从父母的角度，这听起来像是，因为你们不得不去做一个比实际年龄要小的孩子的父母，比去年夏天时还要小的孩子，你必须要参与进来并且帮助她解决健康问题和不吃饭的问题。现在青春期正在逐渐回来，希望它会使所有事情恢复原样，对不对？

Rhonda：并且，说一些别的发生的事情，当我停止吃东西，我建立了一个日程安排。我会去学校，之后我会去骑马，然后我回家。我会每天都按照这个日程安排来生活，并且我不希望偏离这一安排。这大概也是我会烦躁的原因。因为假如一个人没有任何预约地给我打电话，或者一些人对我讲话，这就像是，我会想"为什么你会试图来打扰我？为什么你在干扰我？为什么你会让我分心不能再继续思考热量"。我并没有计划要做这些。这也许也是我会经常烦躁的原因，因为当我在想关于热量的事情时，我不希望有任何人对我说话，或者让我去想其他的事情。

爸爸：让你分心。

Rhonda：让我分心，这也许就是原因。

治疗师：所有人都有可能因为疾病而变得不稳定。你的发展不同步，就像你所指出的，因为所有的这些事情。你的身体不能很好地运转，你变得易怒，变得没有耐心，你对其他人的兴趣逐渐减少，你开始关注固定的生活轨道和热量。而你们作为父母开始关注、担忧和焦虑，你们需要找出解决方法。发生了很多变化。所以现在我们尝试让所有的一切回到它本该运行的方式，回到你们一家人想要的方式。

在上述的内容中，治疗师将青少年议题与之前进食障碍的症状进行关联。这些工作在正式的回顾之前或在之前的治疗会谈中进行，但总的来说，它作为一种策略，在此开始"收紧治疗"进而结束治疗。

检查父母在多大程度上是作为夫妻在生活的

治疗师：在这个过程中我想要问一个问题，我之前问过一些，我要再问一遍。就是确认一下，（对父母说）最近你们俩自己做过什么事情，做过什么样的活动来给自己的关系加点儿料的？

妈妈：你是指 Rhonda？

治疗师：作为夫妻。

妈妈：哦，作为夫妻。没有什么不寻常的活动。

治疗师：不需要是特殊的事情，我是说任何事情都可以。

妈妈：我们散步更多了。

爸爸：并不是作为一对夫妻，他说的是作为一对夫妻。哦，不，我搞错了，我们是像一对夫妻那样一起散步的，是的。

妈妈：很多次一起，当 Rhonda……

爸爸：当 Rhonda 去骑马的时候回家比较晚。

妈妈：但是大多数时间，我们三个，我不知道，自从 Rhonda 可以走路或者别的什么以后，我们一起做事情，我们三个一起。

爸爸：是的，当 Rhonda 自己出去的时候，我们就只计划我俩的活动了。如果我们想去吃晚餐，我们就去吃晚餐，或者去拜访朋友。我也说不出其他的来。

妈妈：我们不是那种人。你知道，有些丈夫和妻子，他们的孩子长大了，有了自己的家庭，"好，我们接下来要做什么？"

爸爸：他们就离婚了。

妈妈：他们会离婚，看到了吗，我们不会这么做，因为我们是一起的。假如 Rhonda 不和我们在一起，我们也会两个人一起做事情。假如她和我们在一起，那就是我们三个一起做事，大概一半的时间里我们像是三剑客。

爸爸：看到了吧，对于我来说改变会是一件好事。

治疗师：是的，有可能会是。

爸爸：对于我，我不是一个自寻烦恼的人。假如发生了什么事情，我会面对它，但我不会为它而感到担忧。因为你可以持续100年、200年一直担心它，你会由于担心而耗竭自己的生命，并且它可能永远都不会发生。但是当事情出现时处理它，它会改变，它有可能变得更好了，或者走向了好的方向。

治疗师：因此，我尝试鼓励你们将这当作让青春期生活重新回到正常轨道的一次机会。这就是我刚才问那些问题的原因。并不是告诉你们应该去做些什么或者去担心那些还没发生的事情。这并不是我对你们作为一对夫妻而感到担心，这是我希望看到当 Rhonda 在做其他的事情时，你们两个可以一起度过更多的时间。这也是在一定程度上鼓励 Rhonda 做一些别的事情，一定程度来说是你们允许她做她自己的事。

爸爸：你的意思是从 Rhonda 的角度想，她会觉得必须作为我们的一部分而和我们在一起？这是你想要说的吗？

治疗师：并不全是。

爸爸：因为我真的不认为这会是她的想法。

妈妈：假如她不想和我们一起做什么，她便不会去做。

爸爸：因为我们生活了很多年，从单身到结婚。我们知道怎么样去生活和做我们想要做的事，我们一直很独立，一直。

治疗师：我希望你在我们下次见面之前做一些特殊的事情。是对于你们两个来说很特别的事情，不是那种随机发生的，是有意去做的事情。不排除那种你们通常会一起做的事情，但是必须是一个有意识的选择。

妈妈：像一对夫妻一样做事情，只是作为一对夫妻，不包括 Rhonda？

治疗师：是的，就一次。

妈妈：我知道了，我们可以去夏威夷，把 Rhonda 留下。（大笑）

爸爸：我刚才也在想这个。

Rhonda：你们敢！

爸爸：当我们去度假时我们把她留下。

Rhonda：你们敢这么做，我会疯掉的。

妈妈：我们不会那么做的，Rhonda。

治疗师：这太有戏剧性了，特别是你们已经给她买了票。

爸爸：是的，假如她不去的话我们会损失钱。或者我们需要带别人去，因为是坐飞机，所以这也行不通。

妈妈：行不通，你需要有带照片的身份证件。

治疗师：（对 Rhonda 说）他们真的在想办法，他们说"呃，谁长得像 Rhonda 然后能让我们带上呢"。

这些交流是治疗师试图探索父母双方在父母角色之外的二人关系。在这个家庭中，父母最初难以确认这个角色的需要。然而随着治疗师继续推动，似乎夫妻俩可以找到这个角色定位了，虽然这可能还要慢慢来。治疗师最后建议他们在跟女儿一起度假时专门做一件夫妻俩单独在一起的事儿。不过这种指导性的举动是少见的，治疗师是希望可以借此强调父母探寻除女儿之外的关系的重要性。

为将来的问题做好规划

Rhonda：事实上，他们在我们去阿拉斯加旅游时在游船上是一起做事情的，因为那时候我遇见了很多人。

爸爸：是的，我们一直都没有和她在一起。

Rhonda：嗯，我大部分的时间都是和别人在一起。

爸爸：她早上起得很晚。我们很早起床，并吃早饭。

治疗师：是的，但是这是在她生病之前的事。

爸爸：不……这是在她开始生病的时候。

妈妈：但那时我们并没有发现。

爸爸：对，还没发现。

治疗师：我也是这个意思。大概是这样……呃，好，所以你们要去夏威夷，你马上要毕业了。过得怎么样？

Rhonda：我这周，要死的一周，一直都在学习。

治疗师：你不得不学习？

Rhonda：是的。

爸爸：离现在还有 2 周。

妈妈：6 月 11 日。

Rhonda：所以我们只有 2 周，不到 2 周。因为这周只有 4 天了，之后，下一周还有 4 天。所以一共有 8 天。

治疗师：所以你 2 周后毕业？

Rhonda：是的，晚上 7 点。

治疗师：这真是太棒了！我知道这很不容易，因为你曾经有可能因为生病和住院而无法毕业。

妈妈：她落下了很多课程，但是我和她的辅导老师一直都保持密切的联系，还有其中一个副主任辅导员女士。她会给所有的老师发一个通知说"请把她的作业给她的妈妈，让她妈妈带给她"。我协调了所有的事情，保证她可以不脱离正轨，一直都有联系。

治疗师：这是一件很了不起的事，你帮助了她，使 Rhonda 可以完成她的作业。这很棒。下周你们会去夏威夷？

爸爸：这有点儿奇怪，因为我们不是周末出发，周末回来。我们周一出发，然后下个周二回来。

妈妈：是因为航空公司的原因。

爸爸：我们要到 6 月 29 日才回来。

治疗师：然后，让我们想想，在你夏天度假回来后你会做什么事情？

Rhonda：呃，那个时候我会去骑马。

治疗师：那是你的目标吗？

Rhonda：我会一直都在骑马，这是我的夏天。和……我唯一的好朋友 Laura，她现在去了别的地方。我可能会把她带到那里，因为她从来都没有看到过我骑马，她从来都没见过我的马。

治疗师：所以你没有计划去工作。大学什么时候开学？

Rhonda：我记得是 23 日。

治疗师采取乐观和鼓舞的方式。目的是帮助这个家庭相信，只要他们继续按照当前的方式，他们迄今为止所取得的进展能够并将会持续下去。这次会谈和下次会谈将间隔很长的时间，那将是最后一次会谈。因此治疗师希望可以清晰地传递希望，也传递给他们信心，即他们会成功。

总结治疗会谈内容

后面还有一次会谈作为结束治疗会谈，所以不在这里详述。

治疗师：所以让我来总结下这次的内容。第一，Rhonda 在体重上一直做得很好。你们两个已经完全放手，不去管这件事，并且进行得很顺利。这很棒。第二，我们讨论了青春期的常见议题，我们回顾了 Rhonda 患病前的情况，并回顾了疾病带来的影响，我们讨论了一些我希望可以引起注意的内容。第三，我们谈论了未来和其中可能会发生的事情。我建议我们 2 个月后再见。对我来说，这就是一眨眼的事儿。你们会有大概 1 个月的时间要参加一些活动。我觉得情况进展良好，完全可以 2 个月后再见，这个阶段通常都是这样的。

第 14 章

完整案例的总结

本章的案例展示了如何获得家庭的帮助，以与专业病房相似的方式来恢复青少年的健康。尽管本章病例的治疗相对简单和简短，但为了帮助患者恢复体重，家庭也需要克服最初因患者的自我饥饿而体会到的愤怒和混乱。这个最初的阻碍被解决，部分的原因是治疗师面对患者的困境采取和示范了一种不评判的态度，这个家庭由此成功地帮助女儿恢复了健康。一旦体重恢复，重新融入同伴当中，青少年就可以继续自己的个体化进程，调整跟父母之间的关系，而不再有进食障碍从中作梗。

案例说明

呈现的问题 / 来访者信息

Sarah 是一名 15 岁的高一学生，她经历了 6 个月的节食、过度运动和体重下降（6 个月内体重减轻 25 磅，约 11.34 千克）。在开始治疗之前，对 Sarah 进行了评估，她符合神经性厌食的诊断标准。Sarah 的母亲是一名医护人员，她打电话到办公室，对 Sarah 快速的体重下降、一有机会就要运动的冲动，以及她变得越来越孤僻感到很担心。在她母亲打电话之前，儿科医生见过 Sarah 几次。常规的实验室检查没有发现异常，但儿科医生和母亲一样担心 Sarah 的体重下降。她母亲在上个月也带 Sarah 去咨询师那里讨论 Sarah 的困难，但是 Sarah 觉得这是侵犯隐私，不愿意再去。Sarah 的母亲说，孩子的父亲是一位成功的企业高管，他对 Sarah 也有同样的看法，认为应该采取另外的治疗措施来解决女儿的进食障碍问题。Sarah 14 岁的弟弟 Patrick 也"非常担心"姐姐不再"吃东西"，显得"奇怪，孤立"。Sarah 的外祖父母住在几个街区之外，她和他们的关系被形容为"非常亲密"。[1]

个案概念化

Sarah 的母亲显然很担心 Sarah 的体重下降，虽然看起来其他家庭成员跟她是一致的，但这个假设还需要探索。父亲在家庭中的角色是不确定的，即他是与患者结盟了，还是躲开来让母亲独自应对女儿的进食问题。患者的弟弟尽管看起来也很困扰，但治疗师需要澄清他对姐姐的支持是同龄人的那种，还是更像是父母的那种。同样，外祖父母在这个家里总体上的以及针对 Sarah 成长方面的参与程度也不确定，需要进一步探讨。

由于 Sarah 年龄小、发病早、进食困难持续时间短，治疗师最初的目标是与住在一起的所有家庭成员会面，以对 Sarah 和她的家庭做个评估。具体地讲，治疗的目标是对 Sarah 的进食障碍做个全面的评估，并让家庭聚焦于解决 Sarah 自我饥饿的问题。也就是说，帮助父母来掌管 Sarah 的饮食，同时让她的弟弟支持她度过这段困难时期。在治疗早期阶段的一个次要目标是获得外祖父母的建设性的参与或保持适当的距离。

治疗的设置

在第一次治疗会谈开始之前，治疗师的首要任务是安排家庭会谈的设置。随着这个过程的展开，治疗师开始界定和增强父母管理

---

[1] 本案例最初由 Le Grange 报告（1999 年）。约翰·威利父子出版公司版权所有 1999。经许可改编。

危机的权威。首先治疗师在与母亲的电话联系中强调他们的家庭正处于危机之中。也就是说，Sarah 正在自我饥饿，家庭应该对这一危机做出反应，所有与 Sarah 共同生活的家庭成员都应该提供帮助。

虽然这看起来是一个简单而直接的安排，但它需要坚定和策略。至此，治疗师向母亲提出了很有说服力的要求，即所有共同生活在一起的家人都应该参加会谈。治疗师还询问了患者的外祖父母的情况，因为 Sarah 经常跟他们待在一起，他们到底在多大程度上参与了对 Sarah 的照料。治疗师建议在之后的会谈可能需要与祖父母见面，但是首次会谈中只有住在一起的家人参加比较合适。最后，治疗师告诉母亲，将会在办公室给 Sarah 称重，她需要带上医生给 Sarah 做的最近的健康状况报告。

第 1 次治疗会谈

第 1 次会谈所有的家庭成员都到了。在跟随治疗师去办公室的路上，他们显得有些紧张。Sarah 是个个子高高、衣着随意的青少年，她看上去很腼腆，面色苍白，还有黑眼圈。Sarah 跟随治疗师去到称重室，称重时一直沉默。治疗师试图跟她攀谈，她只是点头或单字作答。回到办公室，治疗师再次与每个人握手，通过询问他们的名字、他们的工作以及他们对会谈目标的理解，确保没有人被漏掉。为了向家人传达这种疾病的严重性，治疗师以一种有不祥预兆的、强烈、温暖和共情的方式跟他们寒暄。让进食障碍患者及其家人参与治疗是一项非常具有挑战性的工作，该工作对于治疗结果有决定性的影响。治疗师问候家人的方式是复杂的，旨在建立一种治疗性的联系：治疗师既是令人痛苦的消息的传递者，又是以温暖和关心的语气表达关切的可亲的照护者。

"Sarah 病得很重，你们必须采取非常坚决的行动来救她的命。你们一定对她的事感到非常不安，对过去 6 个月发生的事

情感到筋疲力尽。你们一定在不断地想，不知道怎样做才能让
Sarah 的情况改善。"

治疗师试图在这里尽可能提高父母对 Sarah 的担忧和关注，同时
要对家庭保持温暖和积极的态度，从而减少父母任何可能的负罪感。
提升父母的担忧和关注是为了动员他们负责 Sarah 的饮食，以促进
体重恢复。为了做到这一点，治疗师要确保从每个家庭成员，包括
Sarah 那里得到关于他们如何看待 Sarah 健康状况的详细信息。循环
提问通常有助于让家庭成员给出他们对家庭生活的独特见解。治疗
师除了问父亲或母亲他们有多担心女儿不吃饭，还会让第三方描述
具体的事情。在这个案例中，治疗师问了 Sarah 弟弟一个问题。

"当 Sarah 吃东西很困难的时候，你妈妈会怎么做？你能
告诉我爸爸通常会做些什么来鼓励 Sarah 多吃点东西吗？"

下一步是把家人们谈及的内容反馈给他们，强调目前问题的严
重性和他们已经尽全力但没有见效的感觉。

"所以，我听到的是你们所有人，包括你们的家庭医生和
一位咨询师，都在竭力帮助 Sarah 从这种严重的疾病中恢复过
来，而厌食症却没有表现出变好的迹象。事实上，我听到的是
厌食症已经占据了她生活的方方面面，严重到如果不能帮助她
恢复健康，会有死亡的可能。"

接下来还是相似的主题，要精心呈现一个 Sarah 患病的紧张场
景，目的是充分提高父母的关心和责任感，以便他们能够承担起让
Sarah 吃饭的任务。在引起父母的关注方面，不应该把 Sarah 当作是
给家人造成痛苦的替罪羊，也不应该把她的病归咎于父母。紧张的
焦点是 Sarah 的体重，饥饿带来的生理和心理后果，之前让她参与治
疗的失败尝试，以及家庭是患者最后的保障。

　　"Sarah 病得很严重，父母别无选择，只能全力救她的命。大多数父母有许多处理家庭日常困境的方式。作为夫妻，你们可能会有一些意见分歧，这没关系。然而，在制订如何帮助你们的孩子恢复健康的计划方面，你们需要对必须采取的步骤达成一致。如果你们对这项任务不能达成一致，进食障碍就更容易掌控你们女儿的生活，并最终打败她。"

　　Sarah 在本次会谈之前的治疗方法效果有限，但我们应该尊重之前医疗专业人员的努力，同时也将它作为家庭处境艰难的证据。要让父母承担促进孩子体重恢复的任务，这是一个让大多数父母感到不舒服的任务，治疗师需要将疾病与患者区分开。通过强调 Sarah 很难控制自己的疾病，治疗师要努力让父母采取激烈的行动来对抗疾病，而不是对抗如此虚弱的女儿。因此，治疗师示范了如何支持已被疾病占据的患者，同时又反驳或修正父母或弟弟对 Sarah 的批评。这些信息，关于疾病的严重性和父母要如何努力去抵御疾病的影响，显然使 Sarah 很难受。此刻她变得更加退缩，只偶尔抬起头看着墙上的时钟。治疗师试图向她证明她的困境和恐惧被接纳了：她的困境包括她感到自己没有被理解，觉得治疗师可能夸大了问题的严重性，她还害怕治疗师会号召父母，剥夺她以为自己拥有的对饮食的控制权。

　　"我很难过，严重的疾病已经夺走了你的生活，使你失去了自由，并且使你无法控制自己的想法和行为。你大多数关于饮食的想法和行为已被厌食症所取代，而前进的唯一的途径就是让你的父母帮助你恢复体重。"

　　这里的主题是向 Sarah 表明，虽然我们理解她的困境，但治疗师必须继续致力于首要的治疗目标，即增加体重的需要。对大多数治疗师来说，在表达对患者恐惧理解的同时坚持这一目标是很有挑战的。在对 Sarah 的困境表示支持和理解时，治疗师试图表现出对她的状况的共情。然而，因为避免父母或弟弟对 Sarah 有任何批评也是非常重要的，治疗师需要解决家庭的困境，即试着理解为什么女儿在体重减轻时会表现出他们不理解的行为方式。

> "症状并非来自你的女儿，而是来自这种严重的疾病。是疾病控制了她，几乎决定了她所有的思想和活动。例如，厌食症使她隐藏食物或丢掉食物，让她坚持自己准备食物，驱使她一有机会就运动，并使她表现得不诚实。换言之，正是这种疾病让你的女儿做了这些使你感到很不安的事情。生病之前你所认识的 Sarah 没在掌管她的行为，你们的任务是再次增强健康的 Sarah 的力量。"

在第 1 次治疗会谈结束时总结了治疗目标。总结的重点是让家人感到要负起责任帮助女儿停止自我饥饿并开始体重恢复，提醒他们不要卷入关于减肥食物的讨论，强调他们应该根据患者严重的营养不良状况为她提供营养，并且在恢复健康之前 Sarah 不能再奉行素食主义。Sarah 的父母似乎对治疗师建议的"应该"去恢复女儿的健康感到有些发懵，显然这些情绪需要处理。

> "我意识到你们可能感到困惑。你们为女儿的问题寻求我的帮助，而在这里，我又将球丢回给了你们。但是，从长远来看，我们确实没有任何其他方法可以确保 Sarah 的健康。当然，我们可以设法安排她去住院，这在短期内甚至可能会帮助你们达到预期的效果。不过，我需要提醒的是，大多数患者出院后体重都会减轻，然后你们必须再次面对同样的难题。如果你们能自己完成这项工作，则可以为女儿完全康复提供最好的保障。"

治疗师邀请家庭 1 周内再来一次，并要求他们带上一顿简餐，因为治疗师想要观察他们在吃饭时的家庭习惯。治疗师的评估确认 Sarah 属于限制型厌食症，体重为理想体重的 68%，原发性闭经。

第 2 次治疗会谈

这次会谈的目的是继续进行家庭评估，但这次是在观察家庭用餐的情况下进行的。原则上，这为治疗师提供了一个评估家庭在进食时互动模式的机会，并提供了一个支持父母帮助女儿增重的机会。同时，治疗师要确保在父母增加促进体重恢复的努力时，患者可以感受到来自同胞的支持。从理论上讲，治疗师是希望打破厌食症青少年和过度保护的父母一方形成的跨代联盟。父母过度保护的一方可能会与患者的症状结盟，觉得食物的量太多，而另一方则采取坚定的立场，要求患者必须吃完。不过，家庭用餐的变数很多，因为每个家庭都有自己的用餐习惯。

尽管治疗师邀请 Sarah 的家人带来份简餐，但很明显，母亲为 Sarah 提供的一小份食物并不充分，不足以促进体重增加。为了让父母选择热量密度高的食物，治疗师必须在不评判的前提下鼓励他们寻找资源，深入研究如何适当喂养成长中的孩子。

> "你需要给营养不良的女儿提供能使她恢复正常体重的食物。像格兰诺拉麦片棒或原味百吉饼之类的简餐可能适合那些不需要增加体重的人。然而，要纠正 Sarah 的营养不良并帮助她恢复体重，可能只有百吉饼奶油芝士、意大利面加奶油沙司、土豆或米饭加肉汁才能起作用。"

这顿饭有助于揭示家庭在吃饭时的互动模式。治疗师并不参与用餐，而是利用这个机会，通过观察他们的习惯和询问有关饮食的问题，来了解更多关于家庭饮食方式的信息。这些问询的目的是帮助治疗师了解这些行为中哪些可能是可以改变的。

很快，Sarah 就表现出不会听从父母的要求吃点心或喝果汁。有一段时间，治疗师只是坐下来观察他们为让 Sarah 吃饭所做的努力。当母亲用柔和的声音哄 Sarah 吃东西的时候，其他人都很安静。而 Sarah 的声音则很大，她很清楚地表示她对这些食物不感兴趣。在他们努力的过程中，母亲偶尔会看向治疗师，一部分是由于绝望，另一部分可能是希望治疗师能站出来提供更直接的帮助。相反，治疗师只是问了些问题，例如，这是否是他们在家里常见的困难，或者，如果这和家里的表现不同，那么具体是什么样的不同。在这一点上，治疗师想要看到的是，如果父母同时对 Sarah 施加更大的压力，能否帮助到女儿吃饭。治疗师要求父母继续努力让 Sarah 吃东西。这一次，治疗师持续地指导父母，就他们可能采取的行动提出重复性建议，以迫使他们逐渐增加试图说服女儿吃饭的单调的信息。为了增强父母的信心，很有帮助的一个方法常常是，让父母回想女儿小时候患重感冒卧病在床时是如何想办法让她吃东西或吃药的。

治疗师了解到，在这种时候 Sarah 的母亲会介入来"拯救"她，而父亲则较少参与。因此，治疗师的目的是通过鼓励父亲加入来增加对母亲努力的支持。当治疗师将来干预时，他可以预测这种动力，并利用它对家庭的体重恢复方法进行必要的改变。

"回忆一下过去的经历，也许是 Sarah 得重感冒的时候，你想让她吃药或吃点儿东西，而你做到了。这是因为你知道如何喂养你营养不足的孩子，你不需要专家的营养建议。是进食障碍让你怀疑自己养育孩子的能力。"

当治疗师给父母赋权，并指导他们如何进行下一次在家的进餐时，分配给 Sarah 的弟弟 Patrick 的角色是，不干扰父母和他们所做的干预。相反，强调 Patrick 对姐姐没有批判的支持和同情，也就是说，使患者与他结盟建立一个健康的同胞子系统，而不是被困在一个最终会维持进食障碍的与父母的联盟中。治疗师展示给患者对她严重的困境的理解，同时转向 Sarah 的弟弟并鼓励他支持他的姐姐，不是帮助她厌食方面的努力，而是在她感到不知所措时安慰她。

　　"当父母在努力与你的疾病抗争，帮助你恢复健康时，你可能会感觉他们对你很不好，你需要有人来诉说这种糟糕的状况。（转向弟弟说）她需要一个像你这样的人，当她觉得事情对她来说太艰难，她害怕吃饭和增加体重时，你可以倾听她的诉说，安慰她。"

第 3 ~ 10 次治疗会谈

　　第一阶段的其余会谈的目标是让家庭持续关注进食障碍的问题，继续支持父母努力促进女儿的正常化饮食和体重恢复，并动员Patrick 在这个过程中为姐姐提供支持。与前两次会谈更为结构化的特点不同，第一阶段的其余会谈不需要系统地组织，也没有预定的顺序。但是，直到第一阶段结束，都需要贯彻第一阶段的这些目标。同时，所有的会谈都是从治疗师为患者称重并向家庭提供关于体重进展的反馈开始。

　　前两次会谈为父母能够掌控 Sarah 吃饭打好了准备基础。一般来说，由于这种疾病的顽固性，以及父母联合起来鼓励体重恢复技能的水平不同，治疗师应该在这一治疗阶段的其余会谈中继续指导和引导父母的努力。尽管父亲似乎在这个过程中一直离得比较远，但他始终支持母亲在整个治疗过程中更直接的努力。在促进体重增加的过程中，他们似乎对这种任务分配的差异是满意的。一旦患者知道父母不会让她挨饿，她就不再公然地抵制他们的努力。治疗师还想确保 Sarah 在和她的外祖父母一起吃饭时也得到充分的监督，就邀请外祖父母一起参加了一次会谈。在这次会谈中，治疗师回顾了当下的治疗目标，并寻求他们的合作。他们也支持治疗的工作。

　　每次会谈都是从记录患者的体重开始的。体重被仔细地记录在一张体重表上，并总会分享给全家人。治疗师向父母解释患者的体重与同龄人相比较的情况，并在取得进展时向家人表示祝贺。在这一治疗的早期阶段，尽管 Sarah 的体重进展良好，治疗师也会持续指出 Sarah 体重过低的危险性。这样做的目的是让父母把注意力聚焦在当下的任务上，因为治疗师担心家庭可能因为她最初的体重增加感到宽慰而放松警惕。治疗师必须坚持表明进食障碍的症状还在，以向父母传达一个强有力的信息，即目前体重恢复是治疗的重点。

> "看到 Sarah 的体重有了进步，我真的很高兴，这意味着你们做得很好。但是，我们不应忽视她的病仍然很严重的事实。根据我们的目标，你们还是要把让她吃你们认为合适的食物作为重点，这非常重要。"

在接下来的大多数会谈中，治疗师会仔细回顾过去一周内围绕进食所发生的事，并讨论 Sarah 的体重变化。家庭增加体重的策略是讨论的重点。治疗师会询问父母、患者和弟弟过去一周发生的事情，以及他们如何完成体重恢复的任务。很显然，最初母亲会花大量时间向 Sarah 解释为什么她要吃母亲准备的食物，而当母亲和 Sarah 陷入"厌食辩论"时，也就是对食物做好坏之争（通常母亲会输掉这场争论），父亲通常会保持距离。Patrick 说这种争论会使他感到不安，因此他会很快就吃完饭，这样他就可以赶紧离开。按照之前提到的循环式提问方式，治疗师会依次验证每个人对家庭成员的反应，看看他们是否会这样描述。重要的是要仔细核查存在的差异，因为他们的澄清有助于治疗师选择和强化父母为改善体重恢复所采取的步骤。治疗师会强化母亲的坚持和父亲对母亲努力的支持，而劝阻母亲不要困在"厌食辩论"里。治疗师应该利用这些早期的会谈，小心地增强家长对既营养又富含热量的膳食的了解，并强化他们为实现健康饮食和体重增加而做的努力。

治疗师避免设定具体的体重目标。相反，百分位数被用来引导患者达到健康的体重。这个体重是个范围，在这个范围里不需要过度节食，月经可以舒适地保持。因为 Sarah 是原发性闭经，所以不可能用她有月经时的体重作为恢复的初始目标（对于继发性闭经患者，在发病前月经可以维持的体重被作为最低体重目标）。

　　"在 Sarah 生病之前，你可以很好地照顾你的两个孩子。Patrick 可以健康地成长，Sarah 在被疾病占据之前也很健康，这证明你有很好的养育能力。所以，我们相信你可以尽快地让Sarah 回到正轨。"

　　为了强化代际的健康界限，防止 Patrick 干扰父母帮助 Sarah 增重的任务，治疗师鼓励 Patrick 在这个过程中始终如一地去给姐姐提供支持。以这种方式建立同胞的联盟可以使父母当下的任务变得容易。Patrick 非常担心他的姐姐，很想在吃饭的时候帮助她，治疗师必须提醒他，他的工作是安慰姐姐，而父母负责继续帮助 Sarah 吃足够的食物，以继续增加体重。

　　这些会谈的目标是向 Sarah 展示治疗师理解她的困境。这些困境包括她被进食障碍所累，她感觉治疗师让父母夺走了她唯一的身份认同或权力感，她可能会感到完全不被支持。由于这个原因以及与第 2 次治疗会谈中类似的目标，治疗师一直鼓励 Patrick 支持姐姐渡过这一难关。起初，Patrick 表达了他对不知道如何接近 Sarah 感到恼怒，并表达虽然在 Sarah 得厌食症之前他们关系很好，但病后她似乎不想再和他多交流。在治疗过程中，他对姐姐感情很深，当她体重增加时，他经常给她一个拥抱并告诉她他有多爱她。在治疗的早期，Sarah 对她弟弟反应较少。相反，她保持沉默，只是偶尔向他投以感激的目光。

　　Sarah 服从了父母让自己增加食物摄入量的要求，伴随着体重的稳步增加，以及父母在控制了进食障碍后获得解脱感，标志着治疗第二阶段的开始。接下来的治疗会谈中，在尽可能少的压力或批评情况下继续增重和处理进食障碍症状仍然是讨论的重心。然而，在治疗第二阶段，可以开始讨论之前被搁置的其他问题。除了坚持父母对进食障碍症状的管理外，剩余的治疗目标是父母开始归还 Sarah 的进食控制权，并开始讨论是否要如 Sarah 所愿转学，并进行她过去喜欢的活动，如打网球和与朋友们外出。

因为在治疗第二阶段的早期，Sarah 的体重增加仍然不稳固，治疗师必须确保父母在体重恢复过程中警惕性的放松是一点点来的。就像在治疗初始的几个月里，治疗师坚持强调父母要不懈努力，直到他们和治疗师确信 Sarah 不会再怀疑他们阻止她饿自己的能力。

当 Sarah 的体重接近理想体重的 90% 时，似乎是时候引导家人归还她的进食控制权了。经过了 12 周的治疗，Sarah 的体重有了很大的改善，同时治疗师感到即使父母不那么警惕，体重仍会继续增加。父母通过各种方式逐渐减少了对进食过程的控制。由于 Sarah 的年龄和越来越独立，父母首先允许 Sarah 在用餐时间做选择，同时仍然由父母为她准备饭菜。下一步是让 Sarah 在没有监督的情况下负责早餐和在学校的午餐，后来父母允许 Sarah 和学校的朋友一起吃晚餐。

治疗师此时的任务是帮助父母和青少年谨慎协商，就如何归还权力给青少年达成共识。一旦进食不再是讨论的焦点，Sarah 正从她的进食障碍中康复，家庭就开始讨论青少年议题。其目的是帮助患者顺利地完成青少年到成年早期的转换。这时，Sarah 很快就安顿到了新学校，和同龄人在一起。她还定期回来打她很喜欢的网球。同样重要的是 Sarah 已经开始约会。她这方面的康复使她的父母，尤其是父亲感到不安。因为这个男孩比 Sarah 大，刚高中毕业。父母都很想保护 Sarah，同时也谨慎地为她在没有进食障碍的影响下进行正常的青春期探索而感到高兴。父母在这里的一个重要转变是，他们担心她准备开始约会，而不是担心她的食物摄入量。当然，父母和治疗师可以对有关青春期孩子参加与年龄相符的活动进行充分地讨论，因为他们可以放心 Sarah 的饮食是健康的，并且回到了正轨。

治疗的第三阶段是简短的，是在 Sarah 的体重稳定在理想体重的

95%左右，自我饥饿行为已消退，饮食控制权已完全归还给她的时候开始的。这一阶段的中心主题是建立健康的青少年与父母的关系。在这种关系中，疾病不再构成家庭互动的基础。要做到这点，需要做的工作包括提高 Sarah 的自主性，帮助父母尊重适当的家庭代际界限，同时对其担心的问题表达理解。因此，治疗结束阶段的目标是确保青少年与父母的关系不再需要症状作为交流习语，并回顾 Sarah 想要花更多的时间在家庭之外以及她正准备最终离开家庭的计划。治疗在 6 个月后结束，当时 Sarah 的体重处于健康水平，并且她正不受进食障碍限制地步入成年早期。

临床结局和预后

Sarah 的家庭治疗只持续了 6 个月。第一阶段包括 7 次每周一次的会谈。第二阶段包括 5 次会谈，大约用了 2 个月。第三阶段包括 2 次会谈，跨度为 2 个月。在结束治疗约 1 年后，Sarah 和她的家庭接受了随访评估。评估是由一位没有参与 Sarah 治疗的学生做的。Sarah 的体重已经稳定下来，她开始来月经了。她很喜欢学校生活和朋友们，而且在规律地约会。

在这次评估中，Sarah 和她的父母也被问及他们的治疗体验。父母和 Sarah 都觉得治疗很有帮助，得到了很多有用的信息。尤其是治疗师帮助他们接受了应该鼓励 Sarah 吃饭的事实，并且他们没有感到被威胁或批评，这使父母重新振作起来：

"治疗帮助我们将人和厌食症区分开了。这让我们更容易应对，而不是对 Sarah 生气。这有助于我们夫妻果断行事，并为我们指明了方向。"

尽管有必要保持谨慎，但根据 Sarah 在治疗中的进展，随访时的临床状况，以及家人对其个性化成长的持续的、健康的管理，可以客观地说 Sarah 的预后良好，并有望在未来保持完全的康复。

临床问题与总结

参与治疗和家庭持续的投入是成功解决进食障碍的关键。一个被证明有助于测量家庭组织与治疗依从性和结局之间关系的工具是情感表达（expressed emotion，EE）量表（Vaughn & Leff，1976），该量表测量了父母对患有厌食症子女的批评性。在一系列的 FBT 研究中发现，与个体治疗相比，母亲高水平的 EE 能够预测家庭治疗的早期脱落（Szmukler，Eisler，Russell & Dare，1985）。EE 与治疗反应之间也有联系。父母任何一方在治疗开始时对患者的批评都能高度预测不良的治疗结局。一个尚不确定的现象是，来自高度批评性家庭的患者在家庭咨询（父母与患者分开会谈）中的表现要好于联合式的家庭治疗（家庭成员共同参与会谈）（Le Grange et al.，1992b）。至于 Sarah 的治疗，治疗师必须小心处理母亲因想要帮助女儿增重和正常饮食而出现的耗竭迹象，以及母亲和弟弟在治疗早期对 Sarah 的行为进行批评的倾向。因此，非常重要的，治疗师必须给家人示范一种对患者非批评性的立场，同时也要避免因患者的疾病而指责家庭。在与 Sarah 类似的案例中，父母在一开始对患者表现出批评性，联合式的家庭治疗可能会加剧这些有害的家庭生活特点，并可能对治疗结局产生负面影响。

第 15 章

未来的工作：培训、传播、
临床实践和研究

正如本次新版手册开篇章节所讨论的那样，本手册出版 10 年来，已经进行了许多研究，证明了 FBT 对青少年进食障碍的有效性（Lock et al.，2010）。与此同时，为更广泛地改善厌食症和进食障碍的治疗效果，还有许多工作要做。在这最后一章中，我们讨论了该项工作的一些后续步骤，首先是对心理健康服务人员进行 FBT 培训的需求，然后讨论我们在手册的临床实践中所学到的东西，最后是关于未来的研究方向和父母支持。

培　　训

本手册最初想要实现的目标之一就是满足心理健康从业人员就如何实施 FBT 得到系统指导的需要。正如我们在前面各章中所描述的那样，像本书一样的手册可能是学习如何实施 FBT 的重要工具。但是我们发现，要培训临床医生做到 FBT 高水平的"保真度"，仅使用手册可能是不够的（Couturier，Isserlin，& Lock，2010）。几乎自 2001 年本书第 1 版出版以来，我们就被要求为希望使用该方法的临床医生提供手册化 FBT 培训。我们一共举办了约 50 场此类培训，大多数都在美国，也有的在加拿大、澳大利亚、英国、德国、意大利、奥地利、巴西、新加坡、南非和爱尔兰举办。估计在过去 10 年中，我们已经培训了大约 1500 名 FBT 专业人员。仅在过去的 3 年中，我们就培训了大约 200 名 FBT 治疗师。其中，有 31% 是心理学博士，16% 是医学博士，48% 是硕士学历的临床医生，其余为本科学历或在校学生（5%）。这些临床专业人员大多数（46%）在门诊工作，23% 在学术中心工作，22% 专门从事进食障碍的临床实践，10% 在强化治疗机构（住院或居住式康复中心）工作。

我们把 FBT 培训做成了一天半的标准化工作坊形式。首先回顾 FBT 对青少年厌食症有效的支持性证据。强调 FBT 的实证支持很重要，因为许多从业者对该方法并不熟悉，并且 FBT 让父母直接参与管理症状与许多现存的理论是冲突的。我们已经发现，在许多临床专业人士那里，对给父母赋权、让父母直接负责打破症状的维持是有争议的。基于来自各种心理学流派的理论，父母经常被视为引起厌食症的原因或成为专业治疗的障碍（Bruch，1973；Gull，1874）。因此，培训一开始就必须强调 FBT 做了相反的假设，此外，现有证据支持将父母视为厌食症青少年的有效帮助者。

在讨论了 FBT 的实证性基础支持后，培训将着重于对 FBT 基本假设的回顾——有关厌食症病因的不可知论观点；将厌食症的症状外化，与患者和家庭区分开的必要性；在治疗师的支持下，赋权父母以管理进食障碍症状的重要性；以及治疗师需要在治疗中提供咨询而不是直接干预的重要性。这些在本手册第一部分进行了阐述。

接下来，我们讨论哪类患者，哪些治疗师的技能、临床支持和临床设置，会让 FBT 最可能成功。这之所以如此重要，是因为使用 FBT 的前提是治疗师熟悉家庭工作和青少年成长，并对厌食症对身心的影响具有深刻的理解。此外，治疗师在进行 FBT 时，应在支持患者身体安全的临床环境中，并且必须确保有足够的资源可以被有效地利用。要有确保安全的医疗服务，在必要时提供住院医疗服务。此外，由于厌食症还常常存在精神科共病，需要及时、恰当的治疗，所以应根据需要使用其他心理疗法和药物。

　　培训的实质内容包括生动的角色扮演，使培训者能够展现治疗中进行的每种主要干预措施。培训中强调了 FBT 的前两次治疗会谈，因为它们包含了在整个治疗过程中使用的关键干预措施。这些角色扮演与本手册中提供的关键干预措施的临床案例在许多方面都非常相似，但在培训中，治疗师们可以打断并提问以澄清疑问，这对促进学员对 FBT 操作的理解有着极大的助益。在培训期间，第 1 次和第 2 次治疗会谈，以及第一阶段后面的部分，第二阶段和第三阶段的会谈都有演示。

　　在进行为期一天半的培训后，有兴趣的治疗师可以通过对正在治疗中的病例进行临床督导来进一步获得培训。要成为合格的 FBT 治疗师，必须在合格的 FBT 督导师的督导下完成 5 个案例。我们已经建立了一个培训组织提供支持，名为儿童和青少年进食障碍培训中心（Training Institute for Child and Adolescent Eating Disorders），可以在网站 www.train2treat4ed.com 上找到该组织。

　　在未来的研究中检验我们当前使用的培训方法的有效性是有意义的。在许多方面，该方法与我们在 RCTs 中采用的培训方法类似。现在，由于有了新科技，有可能发展出一种最有效和便捷的培训策略。目前进食障碍患者接受有效治疗，特别是 FBT 的机会很有限。正如下一节所讨论的那样，我们正在努力进行传播和实践，但仍处于起步阶段。一种可能增加 FBT 可获得性的途径是线上培训或干预。在我们的日常生活中，网络和相关设备的使用越来越多，越来越重要。一些研究表明，使用这些技术来培训社会心理干预的专业人员是可能的（Beidas，Koerner，Weingardt，& Kendall，2011；Fairburn & Cooper，2011）。例如，Dimeff 及其同事（2009）使用基于网络的交互式程序向地理位置分散的临床医生群体讲授辩证行为疗法技能。结果表明，基于网络的方法是可以接受的，并且基于网络的培训小组获取的知识实际上更多。Vismara 及其同事比较了接受过孤独症谱系障碍（autism spectrum disorders，ASD）治疗面对面或网络督导的治疗师的结果（Vismara，Young，Stahmer，Griffith，& Rogers，2009）。他们发现两种方法在有效性上没有显著差异。一些近期的综述建议在探索如何更好地利用网络进行培训方面做更多的研究（Becker & Stirman，2011；Beidas & Kendall，2010；Beidas et. al，2011）。研究这些可能性是 FBT 治疗发展的重要途径。

在临床环境中传播和实施 FBT

由于我们在过去 10 年一直在培训专业人员，所以建成了一个小型数据库，数据表明 FBT 可以在一系列临床环境中传播和实施。这些研究规模较小，在支持 FBT 的可传播性上基本还属于试点性数据，但似乎在这些临床环境中治疗的患者与在 RCTs 中治疗的患者有相似的临床结局。事实上，我们发表的最早的一项研究，目的是检验我们开发的 FBT 治疗手册版本是否可以被接受，并得出与 Russell 及其伦敦的同事在最初研究中发现的相似结果（Russell et al.，1987）。该手册被临床医师所接受（Lock & Le Grange，2001），病例系列研究结果表明临床患者的表现至少与最初的 RCT 结果一样好（Dare et al.，1994；Russell et al.，1987）。随后又进行了一项规模更大的病例系列研究，初步证明了在儿童和青少年厌食症的治疗上这种让父母积极参与的门诊方法的可行性（Le Grange et al.，2005）。

随后，有几个团队也探讨了 FBT 手册版本的传播是否能得出类似的结果。在一项研究中，Loeb 及其同事（Loeb et al.，2007）研究了 20 名青春期女性厌食症患者。他们发现患者在研究中有较低的脱落率（25%），并且体重增加，基线时平均体重为理想体重的 82%，治疗结束时恢复到 94%。此外，2/3 的患者恢复正常的月经，当使用 EDE 进行评估时，进食相关的精神病理学症状评分显著降低。

在巴西进行的一项研究验证了由接受过 2 天培训但没有 FBT 专家额外督导的治疗师实施 FBT 治疗患者的结果。该研究是一个病例系列研究，对象是临床转诊来的青少年女性厌食症患者（Turkiewicz，Pinzon，Lock，& Fleitlich-Bilyk，2010）。与预期相反，研究者发现患者和家属愿意尝试 FBT，82％的人同意使用这种方法。在治疗结束时，大多数患者的 BMI 从基线（平均值为 16.4）恢复到随访时的正常水平（20.8；$P = 0.012$）。此外，患者在进食相关的精神病理学表现上有显著的减轻（EDE 评估；基线 = 2.81，随访 = 1.22，$P = 0.069$）。

最近，人们对治疗师经过培训后如何准确地实施 FBT 产生了兴趣。例如，Couturier 及其同事（2010）研究了接受过 FBT 培训的临床医生如何实际操作该方法。使用标准方法评估治疗师使用该疗法的"准确度"（fidelity）。通常，治疗师对 FBT 的第一阶段表现出一定的准确度（72％），但是随着治疗的持续进行，他们对手册的遵循程度降低了。准确度在第二阶段下降到 47％，在第三阶段下降到 54％。但是，接受治疗的患者表现良好，体重正常化的患者占 86％，月经恢复的患者占 89％。与饮食有关的认知症状也显著改善。

在一项持续进行的多中心 RCT 研究中，比较了 FBT 和另一种形式的家庭疗法（系统式家庭疗法；Pote，Stratton，Cottrell，Boston，& Shapiro，2003）对青少年厌食症的疗效，评估了治疗师操作 FBT 的准确度（Lock et al.，2012）。随机选择了 13 例参与 FBT 的案例，每个案例提供两份录音，一份来自治疗的前半程，另一份来自治疗的后半程。使用 7 分量表（1 分表示治疗师完全没有实现当次治疗目标，7 分表示治疗师有效实现了当次治疗目标），录音的平均评分为 4.8。根据方案设计，如果治疗师的准确度等级为 3 或以下，则必须采取补救措施。22 份录音中，只有 1 份准确度等级低于 3。因此，95.5％的录音符合准确度标准。

综上所述，这些研究表明，FBT 可以在不同文化背景下的各种专科治疗环境中传播，患者的预后与在 RCT 中的结果相似（Eisler et al.，2000；Le Grange，1993；Lock et al.，2005，2010；Robin et al.，

1999；Russell et al.，1987）。尽管如此，那些希望在临床环境中使用FBT的人仍面临许多挑战。接下来总结最重要的几个。

专科治疗中心

严重进食障碍的大部分治疗都在专科医院进行。这些医院通常拥有庞大的、多学科的工作人员和整套的服务。因此，主要的治疗方法是多模块的计划，重点是强化的日间或住院治疗（Birchall，Palmer，Waine，Gadsby，& Gatward，2002；Gerlinghoff，Backmund，& Franzen，1998；Howard，Evans，Quintero-Howard，Bowers，& Andersen，1999；Olmsted，2002；Robinson，2003）。相比之下，FBT在门诊环境中仅需要一名治疗师，由儿科医生、青春期医学医师或家庭医生提供支持。有些情况下，可能需要儿童精神科医生提供药物支持（Lock，Le Grange，Agras，& Dare，2001）。专科治疗中心模式源自临床管理模型，该模式主要源自针对成年人的治疗方法，对很多慢性患者来说是必要的。虽然有些青少年也需要这样的治疗，但许多人对低强度FBT治疗就有效果（Agras，2001；Crow & Nyman，2004；Striegel-Moore，Leslie，Petrill，Garvin，& Rosenheck，2000）。对于某些家庭和治疗师而言，他们很难接受FBT中使用的更聚焦的门诊模式，并且有些人担心他们没有得到"最佳的"或"足够全面的"治疗。专业治疗中心提供了重要的服务，但可能会使它被过度使用。想要使用FBT的专科中心必须直面这一挑战，向家庭讲明推荐FBT的理由以及何时会推荐更高强度的服务。在这一点上，由于临床研究尚未提供如何选择照料水平的明确指征，因此建议基于临床实际情况来决定。也就是说，在FBT应用中患者体重增长不足，以及父母拒绝继续使用FBT，是更换疗法的合理指标。

虽然有充分的证据表明，患者和家人都认为FBT是一种可接受的、有帮助的治疗方法（Krautter & Lock，2004；Le Grange &

Gelman，1998；Pereira，Lock，& Oggins，2006），但当试图将 FBT 整合进一些治疗机构时，仍然存在挑战。在最近一项检验 FBT 的 RCT 研究中纳入了几个这样的专科机构，研究人员遇到了招募参与者的困难（Lock et al.，2012）。这项研究的目的是评估家庭治疗在青少年中的特定作用，并特别排除了营养咨询、个人心理治疗和其他形式的干预。尽管正在持续不断地努力招募参与者，但一些研究中心发现可以参加研究的患者和家庭还是选择了其传统的多模块疗法，而不是该研究方案。

财务问题

精神分裂症是治疗费用最高的精神疾病，厌食症的治疗费用与其相近（Striegel-Moore et al.，2000）。这些费用大部分来自重症期治疗，尤其是住院和居住式治疗（Agras，2001；Crow & Nyman，2004；Striegel-Moore et al.，2000）。相比之下，FBT 的费用相对较低（Lock，Couturier，& Agras，2008）。因为长期住院治疗的费用高，日间医院和居住式治疗项目蓬勃发展（Birchall et al.，2002；Frisch，Herzog，& Franko，2006；Olmsted，2002；Robinson，2003）。目前，日间医院和居住式治疗的费用给专科医院带来了巨大的收益，要将设置更改为低强度（门诊）青少年厌食症的治疗方案，可能需要治疗计划、专业人员的技能基础、空间设置和计费流程的相应变化。因此，这些需要在实施 FBT 的过程中仔细考虑。

治疗师态度因素

除了在机构系统方面的挑战之外，另一个挑战是关于什么才是治疗青少年厌食症的最好方法的不同观念的争论。尽管缺乏证据表明家庭或父母会导致厌食症（Le Grange，Lock，Loeb，& Nicholls，2010），但一些常用的治疗方法却暗示了这一点，并将治疗指向推论中潜在的家庭 / 父母的精神病理（Le Grange et al.，2010）。另一方面，许多基于自我心理学原理的个体疗法都认为青少年厌食症是一种退行和回避，并认为个体治疗是必不可少的，可以通过提高自我效能和增强自尊来对抗厌食症（Bruch，1978；Crisp，1997；Fitzpatrick，Moye，Hoste，Lock，& Le Grange，2010）。尽管有证据表明这些方法的某些方面确实有效，但目前的研究表明它们可能不如FBT有效（Lock et al.，2010；Robin et al.，1999）。此外，许多研究表明，精神卫生从业人员普遍不采用有循证证据的治疗方法，并且对程序化、手册化的治疗持谨慎态度（Burket & Schramm，1995；Crisafulli，Von Holle，& Bulik，2008；de la Rie，Noordenbos，Donker，& van Furth，2008；Hay，Darby，& Mond，2007；Mussell et al.，2000；von Ranson & Robinson，2006）。因此，除了基于对治疗的不同理论观点外，不愿使用可传播的形式（方案和手册）可能对接受手册化FBT构成挑战。

实施FBT时，一个密切相关但又独立的挑战是专业人员的角色变化。FBT要求各学科的治疗者都为父母赋权，在家庭环境中为孩子做出改变。因此，治疗者必须避免提供直接的建议和处理措施，医生需要向父母传达相关的临床信息，以确保其知道他们的努力是否有效地促进了体重的恢复，营养师可能需要避免与患者和家人见面，特别是避免与患者一起制订饮食计划，让父母来理解和执行。这些角色的变化，挑战了许多治疗者最重视的方面之一：与青少年的一对一关系（de la Rie et al.，2008）。此外，FBT有时也对职业认同提出了挑战，因为FBT在很多方面都让家长自己做决定。在一个专业项目中，角色和服务已被界定，变化可能威胁到专业身份和组织功能。

缺乏在进食障碍背景下关于儿童和青少年发育的知识和经验

将心理治疗（包括FBT）应用到年轻人群的关键是，具备青春期领域的发展性专长（Lock，1996，1998，2002，2005；Lock et al.，2001；Shirk，1999）。因此，临床医生需要具备关于进食障碍青少年的知识和处理经验。该知识和经验基础的关键组成部分包括：①生物 / 青春期变化，心理 / 认知变化，青春期的情绪觉察和处理以及社会角色的变化；②青春期的人际关系，包括家庭关系的变化、同伴关系的发展以及学校和工作环境；③青春期的发展目标，包括增加自主权、个人认同感、群体认同感，增强亲密能力和需求，探索性行为以及心理社会适应等。个体发展的基本知识是基础，在此之上治疗师决定如何调整心理治疗，以使其适合青少年的成长并能使之接受。许多经过培训后与成人厌食症工作的临床医生也治疗青少年，他们必须取得这一基本知识和经验才可能成功使用 FBT。

FBT 的下一步研究

　　仍需进行多个比较 FBT 与其他临床方法的重要研究，以巩固实证基础，并阐明如何最好地安排青少年厌食症的治疗。一项即将完成的 RCT 将 FBT 与标准家庭疗法［系统式家庭治疗（SFT）；Lock et al.，2012］进行了比较。这是一个包含 162 个家庭，在 7 个医疗中心开展的研究。这项研究可能有助于弄清 FBT 这种赋权父母去直接改变行为的特定家庭疗法，抑或是更为一般过程取向的家庭治疗能带来更好的效果。也可能某些患者或家庭会从一种疗法中获得与其他疗法不同的收益，研究可能让治疗师得以为他们选择最佳的疗法。这项研究的结果应在明年（2014 年）内公布。可能会进行的另一项比较是将 FBT 与青少年版本的 CBT 进行比较。CBT 是进食障碍通常会使用的一种标准方法。将 CBT 与 FBT 相比会有帮助。但是，目前尚无关于将 CBT 用于青少年厌食症患者的试验数据。

　　正在进行的许多研究将为临床医生提供有关 FBT 有用性的更多信息。尽管很少有系统的证据可以证明强化的治疗干预对青少年进食障碍的长期有效性（Crisp et al., 1991；Gowers et al., 2007；Gowers, Weetman, Shore, Hossain, & Elvins, 2000），但毫无疑问，进食障碍的患者中一定有一部分是需要这种治疗的。但是，我们尚不知道如何最好地确定谁将从这种昂贵的干预措施中受益。一项正在澳大利亚悉尼进行的研究可能有助于回答这个问题。研究人员将 82 名参与者随机分配到两组，一组接受以解除躯体危险为目标的短期住院治疗，然后再进行门诊 FBT；另一组进行较长时间的住院，以完全恢复体重，然后再进行门诊 FBT。如果两组之间的结果存在差异，则有可能确定哪些患者需要更长的住院时间，哪些不需要。

　　尽管 FBT 有效的证据比其他方法要多，但对于 15%～20%的青少年厌食症而言，这种方法并没有特别的帮助，而且只有大约 50% 使用该方法的患者可以完全康复（Lock et al., 2010）。因此，探索如何最好地强化 FBT 以改善效果的研究很重要。当前强化研究的一个有希望的领域涉及使用多家庭团体（multifamily group，MFG）形式实施 FBT（Eisler, 2005）。目前的一项研究将家庭随机分配至单个家庭 FBT 或 MFG 加单个家庭 FBT，该研究正处于数据处理阶段。使用 MFG 的主要理由是，通过一个多家庭聚会，可以提供额外的家庭支持，这可以改善结局。此外，MFG 提供了在单个家庭 FBT 中无法进行的团体干预。除了 MFGs，目前研究涉及的以团体形式帮助家庭的还有心理教育团体。Zucker，Marcus 和 Bulik（2006）正在完成一项比较单个家庭 FBT 和心理教育小组的研究，尚未得出研究结果。父母和孩子以不同方式参与治疗的研究探讨还相对较少。在较早的前期工作中，家庭成员分开的 FBT 和本手册中提到的家庭成员联合的 FBT 治疗形式一样有用（Eisler et al., 2000；2007；Le Grange et al., 1992b）。墨尔本大学和芝加哥大学的研究人员正在进一步探索这一假设，将 FBT 与聚焦于父母的治疗（parent-focused therapy，PFT）进行比较。在 PFT 中，治疗师将所有精力集中在支持父母促进体重增加的工作上，而如果出现任何合并症，则由儿科和

（或）儿童精神科医生来管理患者。这项为期 5 年的 RCT 尚在进行中
（Hughes et al., 2011）。

另外，目前已知，在大学生中使用网络项目预防进食障碍是有
效的。基于网络的预防和早期干预厌食症仍然是重要的研究领域。
德累斯顿工业大学的 Jacobi 及其同事已完成了一项针对有厌食症风
险的青少年采用 FBT 心理教育模型来干预父母的试验研究。早期
结果表明该方法是可行的，但尚不清楚是否实用（Jones，Volker，
Lock，Taylor，& Jacobi，in press）。

FBT 和支持

对进食障碍患者及其家庭的支持网络相对不完善，虽然这个局
面正在发生改变。将厌食症归咎于家庭，对家庭污名化可能是罪魁
祸首。缺乏强有力的宣传导致患者寻求治疗、保险范围和研究经费
上的问题。污名化和羞愧阻碍了患者获得帮助。显而易见的是，治
疗开始越早，结局可能越好。尽管精神卫生立法取得了进展，但
一些保险公司还是选择性地不提供进食障碍的治疗费用（Crow &
Nyman，2004；Silber，1994；Striegel-Moore et al.，2000）。同样显
而易见的是，与许多其他精神疾病相比，进食障碍的研究经费相对
有限（Agras et al.，2004）。但是，随着家庭参与的增加，父母开始
迈出新的一步。例如，美国现在有两个家长组织（Maudsleyparents.
org 和 FEAST.org），旨在提高家长对如何帮助子女的认识，提高公
众对进食障碍的认识，解决进食障碍保险中的不公平问题，倡导开
展进食障碍治疗研究。而且，现在有为父母提供支持的重要资源，
包括我们编写的教育手册（Lock & Le Grange，2005）以及 Treasure、
Smith 和 Crane 编写的成年子女的父母手册（2007）和两本聚焦于
父母的有关治疗和康复经验的书（Alexander & Le Grange，2009；
Collins，2005）。

　　正如本书导言中所回顾的那样，很长时间以来，父母和专业人士站在看似相反的立场上。如果我们要在增进人们对进食障碍问题的认识、提高合适治疗的可利用性以及鼓励与进食障碍有关的研究方面取得进展，那么专业人员与患者及其家庭站在一起至关重要。

参考文献

Agras, W. S. (2001). The consequences and costs of the eating disorders. *Psychiatric Clinics of North America, 24,* 371–379.

Agras, W. S., Brandt, H. A., Bulik, C. M., Dolan-Sewell, R., Fairburn, C. G., Halmi, K. A., et al. (2004). Report of the National Institutes of Health workshop on overcoming barriers to treatment research in anorexia nervosa. *International Journal of Eating Disorders, 35,* 509–521.

Agras, W. S., & Kraemer, H. C. (1983). The treatment of anorexia nervosa: Do different treatments have different outcomes? *Psychiatric Annals, 13,* 928–935.

Alexander, J., & Le Grange, D. (2009). *My kid is back: Empowering parents to beat anorexia nervosa.* Carlton, Victoria, Australia: Melbourne University Publishing.

American Psychiatric Association. (2000). Practice guideline for the treatment of eating disorders (rev.). *American Journal of Psychiatry, 157*(Suppl.), 1–39.

Arcelus, J., Mitchell, A. J., Wales, J., & Nielsen, S. (2011). Mortality rates in patients with anorexia nervosa and other eating disorders: A meta-analysis of 36 studies. *Archives of General Psychiatry, 68,* 724–731.

Attie, I., & Brooks-Gunn, J. (1989). Development of eating problems in adolescent girls: A longitudinal study. *Developmental Psychology, 25,* 70–79.

Becker, K. D., & Stirman, S. W. (2011). The science of training in evidence-based treatments in the context of implementation programs: Current status and prospects for the future. *Administration and Policy in Mental Health and Mental Health Services Research, 38,* 217–222.

Beidas, R. S., & Kendall, P. C. (2010). Training therapists in evidence-based practice: A critical review of studies from a systems-contextual perspective. *Clinical Psychology: Science and Practice, 17,* 1–30.

Beidas, R. S., Koerner, K., Weingardt, K. R., & Kendall, P. C. (2011). Training research: Practical recommendations for maximum impact. *Administration and Policy in Mental Health and Mental Health Services Research, 38,* 223–237.

Berrettini, W. H. (2000). Genetics of psychiatric disease. *Annual Review of Medicine, 51,* 465–479.

Birchall, H., Palmer, R. L., Waine, J., Gadsby, K., & Gatward, N. (2002). Intensive day programme treatment for severe anorexia nervosa: The Leicester experience. *Psychiatric Bulletin, 26,* 334–336.

Bliss, E. L., & Branch, C. H. (1960). *Anorexia nervosa: Its psychology and biology.* New York: Hoeber.

Bossert, S., Schmeolz, U., Wiegand, M., Janker, M., & Krieg, C. (1992). Predictors of short-term treatment outcome in bulimic nervosa inpatients. *Behavior Research and Therapy, 30,* 193–199.

Bravender, T., Bryant-Waugh, R, Herzog, D., Katzman, D., Kriepe, R. D., Lask, B., et al. (2010). Classification of eating disturbance in children and adolescents: Proposed changes for the DSM-5. *European Eating Disorders Review, 18*(2), 79–89.

Bruch, H. (1973). *Eating disorders: Obesity, anorexia nervosa, and the person within.* New York: Basic Books.

Bruch, H. (1978). *The golden cage: The enigma of anorexia nervosa.* Cambridge, MA: Harvard University Press.

Bruch, H. (1995). *Conversations with anorexics.* New York: Basic Books.

Bryant-Waugh, R. J., Cooper, P. J., Taylor, C. L., & Lask, B. D. (1996). The use of the Eating Disorder Examination with children: A pilot study. *International Journal of Eating Disorders, 19,* 391–397.

Bulik, C. M. (2004). Genetic and biological risk factors. In J. K. Thompson (Ed.), *Handbook of eating disorders and obesity* (pp. 3–16). Hoboken, NJ: Wiley.

Bulik, C. M., Berkman, N., Kimberly, A., Brownly, J. S., Sedway, J. A., & Lohr, K. (2007). Anorexia nervosa treatment: A systematic review of randomized controlled trials. *International Journal of Eating Disorders, 40,* 310–320.

Bulik, C. M., Slof-Op't Landt, M. C. T., van Furth, E. F., & Sullivan, P. F. (2007). The genetics of anorexia nervosa. *Annual Review of Nutrition, 27,* 263–275.

Bulik, C. M., Sullivan, P. F., Fear, J. L., & Joyce, P. R. (1997). Eating disorders and antecedent anxiety disorders: A controlled study. *Acta Psychiatrica Scandinavica, 96,* 101–107.

Bulik, C. M., Sullivan, P. F., & Kendler, K. S. (1998). Heritability of binge eating and broadly defined bulimia nervosa. *Biological Psychiatry, 44,* 1210–1218.

Bulik, C. M., Sullivan, P. F, Tozzi, F., Furberg, H., Lichtenstein, P., & Pedersen, N. L. (2006). Prevalence, heritability and prospective risk factors for anorexia nervosa. *Archives of General Psychiatry, 63,* 305–312.

Bulik, C. M., Sullivan, P. F., Wade, T. D., & Kendler, K. S. (2000). Twin studies of eating disorders: A review. *International Journal of Eating Disorders, 27,* 1–20.

Burket, R., & Schramm, L. (1995). Therapists' attitudes about treating patients with eating disorders. *Southern Medical Journal, 88,* 813–818.

Byford, S., Barrett, B., Roberts, C., Clark, A., Edwards, V., Smethhurst, N., et al. (2007). Economic evaluation of a randomised controlled trial for anorexia nervosa in adolescents. *British Journal of Psychiatry, 191,* 436–440.

Casper, R. C., Hedeker, D., & McClough, J. F. (1992). Personality dimensions in eating disorders and their relevance for subtyping. *Journal of the Academy of Child and Adolescent Psychiatry, 31*(5), 830–840.

Channon, S., de Silva, P., Hemsley, D., & Perkins, R. (1989). A controlled trial of cognitive-behavioral and behavioral treatment of anorexia nervosa. *Behaviour Research and Therapy, 27*(5), 529–535.

Childress, A., Brewerton, T., Hodge, E., & Jarrell, M. (1993). The Kids Eating Disorder Survey (KEDS): A study of middle school students. *Journal of the American Academy of Child and Adolescent Psychiatry, 32,* 843–850.

Cloninger, C. R. (1986). A unified biosocial theory of personality and its role in the development of anxiety states. *Psychiatric Developments, 3,* 167–226.

Cloninger, C. R. (1987). A systematic method for clinical description and classification of personality variants. *Archives of General Psychiatry, 44,* 573–588.

Cloninger, C. R. (1988). A unified theory of personality and its role in the development of anxiety states: Reply to commentaries. *Psychiatric Developments, 66,* 83–120.

Collins, L. M. (2006). *Eating with your anorexic: How my child recovered through family-based treatment and yours can too.* New York: McGraw-Hill.

Cooper, Z., & Fairburn, C. (1987). The Eating Disorder Examination: A semi-structured interview for the assessment of the specific psychopathology of eating disorders. *International Journal of Eating Disorders, 6,* 1–8.

Couturier, J., Isserlin, L., & Lock, J. (2010). Family-based treatment for adolescents with anorexia nervosa: A dissemination study. *Eating Disorders: The Journal of Treatment and Prevention, 18,* 199–209.

Couturier, J., & Lock, J. (2006a). What is remission in adolescent anorexia nervosa?: A review of various conceptualizations and quantitative analysis. *International Journal of Eating Disorders, 39,* 175–183.

Couturier, J., & Lock, J. (2006b). What is recovery in adolescent anorexia nervosa? *International Journal of Eating Disorders, 39,* 550–555.

Couturier, J., & Lock, J. (2007). Review of medication use for children and adolescents with eating disorders. *Journal of the Canadian Academy of Child and Adolescent Psychiatry, 16,* 173–176.

Crisafulli, M. A., Von Holle, A., & Bulik, C. M. (2008). Attitudes towards anorexia nervosa: The impact of framing on blame and stigma. *International Journal of Eating Disorders, 41,* 333–339.

Crisp, A. H. (1997). Anorexia nervosa as a flight from growth: Assessment and treatment based on the model. In D. M. Garner & P. E. Garfinkel (Eds.), *Handbook of treatment for eating disorders* (2nd ed., pp. 248–277). New York: Guilford Press.

Crisp, A. H., Norton, K., Gowers, S., Hale, K. C., Boyer, C., Yeldham, D., et al. (1991). A controlled study of the effect of therapies aimed at adolescent and family psychopathology in anorexia nervosa. *British Journal of Psychiatry, 159,* 325–333.

Crow, S. J., & Nyman, J. A. (2004). The cost-effectiveness of anorexia nervosa treatment. *International Journal of Eating Disorders, 35,* 155–160.

Crow, S. J., Peterson, C. B., Swanson, S. A., Raymond, N. C., Specker, S., Eckert, E. D., et al. (2009). Increased mortality in bulimia nervosa and other eating disorders. *American Journal of Psychiatry, 166,* 1342–1346.

Dare, C. (1985). The family therapy of anorexia nervosa. *Journal of Psychiatric Research, 19,* 435–443.

Dare, C., & Eisler, I. (1997). Family therapy for anorexia nervosa. In D. M. Garner & P. E. Garfinkel (Eds.), *Handbook of treatment for eating disorders* (2nd ed., pp. 307–324), New York: Guilford Press.

Dare, C., Eisler, I., Russell, G. F. M., & Szmukler, G. (1990). The clinical and theoretical impact of a controlled trial of family therapy in anorexia nervosa. *Journal of Marital and Family Therapy, 16,* 39–57.

Dare, C., Eisler, I., Russell, G., Treasure, J. L., & Dodge, L. (2001). Psychological therapies for adults with anorexia nervosa: Randomised controlled trial of outpatient treatments. *British Journal of Psychiatry, 178,* 216–221.

Dare, C., Le Grange, D., Eisler, I., & Rutherford, J. (1994). Redefining the psychosomatic family: Family process of 26 eating disorder families. *International Journal of Eating Disorders, 16,* 211–226.

Devlin, B., Bacanu, S. A., Klump, K. L., Bulik, C. M., Fitcher, M. M., Halmi, K. A., et al. (2002). Linkage analysis of anorexia nervosa incorporating behavioral covariates. *Human Molecular Genetics, 11,* 689–696.

de la Rie, S., Noordenbos, G., Donker, M., & van Furth, E. (2008). The quality of treatment of eating disorders: A comparison of the therapists' and the patients' perspective. *International Journal of Eating Disorders, 41,* 307–317.

Dimeff, L. A., Koerner, K., Woodcock, E. A., Beadnell, B., Brown, M. Z., & Skutch, J. M. (2009). Which training works best?: A randomized clinical trial comparing three methods of training clinicians in dialectical behavior therapy skills. *Behaviour Research and Therapy, 47,* 921–930.

Dodge, E., Hodes, M., Eisler, I., & Dare, C. (1995). Family therapy for bulimia nervosa in adolescents: An exploratory study. *Journal of Family Therapy, 17,* 59–77.

Doyle, P. M., Le Grange, D., Loeb, K., Celio Doyle, A., & Crosby, R. D. (2010). Early response to family-based treatment for adolescent anorexia nervosa. *International Journal of Eating Disorders, 43,* 659–662.

Eisler, I. (2005). The empirical and theoretical base of family therapy and multiple family day therapy for adolescent anorexia nervosa. *Journal of Family Therapy, 27,* 104–131.

Eisler, I., Dare, C., Hodes, M., Russell, G. F. M., Dodge, E., & Le Grange, D. (2000). Family therapy for adolescent anorexia nervosa: The results of a controlled comparison of two family interventions. *Journal of Child Psychology and Psychiatry, 41*(6), 727–736.

Eisler, I., Dare, C., Russell, G., Szmukler, G., Le Grange, D., & Dodge, E. (1997). Family and individual therapy in anorexia nervosa: A five-year follow-up of a controlled trial of family therapy in severe eating disorders. *Archives of General Psychiatry, 54,* 1025–1030.

Eisler, I., Simic, M., Russell, G. F., & Dare, C. (2007). A randomised controlled treatment trial of two forms of family therapy in adolescent anorexia nervosa: A five-year follow-up. *Journal of Child Psychology and Psychiatry and Allied Disciplines, 48,* 552–560.

Fabian, L., & Thompson, J. K. (1989). Body image and eating disturbances in young females. *International Journal of Eating Disorders, 8,* 63–74.

Fairburn, C. G., & Cooper, Z. (1993). The Eating Disorder Examination (12th edition). In C. G. Fairburn & G. T. Wilson (Eds.), *Binge eating: Nature, assessment, and treatment* (pp. 317–360). New York: Guilford Press.

Fairburn, C. G., & Cooper, Z. (2011). Therapist competence, therapy quality, and therapist training. *Behaviour Research and Therapy, 49*, 373–378.

Fairburn, C. G., Shafran, R., & Cooper, Z. (1999). A cognitive behavioral theory of anorexia nervosa. *Behaviour Research and Therapy, 37*, 1–13.

Ferguson, C. P., La Via, M. C., Crossan, P. J., & Kaye, W. H. (1999). Are serotonin selective reuptake inhibitors effective in underweight anorexia nervosa? *International Journal of Eating Disorders, 25*, 11–17.

Fisher, M., Golden, N. H., Katzman, D. K., Kreipe, R. E., Rees, J., Schebendach, J., et al. (1995). Eating disorders in adolescents: A background paper. *Journal of Adolescent Health, 16*, 420–437.

Fitzpatrick, K. K., Moye, A., Hoste, R., Lock, J., & Le Grange, D. (2010). Adolescent focused psychotherapy for adolescents with anorexia nervosa. *Journal of Contemporary Psychotherapy, 40*, 31–39.

Frank, G., Kaye, W. H., Meltzer, C. C., Price, J. C., Greer, P., McConaha, C., et al. (2002). Reduced 5-HT2A receptor binding after recovery from anorexia nervosa. *Biological Psychiatry, 52*, 896–906.

Frisch, M. J., Herzog, D. B., & Franko, D. (2006). Residential treatment for eating disorders. *International Journal of Eating Disorders, 39*, 434–442.

Garfinkel, P. E., & Garner, D. M. (1982). *Anorexia nervosa: A multidimensional perspective*. New York: Brunner/Mazel.

Garfinkel, P. E., & Garner, D. M. (Eds.). (1987). *The role of drug treatment for eating disorders*. New York: Brunner/Mazel.

Garner, D. M. (1993). Pathogenesis of anorexia nervosa. *Lancet, 341*, 1632–1634.

Gerlinghoff, M., Backmund, H., & Franzen, U. (1998). Evaluation of a day treatment programme for eating disorders. *European Eating Disorders Review, 6*, 96–106.

Godart, N. T., Flament, M. F., Perdereau, F., & Jeammet, P. (2002). Comorbidity between eating disorders and anxiety disorders: A review. *International Journal of Eating Disorders, 32*, 253–270.

Golden, N. H., Katzman, D. K., Kreipe, R. E., Stevens, S. L., Sawyer, S. M., Rees, J., et al. (2003). Eating disorders in adolescents. Position paper of the Society for Adolescent Medicine. *Journal of Adolescent Health, 33*, 496–503.

Gordon, C. M., Dougherty, D. D., & Fischman, A., Emans, S. J., Grace, E., Lamm, K., et al. (2001). Neural substrates of anorexia nervosa: A behavioral challenge study with positron emission tomography. *Journal of Pediatrics, 139*, 51–57.

Gorwood, P., Kipman, A., & Foulon, C. (2003). The human genetics of anorexia nervosa. *European Journal of Pharmacology, 480*, 163–170.

Gowen, L. K., Hayward, C., Killen, J. D., Robinson, T. N., & Taylor, C. B. (1999). Acculturation and eating disorder symptoms in adolescent girls. *Journal of Research on Adolescence, 9*, 67–83.

Gowers, S. G., Clark, A., Roberts, C., Griffiths, A., Edwards, V., Bryan, C., et al. (2007). Clinical effectiveness of treatments for anorexia nervosa in adolescents: Randomised controlled trial. *British Journal of Psychiatry, 191*, 427–435.

Gowers, S. G., Weetman, J., Shore, A., Hossain, F., & Elvins, R. (2000). Impact of hospitalisation on the outcome of adolescent anorexia nervosa. *British Journal of Psychiatry, 176,* 138–141.

Grice, D. E., Halmi, K. A., Fichter, M. M., Strober, M., Woodside, D. B., Treasure, J. T., et al. (2002). Evidence for a susceptibility gene for anorexia nervosa on chromosome 1. *American Journal of Human Genetics, 70,* 787–792.

Gull, W. W. (1874). Anorexia nervosa (apepsia hysterica, anorexia hysterica). *Transactions of the Clinical Society of London, 7,* 222–228.

Gwirtzman, H. E., Guze, B. H., & Yager, J. (1990). Fluoxetine treatment of anorexia nervosa: An open clinical trial. *Journal of Clinical Psychiatry, 51,* 378–382.

Hagman, J., Gralla, J., Sigel, E., Ellert, S., Dodge, M., Gardner, R., et al. (2011). A double-blind, placebo-controlled study of risperidone for the treatment of adolescents and young adults with anorexia nervosa: A pilot study. *Journal of the American Academy of Child and Adolescent Psychiatry, 50,* 915–924.

Haley, J. (1973). *Uncommon therapy: The psychiatric techniques of Milton H. Erickson.* New York: Norton.

Hall, A., & Crisp, A. H. (1987). Brief psychotherapy in the treatment of anorexia nervosa: Outcome at one year. *British Journal of Psychiatry, 151,* 185–191.

Halmi, K. A., Agras, W. S., Crow, S., Mitchell, J., Wilson, G. T., Bryson, S., et al. (2005). Predictors of treatment acceptance and completion in anorexia nervosa: Implications for future study designs. *Archives of General Psychiatry, 62,* 776–781.

Harper, G. (1983). Varieties of failure in anorexia nervosa: Protection and parentectomy revisited. *Journal of the American Academy of Child Psychiatry, 22,* 134–139.

Hay, P., Darby, A., & Mond, J. (2007). Knowledge and beliefs about bulimia nervosa and its treatment: A comparative study of three disciplines. *Journal of Clinical Psychology in Medical Settings, 14,* 59–68.

Herpertz-Dalmann, B. M., Wewetzer, C., Schulz, E., & Remschmidt, H. (1996). Course and outcome in adolescent anorexia nervosa. *International Journal of Eating Disorders, 19*(4), 335–345.

Herzog, D. B., Dorer, D. J., Keel, P. K., Selwyn, S. E., Ekeblad, E. R., Flores, A. T., et al. (1999). Recovery and relapse in anorexia and bulimia nervosa: A 7.5-year follow-up study. *Journal of the American Academy of Child and Adolescent Psychiatry, 38*(7), 829–837.

Herzog, D. B., Field, A. E., Keller, M. B., West, J. C., Robbins, W. M., Staley, B. A., et al. (1996). Subtyping eating disorders: Is it justified? *Journal of the American Academy of Child and Adolescent Psychiatry, 35,* 928–936.

Herzog, D. B., Keller, M. B., & Lavori, P. W. (1992). The prevalence of personality disorders in 210 women with eating disorders. *Journal of Clinical Psychiatry, 53,* 147.

Herzog, D. B., Keller, M. B., Sacks, N. R., Yeh, C. J., & Lavori, P. W. (1992). Psychiatric comorbidity in treatment seeking anorectics and bulimics. *Journal of the American Academy of Child and Adolescent Psychiatry, 31,* 810–818.

Hill, A. J., Weaver, C., & Blundell, J. E. (1990). Dieting concerns of 10-year-old girls and their mothers. *British Journal of Clinical Psychology, 29*, 346–348.

Hoek, H., & van Hoeken, D. (2003). Review of the prevalence and incidence of eating disorders. *International Journal of Eating Disorders, 34*, 383–396.

Hoek, H., van Harten, P. N., Hermans, K. M. E., Katzman, M. A., Matroos, G. E., & Susser, E. S. (2005). The incidence of anorexia nervosa on Curaçao. *American Journal of Psychiatry, 162*, 748–752.

Howard, W., Evans, K., Quintero-Howard, C., Bowers, W., & Andersen, A. (1999). Predictors of success or failure of transition to day hospital treatment for inpatients with anorexia nervosa. *American Journal of Psychiatry, 156*, 1697–1702.

Hsu, L. K. G. (1990). *Eating disorders*. New York: Guilford Press.

Hudziak, J., & Faraone, S. (2010). The new genetics in child psychiatry. *Journal of the American Academy of Child and Adolescent Psychiatry, 49*, 729–735.

Hughes, E., Atkins, L., Sawyer, S., Court, A., Yeo, M., & Le Grange, D. T. (2011). *Parent-focused treatment: A randomised controlled trial of an alternative form of family-based treatment for adolescent anorexia nervosa*. Paper presented at the The 9th annual conference of the Australian and New Zealand Academy for Eating Disorders.

Jappe, L. M., Frank, G. K., Shott, M. E., Rollin, M. D., Pryor, T., Hagman, J. O., et al. (2010). Heightened sensitivity to reward and punishment in anorexia nervosa. *International Journal of Eating Disorders, 44*(4), 317–324..

Jenkins, M. E. (1987). An outcome study of anorexia nervosa in an adolescent unit. *Journal of Adolescence, 10*(1), 71–81.

Jones, M., Volker, U., Lock, J., Taylor, L. B., & Jacobi, C. (in press). Family-based early intervention for anorexia nervosa. *European Journal of Eating Disorders*.

Kaye, W. H., Bulik, C. M., Plotnicov, K., Thornton, L., Devlin, B., Fichter, M. M., et al. (2008). The genetics of Anorexia Nervosa Collaborative Study: Methods and sample description. *International Journal of Eating Disorders, 41*, 289–300.

Kaye, W. H., Bulik, C. M., Thornton, L., Barbarich, B., & Masters, K. (2004). Comorbidity of anxiety disorders with anorexia and bulimia nervosa. *American Journal of Psychiatry, 161*, 2215–2221.

Kaye, W. H., Gwirtsman, H. E., George, D. T., & Ebert, M. H. (1991). Altered serotonin activity in anorexia nervosa after long-term weight restoration: Does elevated cerebrospinal fluid 5-hydroxyindoleacetic acid level correlate with rigid and obsessive behavior? *Archives of General Psychiatry, 48*, 556–562.

Kaye, W. H., Nagata, T., Weltzin, T. E., Hsu, L. K., Sokol, M. S., McConaha, C., et al. (2001). Double-blind placebo-controlled administration of fluoxetine in restricting- and restricting–purging-type anorexia nervosa. *Biological Psychiatry, 49*, 644–652.

Keel, P. K., Dorer, D. J., Eddy, K. T., Franko, D., Charatan, D. L., & Herzog, D. B. (2003). Predictors of mortality in eating disorders. *Archives of General Psychiatry, 60*, 179–183.

Keel, P. K., Klump, K. L., Miller, K. B., McGue, M., & Iacono, W. G. (2005). Shared transmission of eating disorders and anxiety disorders. *International Journal of*

Eating Disorders, 38, 99–105.

Keski-Rahkonen, A., Hoek, H. W., Susser, E. S., Linna, M. S., Sihvola, E., Rae-vuori, A., et al. (2007). Epidemiology and course of anorexia nervosa in the community. *American Journal of Psychiatry, 164,* 1259–1265.

Klump, K. L., Burt, S. A., McGue, M., & Iacono, W. G. (2007). Changes in genetic and environmental influences on disordered eating across adolescence: A longitudinal twin study. *Archives of General Psychiatry, 64,* 1409–1415.

Klump, K. L., & Gobrogge, K. L. (2005). A review and primer of molecular genetic studies of anorexia nervosa. *International Journal of Eating Disorders, 37,* 543–548.

Klump, K. L., McGue, M., & Iacono, W. G. (2000). Age differences in genetic and environmental influences on eating attitudes and behaviors in preadolescent female twins. *Journal of Abnormal Psychology, 109,* 239–251.

Krautter, T., & Lock, J. (2004). Is manualized family-based treatment for adolescent anorexia nervosa acceptable to patients?: Patient satisfaction at end of treatment. *Journal of Family Therapy, 26,* 66–82.

Kreipe, R. E. (1989). Short stature in females with anorexia nervosa. *Pediatric Resident, 25,* 7A.

Kreipe, R. E., Golden, N. H., Katzman, D. K., Fisher, M., Rees, J., Tonkin, R. S., et al. (1995). Eating disorders in adolescents: A position paper of the Society for Adolescent Medicine. *Journal of Adolescent Health, 16,* 476–480.

Kreipe, R. E., & Uphoff, M. (1992). Treatment and outcome of adolescents with anorexia nervosa. *Adolescent Medicine: State of the Arts Review, 3,* 519–540.

Kurosaki, M., Shirao, N., Yamashita, H., Okamoto, Y., & Yamawaki, S. (2006). Distorted images of one's own body activates the prefrontal cortex and limbic/paralimbic system in young women: A functional magnetic resonance imaging study. *Biological Psychiatry, 59,* 380–386.

Larson, B. J. (1991). Relationship of family communication patterns to eating disorder inventory scores in adolescent girls. *Journal of American Dietetic Association, 91,* 1065–1067.

Lask, B., & Bryant-Waugh, R. (1992). Early-onset anorexia nervosa and related eating disorders. *Journal of Child Psychology and Psychiatry and Allied Disciplines, 33,* 281–300.

Le Grange, D. (1993). Family therapy outcome in adolescent anorexia nervosa. *South African Journal of Psychology, 23*(4), 174–179.

Le Grange, D., Binford, R., & Loeb, K. L. (2005). Manualized family-based treatment for anorexia nervosa: A case series. *Journal of the American Academy of Child and Adolescent Psychiatry, 44,* 41–46.

Le Grange, D., Crosby, R. D., Rathouz, P. J., & Leventhal, B. L. (2007). A randomized controlled comparison of family-based treatment and supportive psychotherapy for adolescent bulimia nervosa. *Archives of General Psychiatry, 64,* 1049–1056.

Le Grange, D., Doyle, P., Swanson, S., Ludwig, K., Glunz, C., & Kreipe, R. (2012, January 4). Calculation of expected body weight in adolescents with eating disorders. *Pediatrics*. [Epub ahead of print]

Le Grange, D., Eisler, I., Dare, C., & Hodes, M. (1992a). Family criticism and self-starvation: A study of expressed emotion. *Journal of Family Therapy, 14*, 177–192.

Le Grange, D., Eisler, I., Dare, C., & Russell, G. F. M. (1992b). Evaluation of family treatments in adolescent anorexia nervosa: A pilot study. *International Journal of Eating Disorders, 12*(4), 347–357.

Le Grange, D., & Gelman, T. (1998). The patient's perspective of treatment in eating disorders: A preliminary study. *South African Journal of Psychology, 28*, 182–186.

Le Grange, D., Hoste, R., Lock, J., Bryson, S.W. (2011). Parental expressed emotion of adolescents with anorexia nervosa: Outcome in family-based treatment. *International Journal of Eating Disorders, 44*, 731–734.

Le Grange, D., & Lock, J. (2005). The dearth of psychological treatment studies for anorexia nervosa. *International Journal of Eating Disorders, 37*, 79–91.

Le Grange, D., & Lock, J. (2007). *Treating bulimia in adolescents: A family-based approach*. New York: Guilford Press.

Le Grange, D., Lock, J., Agras, W. S., Moye, A., Bryson, S., Jo, B., et al. (2012). Moderators and mediators of remission in family-based treatment and adolescent focused therapy for anorexia nervosa. *Behaviour Research and Therapy, 50*(2), 85–92.

Le Grange, D., Lock, J., Loeb, K., & Nicholls, D. (2010). Academy for Eating Disorders position paper: The role of the family in eating disorders. *International Journal of Eating Disorders, 43*(1), 1–5.

Leon, G. R., Fulkerson, J. A., Perry, C. L., & Cudeck, R. (1992). Personality and behavioral vulnerabilities associated with risk status for eating disorders in adolescent girls. *Journal of Abnormal Psychology, 102*(3), 438–444.

Liebman, R., Minuchin, S., & Baker, L. (1974). An integrated treatment program of anorexia nervosa. *American Journal of Psychiatry, 131*, 432–436.

Liebman, R., Sargent, J., & Silver, M. (1983). A family systems approach to the treatment of anorexia nervosa. *Journal of the American Academy of Child Psychiatry, 22*, 128–133.

Lilenfeld, L. R., Kaye, W. H., Greeno, C. G., Merikangas, K. R., Plotnicov, K., Pollice, C., et al. (1998). A controlled family study of anorexia nervosa and bulimia nervosa: Psychiatric disorders in first-degree relatives and effects of proband comorbidity. *Archives of General Psychiatry, 55*, 603–610.

Lock, J. (1996). Developmental considerations in the treatment of school-age boys with ADHD: An example of a group treatment approach. *Journal of the American Academy of Child and Adolescent Psychiatry, 35*, 1557–1559.

Lock, J. (1998). Psychosexual development in adolescents with chronic medical illnesses. *Psychosomatics, 39*, 340–349.

Lock, J. (2002). Treating adolescents with eating disorders in the family context: Empirical and theoretical considerations. *Child and Adolescent Psychiatric Clinics of North America, 11*, 331–342.

Lock, J. (2005). Adjusting cognitive behavioral therapy for adolescent bulimia nervosa: Results of case series. *American Journal of Psychotherapy, 59,* 267–281.

Lock, J., Agras, W.S., Bryson, S., & Kraemer, H. C. (2005). A comparison of short- and long-term family therapy for adolescent anorexia nervosa. *Journal of the American Academy of Child and Adolescent Psychiatry, 44,* 632–639.

Lock, J., Brandt, H., Woodside, B., Agras, S., Halmi, K., Johnson, C., et al. (2012). Challenges in conducting a multi-site randomized clinical trial comparing treatments for adolescent anorexia nervosa. *International Journal of Eating Disorders, 45,* 202–213.

Lock, J., Couturier, J., & Agras, W. S. (2006). Comparison of long-term outcomes in adolescents with anorexia nervosa treated with family therapy. *Journal of the American Academy of Child and Adolescent Psychiatry, 45,* 666–672.

Lock, J., Couturier, J., & Agras, W. S. (2008). Costs of remission and recovery using family therapy for adolescent anorexia nervosa: A descriptive report. *Eating Disorders, 16,* 322–330.

Lock, J., Couturier, J., Bryson, S., & Agras, S. (2006). Predictors of dropout and remission in family therapy for adolescent anorexia nervosa in a randomized clinical trial. *International Journal of Eating Disorders, 39,* 639–647.

Lock, J., & Le Grange, D. (2001). Can family-based treatment of anorexia nervosa be manualized? *Journal of Psychotherapy Practice and Research, 10,* 253–261.

Lock, J., & Le Grange, D. (2005). *Help your teenager beat an eating disorder.* New York: Guilford Press.

Lock, J., Le Grange, D., Agras, W. S., Moye, A., Bryson, S. W., & Jo, B. (2010). Randomized clinical trial comparing family based treatment to adolescent focused individual therapy for adolescents with anorexia nervosa. *Archives of General Psychiatry, 67,* 1025–1032.

Lock, J., Le Grange, D., Agras, W. S., & Dare, C. (2001). *Treatment manual for anorexia nervosa: A family-based approach.* New York: Guilford Press.

Loeb, K. L., Brown, M., & Goldstein, M. M. (2011). Assessment of eating disorders in children and adolescents. In D. Le Grange & J. Lock (Eds.), *Eating disorders in children and adolescent: A clinical handbook* (pp. 156–198). New York: Guilford Press.

Loeb, K., Walsh, B., Lock, J., Le Grange, D., Jones, J., Marcus, S., et al. (2007). Open trial of family-based treatment for full and partial anorexia nervosa in adolescence: Evidence of successful dissemination. *Journal of the American Academy of Child and Adolescent Psychiatry, 46,* 792–800.

Lucas, A. R., Beard, C. M., O'Fallon, W. M., & Kurland, L. T. (1991). 50-year trends in the incidence of anorexia nervosa in Rochester, Minnesota: A population-based study. *American Journal of Psychiatry, 148,* 917–922.

Madanes, C. (1981). *Strategic family therapy.* San Francisco: Jossey-Bass.

Maloney, M. J., McGuire, J., & Daniels, S. R. (1988). Reliability testing of a children's version of the Eating Attitude Test. *Journal of the American Academy of Child and Adolescent Psychiatry, 27,* 541–543.

Marsh, R., Steinglass, J. E., Gerber, A. J., O'Leary, K. G., Wang, Z., Murphy, D., et al. (2009). Deficient activity in the neural systems that mediate self-regulatory control in bulimia nervosa. *Archives of General Psychiatry, 66*, 51–63.

McIntosh, V. V., Jordan, J., Carter, F. A., Luty, S. E., McKenzie, J. M., Bulik, C. M., et al. (2005). Three psychotherapies for anorexia nervosa: A randomized, controlled trial. *American Journal of Psychiatry, 162*, 741–747.

McKenzie, J. M. (1992). Hospitalization for anorexia nervosa. *International Journal of Eating Disorders, 11*, 235–241.

Minuchin, S., Baker, L., Rosman, B. L., Liebman, R., Milman, L., & Todd, T. C. (1975). A conceptual model of psychosomatic illness in children. *Archives of General Psychiatry, 32*, 1031–1038.

Morgan, H. G., & Russell, G. F. M. (1975). Value of family background and clinical features as predictors of long-term outcome in anorexia nervosa; A four-year follow-up study of 41 patients. *Psychological Medicine, 5*, 355–371.

Mussell, M. P., Crosby, R. D., Crow, S. J., Knopke, A. J., Peterson, C. B., Wonderlich, S. A., et al. (2000). Utilization of empirically supported psychotherapy treatments for individuals with eating disorders: A survey of psychologists. *International Journal of Eating Disorders, 27*, 230–237.

National Collaborating Centre for Mental Health. (2004). *Core interventions in the treatment and management of anorexia nervosa, bulimia nervosa, and binge eating disorder.* London: British Psychological Society.

Oberndorfer, T. A., Kaye, W. H., Simmons, A. N., Strigo, I. A., & Matthews, S. C. (2011). Demand-specific alteration in medial prefrontal cortex response during an inhibition task in recovered anorexic women. *International Journal of Eating Disorders, 44*, 1–8.

Olmsted, M. P. (2002). Day hospital treatment of anorexia nervosa and bulimia nervosa. In K. D. Brownell & C. G. Fairburn(Eds.), *Eating disorders and obesity: A comprehensive review* (2nd ed., pp. 330–334). New York: Guilford Press.

Palmer, R. L., Oppenheimer, R., Dignon, A., Chalonor, D. A., & Howells, K. (1990). Childhood sexual experiences with adults reported by women with eating disorders: An extended series. *British Journal of Psychiatry, 156*, 699–703.

Pereira, T., Lock, J., & Oggins, J. (2006). The role of therapeutic alliance in family therapy for adolescent anorexia nervosa. *International Journal of Eating Disorders, 39*, 677–684.

Pike, K. M., Walsh, B. T., Vitousek, K., Wilson, G. T., & Bauer, J. (2003). Cognitive-behavioral therapy in the posthospitalization treatment of anorexia nervosa. *American Journal of Psychiatry, 160*, 2046–2049.

Pote, H., Stratton, P., Cottrell, D., Boston, P., & Shapiro, D. (2003). Systemic family therapy can be manualized: Research process and findings. *Journal of Family Therapy, 25*, 236–262.

Pumariega, A. (1986). Acculturation and eating attitudes in adolescent girls: A comparative and correlational study. *Journal of the American Academy of Child and Adolescent Psychiatry, 25*(2), 276–279.

Radke-Sharpe, N., Whitney-Saltiel, D., & Rodin, J. (1990). Fat distribution as a risk factor for weight and eating concerns. *International Journal of Eating Disorders, 9*(1), 27–36.

Rastam, M. (1992). Anorexia nervosa in 51 Swedish adolescents: Premorbid problems and comorbidity. *Journal of the American Academy of Child and Adolescent Psychiatry, 31*, 819–828.

Ratnasuriya, R. H., Eisler, I., & Szmukler, G. I. (1991). Anorexia nervosa: Outcome and prognostic factors after 20 years. *British Journal of Psychiatry, 158*, 495–502.

Robin, A. L. (2003). Behavioral family systems therapy for adolescents with anorexia nervosa. In A. E. Kazdin & J. R. Weisz (Eds.), *Evidence-based psychotherapies for children and adolescents* (pp. 358–373). New York: Guilford Press.

Robin, A. L., Siegel, P. T., Koepke, T., Moye, A. W., & Tice, S. (1994). Family therapy versus individual therapy for adolescent females with anorexia nervosa. *Journal of Developmental and Behavioral Pediatrics, 15*(2), 111–116.

Robin, A. L., Siegel, P. T., Moye, A. W., Gilroy, M., Dennis, A. B., & Sikand, A. (1999). A controlled comparison of family versus individual therapy for adolescents with anorexia nervosa. *Journal of the American Academy of Child and Adolescent Psychiatry, 38*(12), 1428–1489.

Robinson, P. (2003). Day treatments. In J. L. Treasure, U. Schmidt, & E. van Furth (Eds.), *Handbook of eating disorders* (pp. 311–324). Hoboken, NJ: Wiley.

Rorty, M., Yager, J., & Rossotto, E. (1994). Childhood sexual, physical, and psychological abuse in bulimia nervosa. *American Journal of Psychiatry, 151*, 1122–1126.

Russell, G. F. M., Szmukler, G. I., Dare, C., & Eisler, I. (1987). An evaluation of family therapy in anorexia nervosa and bulimia nervosa. *Archives of General Psychiatry, 44*, 1047–1056.

Schapman, A., & Lock, J. (2006). Cognitive behavior therapy for adolescent bulimia nervosa. *International Journal of Eating Disorders, 39*, 252–255.

Schmidt, U., Lee, S., Beecham, J., Perkins, S., Treasure, J. L., Yi, I., et al. (2007). A randomized controlled trial of family therapy and cognitive behavior therapy guided self-care for adolescents with bulimia nervosa and related conditions. *American Journal of Psychiatry, 164*, 591–598.

Selvini Palazzoli, M. (1974). *Self-starvation: From the intrapsychic to the transpersonal approach to anorexia nervosa.* London: Chaucer.

Serfaty, M. A., Turkington, M. H., Ledsham, L., & Jolley, E. (1999). Cognitive therapy versus dietary counselling in the outpatient treatment of anorexia nervosa. *European Eating Disorders Review, 7*, 334–350.

Sharpe, T., Ryst, E., Hinshaw, S., & Steiner, H. (1998). Reports of stress: A comparison between eating disorders and normal adolescents. *Child Psychiatry and Child Development, 28*, 117–132.

Shirk, S. (Ed.). (1999). Developmental therapy. In W. K. Silverman & T. H. Ollendick (Eds.), *Developmental issues in the clinical treatment of children* (pp. 60–73). Boston: Allyn & Bacon.

Shore, R. A., & Porter, J. E. (1990). Normative and reliability data for 11- to 18-year-olds in the Eating Disorder Inventory. *International Journal of Eating Disorders,* *9,* 201–207.

Silber, T. (1994). Eating disorders and health insurance. *Archives of Pediatrics and Adolescent Medicine, 148,* 785–788.

Smith, C., Nasserbakht, A., Feldman, S., & Steiner, H. (1993). Psychological characteristics and DSM-III-R diagnoses at six-year follow-up of adolescent anorexia nervosa. *Journal of the American Academy of Child and Adolescent Psychiatry, 32*(6), 1237–1245.

Steiger, H., Leung, F., & Houle, L. (1992). Relationships among borderline features, body dissatisfactions and bulimic symptoms in nonclinical families. *Addictive Behaviors, 17*(4), 397–406.

Steiner, H., & Lock, J. (1998). Eating disorders in children and adolescents: A review of the past ten years. *Journal of the American Academy of Child and Adolescent Psychiatry, 37,* 352–359.

Steiner, H., Mazer, C., & Litt, I. (1990). Compliance and outcome in anorexia nervosa. *Western Journal of Medicine, 153,* 133–139.

Steiner, H., Sanders, M., & Ryst, E. (1995). Precursors and risk factors of juvenile eating disorders. In H. D. Steinhausen (Ed.), *Eating disorders in adolescence: Anorexia and bulimia nervosa* (pp. 95–125). Berlin: de Gruyter.

Steiner, H., Smith, C., Rosenkrantz, R., & Litt, I. F. (1991). The early care and feeding of anorexics. *Child Psychiatry and Human Development, 21*(3), 163–167.

Steinglass, P. (1998). Multiple family discussion groups for patients with chronic medical illness. *Families, Systems, and Health, 16,* 55–70.

Steinhausen, H. C. (Ed.). (1995). *Eating disorders in adolescence.* New York: de Gruyter.

Steinhausen, H. C., Rauss-Mason, C., & Seidel, R. (1991). Follow-up studies of anorexia nervosa: A review of four decades of outcome research. *Psychological Medicine, 21,* 447–454.

Steinhausen, H. C., Rauss-Mason, C., & Seidel, R. (1993). Short-term and intermediate term outcome in adolescent eating disorders. *Acta Psychiatrica Scandinavica, 88,* 169–173.

Steinhausen, H. C., & Weber, S. (2009). The outcome of bulimia nervosa: Findings from one-quarter century of research. *American Journal of Psychiatry, 166,* 1331–1341.

Stice, E., Agras, S., & Hammer, L. (1999). Risk factors for the emergence of childhood eating disturbances: A five-year prospective study. *International Journal of Eating Disorders, 25,* 375–387.

Stierlin, H., & Weber, G. (1989). *Unlocking the family door.* New York: Brunner/Mazel.

Striegel-Moore, R. H., Leslie, D., Petrill, S. A., Garvin, V., & Rosenheck, R. A. (2000). One-year use and cost of inpatient and outpatient services among female and male patients with an eating disorder: Evidence from a national database of health insurance claims. *International Journal of Eating Disorders,*

27, 381–389.

Strober, M. (1991). Disorders of the self in anorexia nervosa: An organismic–developmental paradigm. In C. L. Johnson (Ed.), *Psychodynamic treatment of anorexia nervosa and bulimia* (pp. 354–373). New York: Guilford Press.

Strober, M., Freeman, R., Lampert, C., Diamond, J., & Kaye, W. (2000). Controlled family study of anorexia nervosa and bulimia nervosa: Evidence of shared liability and transmission of partial syndromes. *American Journal of Psychiatry, 157*, 393–401.

Szmukler, G., Eisler, I., Russell, G., & Dare, C. (1985). Anorexia nervosa: Parental "expressed emotion" and dropping out of treatment. *British Journal of Psychiatry, 147*, 265–271.

Tozzi, F., Thornton, L. M., Klump, K. L., Fichter, M. M., Halmi, K. A., Kaplan, A. S., et al. (2005). Symptom fluctuation in eating disorders: Correlates of diagnostic crossover. *American Journal of Psychiatry, 162*, 732–740.

Treasure, J., Smith, G., & Crane, A. (2007). *Skills-based learning for caring for a loved one with an eating disorder: The new Maudsley method.* London: Routledge.

Treasure, J., Todd, G., Brolly, M., Tiller, J., Nehmed, A., & Denman, F. (1995). A pilot study of a randomized trial of cognitive analytical therapy vs. educational behavioral therapy for adult anorexia nervosa. *Behavioral Research and Therapy, 33*(4), 363–367.

Turkiewicz, G., Pinzon, V., Lock, J., & Fleitlich-Bilyk, B. (2010). Feasibility, acceptability, and effectiveness of family-based treatment for adolescent anorexia nervosa: An observational study conducted in Brazil. *Revista Brasileira de Psiquiatria, 32*, 169–172.

van der Ham, T., van Strien, D. C., & van Engeland, H. (1994). A four-year prospective follow-up study of 49 eating-disordered adolescents: Differences in course of illness. *Acta Psychiatrica Scandinavica, 90*(3), 229–235.

van Son, G., van hoeken, D., Aad, I., Bartelds, A., van Furth, E., & Hoek, H. (2006). Time trends in the incidence of eating disorders: A primary care study in the Netherlands. *International Journal of Eating Disorders, 39*, 565–569.

Vaughn, C., & Leff, J. (1976). The influence of family and social factors on the course of psychiatric illness: A comparison of schizophrenic and depressed neurotic patients. *British Journal of Psychiatry, 129*, 125–137.

Vismara, L., Young, G., Stahmer, A., Griffith, E., & Rogers, S. (2009). Dissemination of evidence-based practice: Can we train therapists from a distance? *Journal of Autism and Development Disorders, 39*, 1636–1651.

von Ranson, K., & Robinson, K. E. (2006). Who is providing what type of psychotherapy to eating disorder clients?: A survey. *International Journal of Eating Disorders, 39*, 27–34.

Wagner, A., Aizenstein, H., Venkatraman, V. K., Fudge, J., May, J. C., Mazurkewicz, L., et al. (2007). Altered reward processing in women recovered from anorexia nervosa. *American Journal of Psychiatry, 164*, 1842–1849.

Walford, G., & McCune, W. (1991). Long-term outcome in early-onset anorexia nervosa. *British Journal of Psychiatry, 159*, 383–389.

Walsh, B. T., Kaplan, A. S., Attia, E., Olmsted, M., Parides, M., Carter, J. C., et al. (2006). Fluoxetine after weight restoration in anorexia nervosa: A randomized controlled trial. *Journal of the American Medical Association, 295,* 2605–2612.

Wynne, L. C. (1980). Paradoxical interventions: Leverage for therapeutic change in individual and family systems. In M. Strauss, T. Bowers, S. Downey, S. Fleck, & I. Levin (Eds.), *The psychotherapy of schizophrenia* (pp. 191–202). New York: Plenum Press.

Yager, J., Andersen, A., Devlin, M., Mitchell, J., Powers, P., & Yates, A. (1993). American Psychiatric Association practice guidelines for eating disorders. *American Journal of Psychiatry, 150,* 207–228.

Yates, A. (1990). Current perspectives on the eating disorders: II. Treatment, outcome, and research directions. *Journal of the American Academy of Child and Adolescent Psychiatry, 29,* 1–9.

Zastrow, A., Kaiser, S., Stippich, C., Walther, S., Herzog, W., Tchanturia, K., et al. (2009). Neural correlates of impaired cognitive-behavioral flexibility in anorexia nervosa. *American Journal of Psychiatry, 166,* 608–616.

Zucker, N. L., Marcus, M., & Bulik, C. (2006). A group parent-training program: A novel approach for eating disorder management. *Eating and Weight Disorders: Studies on Anorexia, Bulimia and Obesity, 11,* 78–82.